# Gesundheit und Krankheit im 18. Jahrhundert

# Santé et maladie au XVIII$^{e}$ siècle

# Clio Medica

# 31

# Gesundheit und Krankheit im 18. Jahrhundert

Referate der Tagung der
Schweizerischen Gesellschaft zur Erforschung
des 18. Jahrhunderts
Bern, 1. und 2. Oktober 1993

*Herausgegeben von*
*Helmut Holzhey und Urs Boschung*

*in Zusammenarbeit mit*
*Stefan Hächler und Martin Stuber*

# Santé et maladie au XVIII^e siècle

Communications présentées à l'occasion
de la réunion de
la Société suisse pour l'étude du XVIII^e siècle
Berne, 1-2 octobre 1993

*Volume publié sous la direction de*
*Helmut Holzhey et Urs Boschung*

*avec la collaboration de*
*Stefan Hächler et Martin Stuber*

Rodopi

Amsterdam - Atlanta, GA 1995

Die Albrecht von Haller-Stiftung der Burgergemeinde Bern ermöglichte mit einem Beitrag die Herstellung der Druckvorlage.

Layout und Satz: Martin Stuber und Stefan Hächler
Medizinhistorisches Institut der Universität Bern

Titelbild: Die Kopfnerven. Ausschnitt aus der Tafel 13, Anatomie, des „Recueil des Planches, pour la nouvelle Édition du Dictionnaire Raisonné des Sciences, des Arts et des Métiers, avec leur Explication, tome second. Lausanne und Bern 1780.

∞ Le papier sur lequel le présent ouvrage est imprimé remplit les prescriptions de "ISO 9706:1994, Information et documentation - Papier pour documents - Prescriptions pour la permanence".

∞ The paper on which this book is printed meets the requirements of "ISO 9706:1994, Information and documentation - Paper for documents - Requirements for permanence".

ISBN: 90-5183-816-6 (Bound) (CIP)

Printed in the Netherlands

# Inhaltsverzeichnis

# Einführung

*Helmut Holzhey*

Anfangs Oktober 1993 führte die Schweizerische Gesellschaft für die Erforschung des 18. Jahrhunderts / Société suisse pour l'étude du XVIII$^{e}$ siècle[1] eine interdisziplinäre wissenschaftliche Tagung zum Thema 'Gesundheit und Krankheit im 18. Jahrhundert / Santé et maladie au XVIII$^{e}$ siècle' durch. Sie wurde zur Hauptsache von Prof. Dr. med. Urs Boschung (Bern) mit grossem Einsatz und zielstrebiger Umsicht organisiert. Der vorliegende Band enthält - in überarbeiteter Form - einen grossen Teil der Beiträge, die an dieser Tagung vorgelegt wurden.

Schon ein kurzer Blick auf das Inhaltsverzeichnis zeigt die ganze Breite der mit dem Thema angesprochenen Probleme und Forschungsrichtungen. Es ist keineswegs nur die Medizingeschichte vertreten, obwohl diese mit Recht bevorzugte Würdigung geniesst, denn: „In der Medizin hatte die Schweiz wohl nie vorher oder nachher gleichzeitig eine Gruppe von Grössen wie Haller, Zimmermann, Tissot und Tronchin aufzuweisen"[2]. Dennoch betreffen Gesundheit und Krankheit früher wie heute mehr als nur das körperliche Wohlbefinden, ebenso sind die psychische und soziale Befindlichkeit im Spiel. Hinsichtlich der Ätiologie von Krankheiten wird das erstmals im 18. Jahrhundert relevant: mit der Förderung hygienischer Massnahmen (z. B. durch Tronchin), mit der Entdeckung des Elends als „Mutter der Krankheiten" (Johann Peter Frank 1790). Der Schleier, „den die Anständigkeit über die geheimen Gebrechen des Kopfes oder des Herzens ausbreitet"[3], wird gelüftet. Die umfassende Bedeutung, die Gesund- und Kranksein haben, ist jedoch eine alte und kulturgeschichtlich prägende Einsicht. Sehr schön formuliert das Seneca, wenn er schreibt, dass „in jeder Krankheit drei Dinge beschwerlich seien: die Todesfurcht, der körperliche Schmerz und die Einschränkung der Lebensfreude"[4]. Das immer rätselhafte Ereignis einer Erkrankung bringt dem betroffenen Menschen sein eventuell verlorenes Heil- und Ganzsein (Gesundheit ist ja nichts anderes als das) vor den Blick, damit aber auch die umgreifendere Geschichte und Welt, in die er gehört. Die Sinnfrage stellt sich und - mit dieser oft verknüpft - die Frage nach dem eigenen Verschulden. Umgekehrt lässt sich dann der Vermutung nachdenken, ob nur Menschen - Rousseau sagt: vornehmlich in der Gesellschaft lebende Menschen - von Krankheiten heimgesucht werden, der Vermutung,

> „que la pluspart de nos maux sont notre propre ouvrage, et que nous les aurions presque tous évités, en conservant la manière de vivre simple, uniforme, et solitaire qui nous étoit prescrite par la Nature“[5].

Wenn Rousseau die Disharmonien der Lebensführung gegen unsere natürliche Bestimmung zur Gesundheit ausspielt, so klingt darin die antike Vorstellung von der Gesundheit des Makrokosmos, sprich: der harmonischen Mischung der Elemente in ihm[6], als Mass der mikrokosmischen Gesundheit des Menschen nach. Gesundheit und Kraft ist dasjenige im Körper, was aus Regelung und Ordnung entsteht, heisst es im Platonischen *Gorgias*[7]. Den körperlichen Gesundheitsregeln entspricht im Seelischen das Gesetz. Es zu erkennen ist der Seele heilsam.

Diese allgemeinere Bedeutung, die menschliche Gesundheit und Krankheit haben, ist die Quelle der schier unüberblickbaren metaphorischen Verwendung der Termini ‘gesund’ und ‘krank’ - bis hin zum ‘gesunden (Menschen-) Verstand’ des 18. Jahrhunderts. Was macht ihn zu einem gesunden - diesen Verstand? Dass er nicht gekünstelt operiert, dass er ‘bei den Leuten’, nämlich auf dem Boden der Erfahrung und konkret bleibt. Man wäre aber nicht Philosoph, d.h. philosophischer Arzt, wenn man sich bei der blossen Feststellung beruhigte, dass der bon sens „la chose du monde la mieux partagée“[8] sei. Da gibt es die ‘Krankheiten des Kopfes’. Kant dient hier dem Arzt den Philosophen an, „welcher die Diät des Gemüts verordnen könnte“, allerdings ohne Bezahlung zu fordern. „Zur Erkenntlichkeit“ würde umgekehrt

> „der Arzt seinen Beistand dem Philosophen auch nicht versagen, wenn dieser bisweilen die grosse, aber immer vergebliche Cur der Narrheit versuchte. Er würde z. E. in der Tobsucht eines gelehrten Schreiers in Betrachtung ziehen: ob nicht katharktische Mittel, in verstärkter Dose genommen, dagegen etwas verfangen sollten. Denn da nach den Beobachtungen des Swifts ein schlecht Gedicht blos eine Reinigung des Gehirns ist, durch welches viele schädliche Feuchtig-

keiten zur Erleichterung des kranken Poeten abgezogen werden, warum sollte eine elende grüblerische Schrift nicht auch dergleichen sein?"[9]

Doch selbst wer sich für geistig gesund hält oder dafür gilt, ist es nicht in jedem Falle. Immanuel Kant hat da seine eigenen Erfahrungen gemacht. Für Alltagsfälle reicht der gesunde Verstand moralisch zu. Aber in schwierigeren Lebenslagen, insbesondere in der dünnen Luft der philosophischen Spekulation, erkrankt dieser Verstand plötzlich. Gesundheit muss also durch Verabfolgung der 'kritischen' Medizin sichergestellt werden. Drastisch: Die „Würmer des Gehirns" bedürfen einer „gründlichen Cur durch Abführung" [10]. Was ist das aber für eine Gesundheit, derer man sich nicht mehr einfach freuen kann? Mit dem Verfall der Welt-Gesundheit, oder besser: mit dem Zweifel, ob wir an der harmonisch geordneten Welt bzw. der 'Natur' noch Mass für unsere Gesundheit nehmen können, kommt der klare Gegensatz von Gesundheit und Krankheit ins Wanken. Und das geschieht, so zeigt die Diskussion über den gesunden Menschenverstand, zuerst in der Welt der Metaphern. Bei allem Fortschritt, den das 18. Jahrhundert in der Förderung der menschlichen Gesundheit bringt, ist es auch eine Zeit der Ambiguität und der Auflösung. Es lohnt sich darum gerade für Fortschrittskritiker, sich in ihm gewissermassen experimentell wieder aufzuhalten. Nietzsches Diktum „Gesundheit und Krankheit sind nichts wesentlich Verschiedenes"[11] forderte kompensatorisch die „grosse Gesundheit"[12] heraus. Nichts Krankeres als das - um mich meinerseits polemisch Nietzsches und nicht nur seines Redestils zu bedienen. Vorzuziehen ist da die 'kleine' Gesundheit des 'gemeinen' Verstandes. Aber gerade die ist, wie das 18. Jahrhundert lehrt, nicht umsonst zu haben.

## Anmerkungen

1 Adresse des Sekretariats: c/o Philosophisches Seminar der Universität Zürich, Culmannstr. 1, CH-8006 Zürich.

2 Ackerknecht, E. H.: Medizin und Aufklärung, in: *Schweizerische Medizinische Wochenschrift* 89 (1959) 20.

3 *Kant, I.*: Versuch über die Krankheiten des Kopfes (1764), in: Gesammelte Schriften (Akademie-Ausgabe) II, 259

4 *Seneca*: Ad Lucilium Epistulae morales 78, 6.

5 *Rousseau, J.J.*: Discours sur l'origine et les fondemens de l'inégalité parmi les hommes, in: Oeuvres complètes III, 138.

6 *Empedokles*, VS B 23.

7 504 b.

8 *Descartes, R.*: Discours de la méthode (1637) I, 1.

9 *Kant*, a.a.O., 271.

10 Notiz 5027, in: Ges. Schriften (Akademie-Ausgabe) XVIII, 65.

11 *Nietzsche, F.*: Werke in drei Bänden, hg. von K. Schlechta, München 1958, III, 781.

12 Z.B. Die fröhliche Wissenschaft, Aph. 382, a.a.O., II, 258.

# 1

# „Cette faiblesse originelle de nos nerfs". Intellektualität und weibliche Konstitution - Julie Bondelis Krankheitsberichte

*Angelica Baum, Brigitte Schnegg*

> „Je laisse toujours venir tout au pire avant que de m'adresser au médecin, la présentation ou l'opiniâtreté n'y ont aucun part, mon activité seule en est cause, toujours elle m'empêche de m'apercevoir que je suis malade, toujours elle me fait craindre l'état de malade à titre d'office, je n'ai jamais le loisir de l'être, tandis que je le suis en effet la plus grande partie du temps. Il me faut des expériences précises pour me faire apercevoir que je suis extenuée, le mouvement rapide de toutes mes actions me fait prendre pour des forces ce qui n'est qu'activité, et les observations d'autrui avec l'étendue progressive de mes habits, me font seul remarquer que je maigris de plus en plus, ajoutez à tout cela une aversion innée pour les plaintes, la crainte d'ennuier les indifférents et d'irriter les interessés."[1]

Verfasserin dieses Selbstbildnisses einer Kranken wider Willen ist die Berner Patrizierin und 'Femme de Lettre' Julie Bondeli.

Julie Bondeli - sie lebte von 1731 bis 1778 - ist eine der herausragenden Persönlichkeiten der bernischen Aufklärung. Sie hat wie kaum eine andere Frau in der Schweiz Anteil genommen an den kulturellen und philosophischen Bewegungen ihrer Zeit. Ihre weit gestreuten Lektüren, ihre umfangreiche Korrespondenz und nicht zuletzt ihr illustrer Salon machen sie zu einer der wenigen 'Citoyennes' der europäischen 'République des Lettres' des 18. Jahrhunderts.[2] Ihre Bedeutung ist bis heute allerdings weder von der philosophischen noch von der literarischen oder historischen Forschung angemessen wahrgenommen worden ist, was wohl nicht zuletzt daran liegt, dass ihr Briefwechsel sehr schlecht erschlossen ist.[3]

Julie Bondeli setzte sich unter anderem intensiv mit philosophisch-anthropologischen und medizinischen Fragen auseinander. Sie interessierte sich brennend für das Funktionieren der 'machine sensible', für die psychophysiologischen Zusammenhänge, die Körper, Geist und Affekte des Menschen bestimmen. Dieses Interesse war nicht ein akademisches, sondern nährte sich aus Julie Bondelis eigenen Erfahrungen. Sie war eine der zahlreichen Leidenden des hypochondrischen Zeitalters und berühmte Patientin der berühmten Schweizer Ärzte: Hallers, Tissots, Tronchins und Zimmermanns.[4] Beeinflusst von den Theorien des Sensualismus fragte sie nach dem Zustandekommen von Erkenntnis überhaupt und nach der Wirkung sinnlicher und affektiver Eindrücke auf den Organismus im besonderen. Die Frage, die sie dabei besonders beschäftigte, war die nach den körperlichen Folgen intellektueller Tätigkeit im allgemeinen und nach der Spannung zwischen weiblicher Konstitution und geistiger Anstrengung im speziellen.

Um Julie Bondelis Überlegungen zum Zusammenhang zwischen weiblicher Konstitution und Intellektualität soll es im folgenden gehen. Wir werden in einem ersten Teil die Geschichte ihrer Krankheiten skizzieren, wobei wir besonders auf ihre Deutungen des eigenen Leidens und auf ihre Haltung der Krankheit gegenüber achten werden. Ein zweiter Teil wird ihren anthropologischen Reflexionen und ihren Überlegungen zum 'genre nerveux' gelten. Wir stützen uns dabei auf die umfangreiche Korrespondenz Julie Bondelis,[5] wobei für die vorliegende Thematik der Briefwechsel mit Johann Georg Zimmermann und derjenige mit Suzanne Curchod, der nachmaligen Madame Necker und Mutter Germaine de Staëls, am ergiebigsten sind. Während Julie mit der jüngeren Freundin in erster Linie die Bedingungen der 'condition féminine' reflektierte, fand sie in Johann Georg Zimmermann ein ideales Gegenüber für ihre medizinischen und philosophischen Anliegen. Zimmermann war nicht nur der Arzt und Ratgeber für ihre körperlichen Leiden, sondern als Philosoph auch Gesprächspartner, dazu Freund und Geistesverwandter, mit dem sie die Bewunderung für Rousseau ebenso verband wie der grosse gemeinsame Freundeskreis, und der, Melancholiker und Leidender seinerseits, den Dialog auch mit ihr suchte. Julie spricht ihn immer wieder in dieser dreifachen Rolle an.

„Ma [...] réflection est tout ensemble confiée a l'ami, au philosophe et au médecin," schreibt sie am 7. Juli 1761 und präzisiert: „ce dernier titre seul n'eut jamais pu me l'arracher, mais le premier m'inspire la confiance et le second me donne la certitude d'être comprise."

Der Arzt, der Freund und der Philosoph - dies sind die drei Dimensionen, in denen Julie Bondeli ihre Selbstbeobachtungen und ihre philosophischen Reflexionen entfaltet. Ärztliche Kompetenz, freundschaftliche Zuneigung und Geistesverwandtschaft begründen das Vertrauen und sind Voraussetzungen für die Mitteilungen über den eigenen körperlichen und seelischen Zustand. Diese Freundschaft bietet - ganz im Sinne der Freundschaftskultur des 18. Jahrhunderts - den kommunikativen Raum, in dem Selbst- und Weltbeobachtung stattfinden kann. Julie Bondelis Krankheitsberichte stehen noch ganz im Geist der Aufklärung, sind Manifestationen ihres 'esprit d'observation' und Ausdruck aufklärerischer Selbsterkenntnis und Welterforschung. Sie unterscheiden in dieser Haltung von den selbstbezogenen Betrachtungen und obsessiven Beobachtungen des eigenen Leidens, von empfindsamem Bekenntnis und präromantischer Selbstergründung, wie sie sich in ihrem Umfeld, bei Lavater oder Rousseau finden.

Julie Bondeli berichtet ihrem Freund Zimmermann regelmässig über ihren gesundheitlichen Zustand. Das Bild, das in den Briefen entsteht, ist ein doppeltes. Zum einen zeigt sich ein grosser Gleichmut und eine bisweilen fast selbstironische Gelassenheit angesichts ihrer Leiden. „Je pêche plutôt par trop d'indifférence pour la vie que par trop de crainte de la mort", schreibt Julie am 29. Juli 1761. Auf der anderen Seite wird in den ausführlichen Schilderungen der konkreten Krankheiten ein ständiges Leiden sichtbar. Wir erfahren von ihren Schwächezuständen, von Nervenleiden und Fiebern, von Zahnschmerzen, welche die Kopfschmerzen ablösten, von Husten und Blutspukken, Magenschmerzen und Auszehrung, deren Behandlung meist nur zu einem andern Leiden führte. Es würde den Rahmen dieses Aufsatzes sprengen, wollten wir den Krankheitsberichten über die ganzen Jahre des Briefwechsels im Detail folgen. Wir möchten uns exemplarisch auf den bereits mehrfach zitierten zweiten Brief an Zimmermann beziehen - eine medizingeschichtlich übrigens sehr reichhaltige Quelle, die neben Schilderungen der diversen Symptome und des Krankheitsverlaufs von Jugend an auch Hinweise auf Behandlungsmethoden und deren Wirkungen enthält, und damit einen Einblick in die ärztliche Praxis des 18. Jahrhunderts erlaubt. Unsere Fragestellung ist aber nicht eine medizingeschichtliche, sondern eine mentalitätsgeschichtliche und philosophische.

„Je suis née faible et délicate, jamais de maladie positive, toujours des petites fièvres et des grandes migraines, je restai petite, pâle et maigre jusqu'à l'âge de 15 ans. Il se fit alors une révolution si prompte que six mois après je fus en tout sens méconnaissable. De toute ma manière d'être précédente il ne me resta que la migraine qui n'était même pas fréquente."[6]

So beschreibt Julie Bondeli ihre ursprüngliche Konstitution. Doch habe sie durch ihr eigenes Fehlverhalten - durch intellektuelle Überanstrengung und eine entsprechende Überforderung des gesamten Organismus - ihre Gesundheit nachhaltig zerrüttet:

„Au lieu de donner à la nature le temps pour perfectionner son ouvrage j'abusai de sa bonne volonté, en vouant toute son énergie à une application démesurée, toujours la tête baissée [...], mangeant beaucoup et me donnant point de mouvement."[7]

Hier klingt der Zusammenhang zwischen intellektueller Überanstrengung und körperlicher Schwächung an, der sie in der Folge ausgiebig beschäftigen wird. Nach Jahren des Auf und Ab mit immer wechselnden Krankheiten und unterschiedlichsten Therapien findet sie endlich zu einem fragilen Zustand der Gleichgewichts. Sie leide, so beendet Julie ihren Bericht von 1761, nur noch an Husten, begleitet von leichten Fiebern, welche sie gewähren lasse, denn

„elles me distraisent l'incommodité de la toux par une multitude d'idées qui m'amusent [...] et [...] elles m'en donnent un redoublement d'activité qui me fait gagner du temps dans tout ce que j'entreprends."[8]

Die hier zum Ausdruck gebrachte Haltung ist typisch für Julie Bondeli. Das Leiden ist zu ihrem ständigen Begleiter geworden, und sie denkt weniger daran, es zu beseitigen, als vielmehr, sich mit ihm zu arrangieren: das Fieber ist ihr Stimulans, bedeutet Intensivierung des Lebensgefühls.

„En raison de tous les mérites que je lui trouve," so schreibt sie über das Fieber, „je m'en laissai gouverner déspotiquement et j'étais surtout enchantée des progrès rapides qu'elle faisait dans l'Anglais, c'était elle, et non pas moi qui travaillait."[9]

Trotz ihrer ständigen Leiden will sich Julie Bondeli nicht als Hypochonderin verstanden wissen. Sie versucht im Gegenteil, den Raum, den die Krankheit in ihrem Leben einnimmt, zu begrenzen. Als sie im April 1762 wieder einmal von Husten, Kopf- und Zahnschmerzen geplagt wird und sich dazu noch das gesellt, was sie selbst 'Fits of Spleen assez formels' nennt, schreibt sie an Zimmermann:

> „Je le déclare: je ne veux rien de cela, je me défendrai, je me débourrai et je régimberai jusqu'au dernier souffle de ma vie. Si tout le reste ne peut être autrement, patience, mais [...] je ne veux pas être une folle mélancolique et pleureuse, tandis que le poids des maux moraux et des douleurs physiques n'ont jamais pu m'abattre. [...] si enfin il faut être folle, I will have my own way. Vous ririez assurément [...], si vous voyiez les combats qu'il y a entre mon énergie et ce spleen, [...] je ne lui accorde pas un instant, il faut que la machine marche et que l'esprit change de ton, [...] tout cela réussit à merveille, chaque jour l'énergie gagne plus de terrain, [...] je ne prétends pas m'abandonner à ce triste ton comme vous faites vous autres hommes avec votre supériorité de courage et de force de l'esprit."[10]

Hinter dieser ironisch-trotzigen Deklaration steht die Entschlossenheit, die schwache physische Konstitution nicht zum moralisch-geistigen Schicksal werden zu lassen. Dem gleichen Ziel dient auch ihr 'régime intellectuel', das sie der bisweilen auftauchenden Melancholie entgegensetzt und das sie einmal Suzanne Curchod gegenüber als „l'étude la plus approfondie que j'ai jamais faite"[11] bezeichnet. Dieses 'régime intellectuel' besteht darin, durch den Verzicht auf jegliche Exaltation die Gedanken zu disziplinieren und von der exzessiven Beschäftigung mit der eigenen Person abzulenken. Das beste Mittel, dies zu erreichen, ist nach Julies fester Überzeugung die Mathematik. Sie bekämpft Anfälle von Schwermut, indem sie rechnet, und das gleiche empfielt sie auch dem Melancholiker Zimmermann.

> „Quant aux moyens d'éviter les accès de mélancolie je n'en sais que deux pour des gens tels que vous, le premier est de se bien porter, l'autre d'être plus calme," schreibt sie und rät ihm zu einer Art Ökonomie der Affekte: „[...] mon ami, devenez plus calme; dans de certains moments d'enthousiasme vous serez il est vrai moins heureux en gros, mais parcontre vous le serez plus souvent en détail; dans la répartition des sommes de bonheur il faut préférer la durée à l'intensité."[12]

Diese Aufforderung zur emotionalen Mässigung ergänzt Julie mit dem Ratschlag:

> „Ne lisez pas au hazard. Lorsque vous voudrez oublier que vous n'êtes pas heureux, occupez simplement les forces abstraites de l'esprit et évitez avec soin tout ce qui peut étendre et nourrir les facultés sensibles de l'âme. Point de moralistes, point de poète! La

> comparaison du droit et du fait devient si odieuse, et l'exaltation du sentiment et de l'imagination n'est faite pour les malheureux ou pour ceux qui croient l'être."[13]

Spöttisch und selbstironisch zugleich fordert sie ihn auf, es ihr gleichzutun und seine geistig-seelische Unordnung mit Hilfe der Mathematik zu bekämpfen:

> „Lorsque vous serez assez démonté pour confondre [...] les principes de Hobbes et ceux de Rousseau, lorsque vos syllogismes deviendraient aussi mauvais que ceux de Maupertuis [...], calculez, mon ami, calculez! [...] On a toujours assez de jugement pour être arithméticien, et vous ne sauriez croire combien d'influences benignes et calmantes la science des nombres renferme. Lorsque je suis réduite aux perceptions d'une huître je calcule. [...] Lorsque j'enrage, je calcule encore, on ne peut être fâché contre des multiplicateurs et des diviseurs [...]!"[14]

Diese arithmetische Psychohygiene hat den Zweck, eine allzu grosse Sensibilität und eine überreizte Imagination für eine gewisse Zeit stillzulegen und im Zustand der Gelassenheit die Affekte neu zu ordnen. Julie betrachtet kritisch Sensibilität und Imagination als Ursachen für Melancholie und seelisches Leiden, die aber unabdingbar zur psycho-physischen Konstitution der 'gens de lettres' gehören, sind sie doch Voraussetzung für geistige Lebendigkeit. Dafür braucht Julie ein schönes Bild: „[...] nous autres honnêtes gens qui avec notre âme avons encore apporté dans ce monde deux microscopes, la sensibilité et l'imagination"[15], so charakterisiert sie sich und ihresgleichen und bezeichnet damit Sensibilität und Imagination als ausgezeichnete Instrumente der Wahrnehmung, welche die Eindrücke von der Welt vergrössern und intensivieren und die, wenn sie dem Organismus zu viele oder widerstreitende Eindrücke vermitteln, diesen so sehr erschüttern, dass sie schliesslich pathogen wirken.

Sensibilität und Imagination, Differenziertheit der Wahrnehmung und Genauigkeit der Beobachtung sind also die Fähigkeiten, welche für Julie Bondeli die 'gens lettrés' auszeichnen. „vivacité de l'imagination" und „extrême sensibilité" sind denn auch die hervorragenden Eigenschaften des von ihr verehrten Rousseau.[16] Das Bild von Sensibilität und Imagination als einem Mikroskop zeigt aber auch die Gefährdung: eine gesteigerte Rezeptivität führt zur Überempfindlichkeit der 'machine sensible', die Entgrenzung der Imagination ist verbunden mit einer Anfälligkeit für Schwärmerei und Schwermut, und die

Kultivierung der Aufmerksamkeit führt zu einem Zustand permanenter nervlich-geistiger Anspannung und so zur allmählichen Zerrüttung und Erkrankung der ganzen 'machine'.

Um den fragilen Gleichgewichtszustand zwischen Anspannung und Erschöpfung zu bezeichnen, der sich als geistige Wachheit ('attention') manifestiert, aber auch mit einer konstitutionellen Schwächung einhergeht, braucht Julie Bondeli den Begriff des 'genre nerveux irritable'. Sie rezipiert hier die damals aktuelle Nervenlehre der Medizin und assoziiert diese mit der sensualistischen Wahrnehmungstheorie. Ihre umfassenden, wenn auch dem Zeitgeist entsprechend eklektischen philosophisch-medizinischen Lektüren führen sie zu Humes Einsicht, dass alles Wissen in der 'sorgfältigen Beobachtung des menschlichen Lebens' gründe. Sie verbindet damit eine Aufmerksamkeit gegenüber den individualisierenden Affekten, die sie vor allem aus der Lektüre der Romane Richardsons und Rousseaus gewonnen hat. Zugleich wendet sie sich gegen die materialistisch-physiologische Auffassung vom Nervensystem als einer Art Mechanik der Gefühle und damit gegen einen physiologischen Determinismus. Dem Zürcher Freund Leonhard Usteri schreibt sie in Anspielung auf die berühmte mechanische Ente des Maschinenbauers Vaucanson: „J'aimerais tout autant avoir été faite par Mr. Vaucanson que de croire que tous mes sentiments de compassion ne tiennent qu'à mon genre nerveux."[17]

Julie Bondeli hat nun das Problem der Beziehungen zwischen Konstitution und Intellektualität auch aus der spezifischen Sicht der 'Femme Lettrée' reflektiert. Die Frage nach den physiologischen Bedingungen weiblicher Intellektualität erörtert sie indessen nicht mit dem Arztphilosophen Zimmermann, sondern bezeichnenderweise mit der Freundin und Leidensgefährtin Suzanne Curchod. „Notre manière d'être, nos goûts analogues, me font croire, qu'il doit y avoir aussi quelques analogies dans nos maux physiques"[18], schreibt sie ihr und deutet damit an, dass Weiblichkeit der intellektuellen Existenz spezifische Bedingungen auferlegt. Auf diese Spannung zwischen Intellektualität und weiblicher Konstitution kommt sie in einem Brief vom 10. Oktober 1761 ausführlich zu sprechen.

Die Gemeinsamkeit ihrer Leiden ist der Ausgangspunkt dieses Briefes. Julie teilt der Freundin zunächst ihre Erfahrungen im Umgang mit diversen Medikamenten, Diäten und Verhaltensregeln mit, sie rät ihr, Kopfschmerzen nicht durch eine sitzende Lebensweise zu begünstigen, sie vielmehr durch eine aufrechte Haltung beim Lesen und Schreiben zu vermeiden und schärft ihr ein, „de se garder du tricotage comme d'un poison".[19] Daran schliesst sie generelle Überlegungen über die Beschaffenheit der weiblichen Physis an. Sie situiert zwischen den weiblichen Schultern einen Knoten empfindlichen Nervengewebes, das den Körper der Frauen in spezifischer Weise mit dem Kopf verbinde:

> „Nous avons entre les épaules un noeud, un tissu de nerfs, qui semble être à la fois, le siège du bien être physique, et des facultés intellectuelles du genre féminin."[20]

In diesem Bild erscheint gewissermassen die cartesianische Zirbeldrüse in die Nervenlehre übertragen. Im weiblichen Körper verbindet also der Nervenknoten den weiblichen Geist mit einem System besonders sensibel und fein vorgestellter Nervenstränge. Die traditionelle Vorstellung von der Schwäche der weiblichen Konstitution wandelt sich für Julie Bondeli zur Vorstellung von der „faiblesse originelle de nos nerfs", der besonderen weiblichen Nervenschwäche. Zeichnet sich Intellektualität generell durch eine grössere Sensibilität der Nerven und durch eine entsprechende Gefährdung des Organismus aus, so sind diese Dispositionen - Sensibilität und Schwäche - bei den Frauen noch in erhöhtem Masse gegeben. Weibliche Konstitution erscheint damit, hinsichtlich Sensibilität und Schwäche, als Steigerung der allgemeinen intellektuellen Konstitution.

Julie Bondeli bleibt nun allerdings nicht bei dieser physiologischen Deutung weiblicher Intellektualität stehen.

> „Il me prend bien envie de contredire vous, et tous ceux qui attribuent les suites funestes de l'application intellectuelle, à la faiblesse originaire de nos nerfs," schreibt sie ihrer Freundin und erklärt sich von den gängigen Erklärungen unbefriedigt: „Soit qu'on fasse de l'âme un être indépendant du genre nerveux; soit qu'on ne regarde la faculté de produire des idées et de les développer par la méditation, que comme le résultat de l'arrangement de ce genre nerveux, cette faiblesse originelle sera toujours sujette à des objections [...]. Il faut donc recourir à une autre solution, pour expliquer un fait, qui malheureusement n'est que trop vrai."[21]

Diese andere Lösung entwirft sie dann, indem sie dem Primat des Physischen, der konstitutionellen Schwäche der Frauen eine zweite, fast möchten wir sagen, soziologische Erklärungsebene hinzufügt:

> „J'hazarde une conjecture, dites-moi ce que vous en pensez. Notre éducation, notre état civil et moral sont absolument opposés à l'application intellectuelle, on ne peut jamais se soustraire à l'impression de la première, encore moins à la nécessité et à la convenance arbitraire de l'autre."[22]

Weibliche Erziehung, gesellschaftlicher und moralischer Status der Frauen sind nicht mehr biologische, sondern gesellschaftliche Faktoren, die einer weiblichen intellektuellen Aktivität entgegenstehen. Dieser Zustand bleibt folgenlos für Frauen ohne geistige Ambition, wirkt sich aber fatal aus für die andern:

> „Les femmes sans talents, par conséquence sans goût, restent sans peine dans cet ordre tant soit peu factice, elles prennent pour paresse ou pour raison, ce qui n'est qu'incapacité. Les autres sentent l'obstacle, cherchent à s'en dédommager, et ne pouvant venir à bout de se lever, font une combinaison de leur état et de leur goûts, combinaison coûteuse, puisqu'elles la font aux dépens de leurs nerfs qui n'ont jamais été faits pour être montés sur des tons absolument opposés [...]. Tourmentez une corde à rendre un ton qui n'est pas analogue à sa tenuité, ou montez la rapidement sur plusieurs tons différents, qu'en arriverat-il? Elle s'usera; et voilà ce qui arrive aux nerfs des femmes qui bavardent par état, sont triviales par nécessitié et philosophes par goût."[23]

Diese Überlegungen sind zwar noch nicht Theorie, sondern erst einmal Gedankenexperiment. Doch der Versuch, die „Krankheit Frau"[24] - die „faiblesse originelle de nos nerfs" - im Kontext der Trias Weiblichkeit, Intellektualität und Krankheit zu deuten und die Neigung der weiblichen Konstitution zur Nervenkrankheit als Folge lebenslänglicher pathogener Einflüsse und Gewohnheiten zu verstehen, ist nichtsdestoweniger aufregend. Wenn Julie Bondeli die vielen Behinderungen und Verhinderungen beschreibt, die mit der weiblichen Lebensweise einhergehen, Ablenkung, Zerstreuung und Verfügbarkeit, oder, in Julies Worten: „la succession rapide d'objets différents"[25], „les portes ouvertes aux affaires des autres"[26], „le train antimétaphysique des diableries domestiques"[27]. So relativiert sie die Bedeutung des Organismus, und dies zu einem Zeitpunkt, wo sich die Denker anschicken, die 'Ordnung der Geschlechter' schlüssig und definitv aus der Physiologie abzuleiten.[28] Julie Bondeli bestreitet weder die konstitutionellen Besonderheiten des weiblichen Körpers noch die Zwangsläufigkeit einer Schwächung ihrer Gesundheit durch eine intellektuelle Lebensweise. Der Körper der Frau wird zum Spannungsraum, wo die Konflikte zwischen moralischer, sozialer und natürlicher Ordnung ihren Ausdruck finden. Es kommt zu einer Verkörperung dieser Konflikte in der scheinbar unauflöslichen Beziehung zwischen Krankheit, Intellektualität und Weiblichkeit. Doch wenn sie die „faiblesse originaire de nos nerfs" in biographisch und geschichtlich erworbene Schwäche umdeutet, wendet sich Julie Bondeli gegen die aufkommenden alienistischen und rousseauistischen Argumente, die dem Primat des Physiologischen oder der Natur folgend, Krankheit als Folge der Deregulierung der Organe und Nerven durch ihre Entfremdung von der Natur begreifen. Sie wendet sich auch gegen eine Pathologisierung der weiblichen Intellektualität, indem sie diese - in der Beschaffenheit ihrer nervlichen Disposition - in die Nähe von Intellektualität schlechthin rückt. Weibliche Intellektualität unterscheidet sich damit für Julie Bondeli nicht prinzipiell von der männlichen; sie ist möglicherweise die ausgezeichnete Form von Intellektualität schlechthin, auch wenn die Schwäche ihrer Konstitution Frauen häufiger und heftiger an ihr leiden lässt.

Dieses 'Gedankenexperiment' Julie Bondelis zielt indessen nicht auf eine Sprengung der sozialen Ordnung. In ihren Überlegungen wie in ihrem Verhalten spiegelt sich die Haltung der Aufklärerin, die sich der 'convenance' nicht entzieht, die sich auf den Kompromiss zwischen natürlichen und sozialen Bedingungen, zwischen Konstitution und Glücksanspruch einlässt. „Même en morale il ne faut jamais lutter contre la première impulsion de la nature et le torrent rapide du siècle dans lequel on vit"[29] schreibt sie an den Zürcher Theologen und Pädagogen Leonhard Usteri. Was hier zum Ausdruck kommt, ist eine Haltung der Gelassenheit den ungelebten Möglichkeiten gegenüber, wie wir sie bereits in den Empfehlungen an Zimmermann kennengelernt haben. Später wird sie diese Haltung als 'philosophie de mon âge' bezeichnen und der Empfindsamkeit Sophie La Roches entgegenhalten:

> „Je vous soupçonne quelques fois d'être moins heureuse que vous pourriez l'être, parce que vous vouliez être heureuse, comme cela ne saurait être possible [...] moi je suis mille fois plus heureuse que je ne l'étais dans le temps où ma sensibilité toujours affligée, mes idées du beau toujours heurtés, faisaient de mon âme le rendez-vous de toutes les sensations douloureuses."[30]

Frau-Sein, Philosophin-Sein, Krank-Sein gehören für Julie Bondeli unauflöslich zusammen, das Leiden ist Teil der existentiellen Grundbefindlichkeit der gebildeten Frau. Hellsichtig nimmt Julie Bondeli in der Fragilität ihrer

Gesundheit auch die Brüchigkeit ihrer Existenz als gebildete Frau in der Aufklärung und besonders im konservativen Bern des Ancien Régime wahr. Im Umgang mit ihren Krankheitszuständen manifestiert sich denn auch kein eigentlicher Wille zur Gesundheit. Julie Bondeli versucht, die Spannung zwischen Krankheit, Weiblichkeit und Intellektualität auszuhalten und gerade nicht auf Kosten der letzten, der Intellektualität, aufzulösen. Sie weigert sich denn auch immer wieder, einer angeblich natürlichen Ordnung entsprechend zu leben. Ihre diätetischen Lebensregeln, wie sie sie im 'régime intellectuel' formuliert, sind nicht so sehr Regeln der Selbstbeschränkung, als vielmehr Ausdruck einer distanzierten Gelassenheit der Unbill des Leidens gegenüber. Exemplarisch für diese Haltung ist die Weigerung, auf den von Zimmermann verbotenen Kaffee zu verzichten. „Il est le soutien de ma vie animale et spirituelle, sans lui je suis réduite aux perceptions d'une huître"[31], hält sie ihm entgegen und macht damit deutlich, dass sie um der Gesundheit willen nicht auf ihre intellektuelle Lebendigkeit zu verzichten bereit ist. Die Leidenschaft für den Kaffee ist Ausdruck eines Willens, in der äussersten Anspannung der Sinne zu leben und die Nervenschwäche in einen sublimierenden Zustand gesteigerter Aufmerksamkeit zu wenden.

In den Krankheitsberichten Julie Bondelis überkreuzen und vermischen sich somatische Befunde und soziokulturelle Analysen. Sie sind Ausdruck einer individualisierenden Krankheitserfahrung und Deutung der schmerzhaften unmittelbaren Wahrnehmung der eigenen Wirklichkeit. In ihnen gerinnt das reale Leiden an den nervösen Krankheitszuständen aber zu einem Ausdruck gestalteter individueller Befindlichkeit. In dieser Haltung der Distanz zum eigenen Leiden zeigt sich die 'Contenance' der gebildeten Aufklärerin. Sie verleiht Julie Bondelis von der Widersprüchlichkeit weiblicher Existenz gezeichneten Denken ihre Würde und ihren Sinn; Philosophie ist ihr nicht Profession, sondern eben 'Contenance', eine Haltung dem eigenen Leben und der Welt gegenüber, Ausdruck einer leidenschaftlichen Anteilnahme an den Fragen ihrer Zeit und dem Bekenntnis der unbedingten Zugehörigkeit zur 'République des Lettres'.

## Anmerkungen

1 Julie Bondeli an Johann Georg Zimmermann, 7. Juli 1761. Niedersächsische Landesbibliothek Hannover MS XLII, 1993 A II, 9.

2 Vgl. dazu: Baum, Angelica, Schnegg, Brigitte, in: *Ryter,E. u.a. (Hrsg.)*: Und schrieb wie ein Tiger aus dem Busch. Über Schriftstellerinnen der deutschsprachigen Schweiz, Zürich 1994.

3 Was vorliegt, ist weitgehend zufällig entstanden, enthält meist eine willkürliche Auswahl von zum Teil unvollständig abgedruckten Briefen, ohne jeglichen wissenschaftlichen Apparat: Sophie La Roche veröffentlichte als erste 1799 eine Sammlung von Briefen Julie Bondelis (*La Roche, Sophie*: Mein Schreibetisch, Bd. 2, o.O.). 1874 folgt der von Eduard Bodemann herausgegebene Band mit Briefen an Zimmermann und Usteri (*Bodemann, Eduard*: Julie v.Bondeli und ihr Freundeskreis ... Nebst bisher ungedruckten Briefen der Bondeli an Zimmermann und Usteri, Hannover 1874). 1930 erscheinen diese Briefe in deutscher Sprache: *Haller, Lilli (Hg.)*: Die Briefe der Julie Bondeli an J.G. Zimmermann und L. Usteri, Frauenfeld und Leipzig 1930.

4 Zur Rolle Hallers vgl.: Boschung, Urs: Albrecht von Haller als Arzt, in: *Gesnerus* 34 (1977) Heft 3/4, S.279-281.

5 Wir stützen uns nach Möglichkeit auf die Originalbriefe. Die Rechtschreibung wurde, um die Leserlichkeit zu verbessern, an die moderne Orthographie angepasst.

6 Bondeli an Zimmermann, 7. Juli 1761.

7 Bondeli an Zimmermann, 7. Juli 1761.

8 Bondeli an Zimmermann, 7. Juli 1761.

9 Bondeli an Zimmermann, 7. Juli 1761.

10 Bondeli an Zimmermann, 21. April 1762.

11 Bondeli an Suzanne Curchod, 14. Januar 1762 (Die Fotokopien der Originale befinden sich in der Burgerbibliothek Bern, Mss.h.h. XIV 151).

12 Bondeli an Zimmermann, 20. Juli 1762.

13 Bondeli an Zimmermann, 20. Juli 1762.

14 Bondeli an Zimmermann, 20. Juli 1762.

15 Bondeli an Zimmermann, 20. Juli 1762.

16 So z.B. im Brief an Curchod vom 2. Juli 1761.

17 Bondeli an Leonhard Usteri, 19. Juli 1763, Staatsarchiv Zürich, Familienarchiv Usteri W 59 F.A.U.68.

18 Bondeli an Curchod, 13. August 1761.

19 Bondeli an Curchod, 10. Oktober 1761.

20 Bondeli an Curchod, 10. Oktober 1761.

21 Bondeli an Curchod, 10. Oktober 1761.

22 Bondeli an Curchod, 10. Oktober 1761.

23 Bondeli an Curchod, 10. Oktober 1761.

24 *Fischer-Homberger, Esther*: Krankheit Frau und andere Arbeiten zur Medizingeschichte der Frau, Bern 1979 (überarbeitete Neuausgabe Darmstadt 1984).

25 Bondeli an Usteri, 7. September 1770.

26 Bondeli an Zimmermann, 3. Dezember 1762.

27 Bondeli an Sophie La Roche, abgedruckt in: *La Roche, Sophie*: Mein Schreibetisch, S.242.

28 Vgl. *Honegger, Claudia*: Die Ordnung der Geschlechter, Die Wissenschaften vom Menschen und das Weib 1750-1850, Frankfurt und New York 1991.

29 Bondeli an Usteri, 12. Januar 1775.

30 Bondeli an La Roche, abgedruckt in: *La Roche, Sophie*: Mein Schreibetisch, S.334,6.

31 Bondeli an Zimmermann, 29. Juli 1762.

# 2

## Isaak Iselins Krankengeschichte

*Ulrich Im Hof*

### Lage der Quellen

Wir haben nur ganz wenige Zeugnisse aus Iselins Kinder- und Jugendzeit. Vom 23. Altersjahr an führt er jedoch ausführlich Tagebuch bis kurz vor seinem Tode. Also ist man von 1751 an über Iselins gesundheitlichen Zustand sozusagen lückenlos orientiert. Iselin vertraut seinem Tagebuch alle seine 'Bresten' an und pflegt auch in Briefen über sein Befinden zu orientieren.[1]

### Übersicht über den Gesundheitszustand

Bis zum 29. Altersjahr ist Iselin recht gesund. Er berichtet von ausgedehnten Spaziergängen über die Wälle und von gelegentlichen Ausritten in den Sundgau, sowie von frohen Festen mit Freunden. Seit dem 29. März 1756 ist er verheiratet und gründet in glücklicher Ehe eine zahlreiche Familie. Am 22. Januar 1756 erfolgt die Wahl zum Ratsschreiber. Iselin wird damit einer der zwei Vorsteher der Kanzlei der Republik Basel, in deren Hand die Verwaltung des Kantons liegt. Da muss sehr viel Arbeit geleistet werden, was Iselin ausserordentlich gewissenhaft erfüllt. In der Basler Politik spielte er bald eine bedeutsame Rolle. Doch damit noch nicht genug, denn von 1755 an widmet er so gut wie alle seine freie Zeit seiner dichten Publizistik. Er gilt in Basel als ausgesprochener Geistesarbeiter und hält sich frei von aller stammtischartigen Geselligkeit.

Im Jahr 1758 - mit 29 Jahren - wird er plötzlich schwer krank. Er kann für ein Jahr und fünf Monate sein Amt nicht mehr führen. Wenn es sein Zustand erlaubt, so arbeitet er zuhause, nicht mehr im Rathaus. Nach etwelcher Besserung erfolgt Mitte Oktober 1759 ein schwerer Rückfall und man fürchtet in der Stadt seinen Tod. Nach zehn Tagen tritt aber etwas Besserung ein und im Frühling 1760 ist die Erkrankung zu Ende. Er notiert am 5. März 1760 „erstmals im Konzert", am 29. März „auf dem Rathaus", am 10. April „erstmals in der Kirche" (es ist die französische Kirche), und am 15. April nimmt er aktiv als Staatsvertreter am Universitätsjubiläum teil.

Doch von da an unterwirft er seinen gesundheitlichen Zustand dauernder Beobachtung. 1760 bis 1772 befindet er sich in relativ gutem Zustand. 1763 wird im Tagebuch festgehalten: „vollkommen wohl". Nur vom 24. September bis zum 9. Oktober 1765 wird „Erkrankung" notiert.

Ab September 1772 erfolgt eine schwere Erkrankung. Zehn Tage lang schwebt er in Lebensgefahr. Sein Arzt Dr. Mieg berichtet am 19. Oktober 1772 an Iselins Freund J.R. Frey: Es begann mit Hämorrhoiden und hypochondrischen Schmerzen, infolge zu raschem Laufen ein Fieberanfall und in der Folge schweres Fieber, begleitet von der Angst um das erkrankte Töchterchen Helenchen. Gerade als es besser zu gehen schien, applizierte „un garçcon chirurgien" ein „Lavement", das eine „varice hemorrhoidale" verletzte. Blut trat zum „intestin" hinaus - heftige Schmerzen und während einer halben Stunde „Convulsionen". Für drei Wochen fesselt ihn ein grosses Fieber ans Bett. Die Brust ist attackiert. Seit acht Tagen geht es besser, doch ist der Unterleib noch krank - Eiterausfluss, leichtes Fieber. Der Abszess im Unterleib ist vor acht Tagen aufgegangen. Man fürchtet eine „Consomption". Heilung ist möglich. Mieg gibt sich alle Mühe „pour ce Patriote"."[2]

Einen weiteren Bericht haben wir in einem Brief des Hüninger Garnisonsarztes Dr. Robitalis vom 11. Juni 1774. Robitalis schildert hier J.R. Frey eine Begegnung mit Iselin:

> „En sortant de chez Mle. votre B[elle] S[oeur] je gagnais les remparts pour me rendre à H[uningue] et quel fut mon étonnement de trouver votre digne ami M. I[selin] analysant sous un arbre quelque question abstraite; il était plongé dans la plus noire mélancholie; après les compliments ordinaires et avoir politiqué quelque temps, il me parla de sa santé; je me trouvais d'accord, à ce qu'il me dit en riant, avec le médecin des médecins l'illustre et etonnant Michel Schüppach de Langnau, ceci p.ex. flatta beaucoup mon amour propre et au risque d'emouver les mauvaises graces du disciple de Maître Tissot archicharlatan de Lausanne, je lui proposai un genre de traitement qu'il sembla approuver en assurant qu'il en essayerait - o utinam prosit."[3]

Die Bemerkungen des französischen Garnisonsarztes betreffend Michel Schüppach und Auguste Tissot zeigen, dass wir uns hier unter Ärzten befinden. Die Ratschläge des Dr. Robitalis, der Bäder in Bussang (?) und zuhause empfohlen hatte, missfielen jedoch Iselins Arzt, Dr. Mieg.[4]

Von 1774 an ging es Iselin wieder besser : „Ma santé me paraît aller très bien" (1776) und „Ma santé est fort bonne"(1778).

Januar und Februar 1779 aber bringen wieder eine schwere Erkrankung. Es bessert zwar gegen den April hin, aber fortan ist Iselin ständig „unpässlich". Die Ärzte sind sehr oft bei ihm. Das Jahr 1781 bringt Verschlechterung. Am 2. Dezember schreibt er seinen letzten eigenhändigen Brief. Fortan diktiert er seine Briefe und am 3. Dezember 1781 schreibt er sein letztes amtliches Protokoll. Bis in seine letzten Tage aber arbeitet er an seiner Zeitschrift, den *Ephemeriden der Menschheit.* Am 15. Juli 1782 ereilt ihn der Tod im Alter von 54 Jahren und 4 Monaten.

## Art der Erkrankungen

Im Frühling und im Spätherbst pflegt Iselin zu notieren „Katarrh", „Schnuppen", „Husten" oder „Engbrüstigkeit", bzw. „Enge", „Asthma", „Fieber". Gelegentlich auch „Hämorrhoiden" („goldene Ader"), dazu auch „Ermattung", „lassitude accablante".

## Die Ärzte

Ab 1753: **Friedrich Zwinger** der Jüngere (1752-1776 Professor der Medizin) mit cand. med. Passavant.
**Johann Georg Zimmermann**, der Studienfreund, „mein lieber Esculapius". Vgl. ihre Korrespondenz.[5]
Ab 1772: Dr. **Achilles Mieg** (1731-1799). 1776-1799 Professor der Medizin. Drei Jahre jünger als Iselin. Als Hausarzt der Familie Iselin hat Mieg 1780 mindestens fünfzig Hausbesuche gemacht.
Beim schweren Rückfall im September 1772 zieht Dr. Mieg Prof. **Johann Rudolf Staehelin** bei und korrespondiert mit **Schinz** in Zürich und **Tissot** in Lausanne. 1782 zieht Mieg Dr. **Johannes Staehelin** (den Herrnhuter) bei.

N.B. Im April 1774 unternimmt Iselin mit seinem Schwager Peter Burckhardt eine Reise ins Bernische. Da wird auch ein Besuch bei **Michel Schüppach** eingeschaltet. Iselin hatte bis dahin allgemein über die Quacksalberei gespottet. Seither wechselte er seine Ansicht. In den *Ephemeriden* findet sich später ein positiv gehaltener Bericht.[6] Über die Ärzte gibt Iselin 1774 folgendes allgemeines Urteil ab :

> „D'ailleurs plus j'ai à faire aux medecins, plus je deviens latitudinaire dans ma croyance hippocratique. Ils sont si peu d'accord entre eux et je crois qu'en medecine comme en politique ceux qui comme Micheli font semblant d'agir et laissent agir la nature et aller le monde comme il va sont les plus habiles. J'excepte les cas extrèmes - où il faut se défendre contre un ennemi."[7]

## Therapien

Ab 1759 bis 1779 befolgt Iselin jedes Jahr eine Eselsmilch- und Selzerwasserkur während seinem Landaufenthalt in Münchenstein, später auch in Pratteln und in Liestal, jeweils für gut einen Monat, vom Mai bis in den Juli. Vereinzelt finden sich im Tagebuch Einträge über angewandte Therapien: 1762 nimmt er „Chocolate" und „peruvianischen Balsam" sowie „arabischen Gummi". 1767 wird abends „Brustthee" mit etwas „symp. capillare" eingenommen. 1776 erwähnt er eine „cure de fruits", 1780 eine Geissmilchkur zuhause. Am 15. April 1780 notiert er „Kräuterschotten". Gelegentlich wird eine „Purgatz" erwähnt (z.B. 15.April 1780). - Doch sagt Iselin schon 1766: „Die Bewegung ist meine beste Arznei".

## Psychosomatische Momente

Eine sensible Natur, wie sie Iselin eigen war, ist natürlich stark von seelischen Einflüssen abhängig. Wir haben schon die Angst um das kranke Töchterchen Helenchen erwähnt. Schwer litt er am Tod seiner Mutter (3. Juni 1769), wie am Tod des dritten Töchterleins, Lisabetchen, das am 13. Mai 1770 einer Scharlachepidemie erlag.

Ein Jahr vor seinem Tod erlebte Iselin eine Art von merkwürdiger Voraussage. Am 5. Juli 1738 berichtet er im Tagebuch:

> „In H[err] Flick seinem [Buchladen] da fand ich mein Todesurteil - oder glaubte es zu finden - in der Erzählung von Lessings Tode, die im göttingischen Magazine befindlich ist.
> Es fiel mir sogleich auf, dass meine Engbrüstigkeit auch von einer Verbeinerung fleischigter Teile herkomme und dass ich also gleich ihm enden könnte.
> Dies erregte in mir nicht die angenehmste Empfindung. Es machte mich traurig, da ich so manche Aussicht verschwinden sah, die ich noch gern näher beschaut hätte - allein ich ward doch nicht sonderlich

> da[durch] niedergeschlagen - wenigstens dauerte es kurze Zeit und nun, da ich dieses schreibe, des folgenden Morgens, bin ich ganz ruhig. Ich will mich bestreben die Spanne Lebens, die mir noch übrig bleibt, zu nützen, so gut ich werde können."[8]

Einen Monat später berichtet er am 8. Juli 1781 Frey davon. Lessing sei, wie er, im Jahr 1728 geboren; „manque de mémoire, l'envie de dormir, les laps de langue" spüre auch er, ebenso schwere asthmatische Beschwerden.[9]

Der Tod Iselins erfolgte genau ein Jahr später. Vom Oktober 1781 hatte er „keinen gesunden Tag mehr", aber er blieb geistig bis zuletzt wach und heiter. Am 26. Juni 1780 hatte er Salomon Hirzel geschrieben:

> „Ich kann nicht leugnen, dass ich lang zu leben wünsche auf dieser niedern Erde, mit der ich eben so unzufrieden nicht bin, als viele Moralisten. Aber ich möchte doch nicht aus ängstlicher Sorge für Leben und Gesundheit höhere Pflichten versäumen, nicht propter vitam vivendi perdere causas."[10]

## Anmerkungen

1 Über Iselins Gesundheitszustand wurde kurz berichtet in: *Im Hof, Ulrich*: Isaak Iselin ... Basel 1947, S.167/168 und ders.: Isaak Iselin und die Spätaufklärung, Bern 1967, S.17/18.

2 Staatsarchiv Basel-Stadt, Iselin-Archiv 55, 139-141

3 Iselin-Archiv 55, 233.

4 Iselin-Archiv 55, 237.

5 Iselin an Zimmermann, 1748-1782, Niedersächsische Landesbibliothek Hannover, Nachlass Zimmermann, A II 47[a]; Zimmermann an Iselin, 1748-1782, Iselin-Archiv 41.

6 „Michel Schuppach [sic] vom Rathschreiber Iselin" in: *Epemeriden der Menschheit*, Leipzig, Februar 1783, 1. Bd., S. 133-144 (posthum publiziert).

7 an J.R.Frey, 8.Juli 1774, Iselin-Archiv 55, 237.

8 Iselin-Archiv 15, 419.

9 Iselin-Archiv 56, 304.

10 Iselin-Archiv 62, 219.

# 3

## Aus Ulrich Bräkers Hausapotheke[1]

*Christian Holliger*

Ulrich Bräker (1735-1798) - der Arme Mann aus dem Toggenburg - war in einfachen, ländlichen Verhältnissen aufgewachsen. Nach seinem kurzen Abenteuer als preussischer Söldner versuchte er sich meist mehr schlecht als recht in der Baumwollindustrie. Bereits in seiner Jugend machte er sich schriftliche Notizen; seine systematischen Aufzeichnungen in Form von Tagebüchern und literarischen Versuchen sind seit 1768 mit wenigen Ausnahmen erhalten.[2] Bräkers Werk ist eines der ganz seltenen Zeugnisse, das einen authentischen Einblick in das Leben und Denken der sozialen Unterschicht jener Zeit gibt, und es steht in seinem Umfang einmalig da.

Für Bräker hatten seine Phantasie, das Lesen und Schreiben durchaus auch die Funktion der Medizin, etwa indem sie seiner gelegentlich trüben Geistesstimmung oft wieder auf die Sprünge helfen konnten - diese hatten aber auch Fluchtcharakter aus einer Welt, die ihm zu eng war.

Bräker besass ein grosses Interesse an medizinischen Fragen. Sein Wissen kam aus verschiedenen Quellen - einerseits sicher die traditionelle, von seinen Eltern usw. überkommene, andererseits aber immer mehr auch das, was sich Bräker anlas, in den Kalendern und vor allem in den Werken von Samuel-Auguste-André-David Tissot[3] und Johann Georg Zimmermann[4]. Bräker interessierten mehr die Ursachen und Abläufe einer Krankheit, weniger deren Heilung. So ist es begreiflich, dass jener, der in Bräkers Tagebüchern nach eigentlichen Heilmitteln, Kräutern oder Rezepten von Pulvern und Pflastern sucht, weitgehend vergeblich sucht. Selbst wenn Bräker von den Heilmethoden von Ärzten und Kurpfuschern berichtet, so bleibt es meist nur bei bitteren Pillen. Bräker nahm ärztliche Hilfe öfters in Anspruch; schon als Kind war ihm der Umgang mit dem Arzt vertraut. In späteren Jahren konsultierte er bei einer Krankheit gelegentlich auch mehrere Ärzte gleichzeitig. Und doch war er kein geduldiger und folgsamer Patient, sondern hatte schnell einmal Zweifel an der ihm oder seinen Angehörigen verordneten Kur.

Es gibt nur wenige Stellen, an denen Bräker von medizinischer Selbsthilfe berichtet. Besonders bei Verwundungen und Unfällen wurde bei Bräkers meist kein Arzt beigezogen; für die blutige Medizin war ohnehin der Chirurgus zuständig. Hier also half man sich - zumindest aus heutiger Sicht - oft mehr als nur grobfahrlässig. Zwei Beispiele aus der Jugendzeit mögen das illustrieren:

> „Um die gleiche Zeit wurde der Goßäti krank. Erst stach er sich nur an einem Dorn in den Daumen; der wurde geschwollen. Er band frischwarmen Kühmist darauf; da schwoll die ganze Hand. Er empfand entsetzliche Hitz' darinn, gieng zum Brunnen, und wusch den Mist unter der Röhre wieder ab. Aber das hatte nun gar böse Folgen. Er mußte sich bald zu Beth legen, und bekam die Wassersucht. Er ließ sich abzapfen; das Wasser rann in den Keller hinab. Nachdem er so 5. Monathe gelegen, starb er [...]."[5]

Von seiner Zeit als Geissbub berichtet Bräker:

> „Auch hatt' ich die meiste Zeit Wunden oder Beulen an ein Paar Gliedern: und wenn eine Blessur heil war, macht' ich mir richtig wieder eine andere; sprang entweder auf einen spitzen Stein auf, verlor einen Nagel oder ein Stück Haut an einem Zehen, oder hieb mir mit meinen Instrumenten ein's in die Finger. An's Verbinden war selten zu gedenken; und doch gieng's meist bald vorüber."[6]

Nicht immer waren die Verletzungen vergleichsweise harmlos:

> „[...] aber mit Eins fiengen meine Füße zu sieden an, als wenn man sie in einem Kessel kochte. Dann kamen die Schmerzen. Mein Vater sah' nach, und fand mitten an der einten Fußsohle ein groß Loch, und Moos und Gras darinn. Nun erinnert' ich mich erst, daß ich an einem spitzen Weißtann-Ast aufgesprungen war: Mooß und Gras war mit hineingegangen. Der Aeti grub mir's mit einem Messer heraus, und verband mir den Fuß. Nun mußt' ich freylich ein Paar Tage meinen Gaissen langsam nachhinken; dann verlor ich die Binde: Koth und Dreck füllten jetzt das Loch, und es war bald wieder besser."[7]

Auch Ulrich Bräkers eigene Mittel zur Selbsthilfe waren recht unzimperlich: gegen Zahnschmerzen kaute er Tabak, war der Magen nicht in Ordnung, so half ein kräftiger Schnaps, und wenn das Zahnweh unerträgliche Kopfschmerzen bereitete, so steckte Bräker den Kopf halt in den Schnee bis er Linderung verspürte, so geschehen am 7. Januar 1780:

„hüte komt ein glükliches zahnweh hindendreyn - ein rassender schmertz - ich kaute tabak, und brobierte allerhand; aber ich ward ie lenger ie wüthender; sprang in blosem hembd und kopf, gantz wild in die grimme kälte hinaus, wallzte den kopf im schnee, u. rieb ihn waker mit schne, bis er an kopf gfror [...]. da wusch ich den schnee mit kaltem wasser, sauber vom kopf herunter, und der schmertz legte sich - jez hats mir in alle glider gefahren - das ich halb krank bin, und doch viel wöhler.“[8]

Vollkommen im Dunkeln bleibt seine Kenntnis der Heilpflanzen, sei es, dass dies für ihn selbstverständlich, sei es, dass ihm dieses Wissen unbekannt war. Hinweise gibt es, dass seine Frau Salome einige Rezepturen für Pflaster kannte. Ein Umschlag gegen Kopfschmerzen bestand aus Eiweiss, Mehl und Branntwein.[9] Überhaupt scheint die Krankenpflege Sache der Frauen gewesen zu sein, während die Konsultation des Arztes eine Sache Bräkers war.

Wenn man Bräkers Tagebücher liest, so erhält man den Eindruck einer etwas kränkelnden Familie. Die ständigen kleineren und grösseren Krankheiten und Gebresten liessen ihn die Gesundheit viel mehr schätzen, ja sie überhaupt als solche wahrnehmen. Bräker schreibt 1771: „die gesundheit ist die allerkostlichste, unter den leiblichen gaben gottes.“ und bedauert, sie oft missbraucht zu haben - er wolle für dieses Gut bewusst dankbar sein.[10] Krankheiten galten als Züchtigungen Gottes, sie konnten auch durch die Hilfe Gottes, z.B. vermittels eines guten Arztes geheilt werden. Später sah Bräker die Krankheiten verursacht durch Ausdünstungen des Bodens und schlechte, ungesunde Luft. Heute wissen wir, dass die Ursachen vieler Krankheiten die durch weitgehende Unkenntnis bedingte mangelhafte Hygiene war und daher Seuchen recht häufig vorkamen. Wegen der verhältnismässig geringen Möglichkeiten, einer Krankheit wirksam begegnen zu können, setzte Bräker - und nicht nur er - ganz auf die Prävention, die Gesundheitserhaltung. Drei Massnahmen dienten Bräker dazu:

Wesentliches Mittel war das sehr verbreitete Purgieren. Regelmässig im Frühjahr und Herbst wurde mit Brech- und Abführmitteln der gesamte Verdauungstrakt geleert und zur Ader gelassen. Man verwendete beim Purgieren Glaubersalz als Abführmittel. Nach der galenischen Lehre galt die Darmentleerung als Hauptvorbeugemittel gegen viele Krankheiten und Seuchen. Man beabsichtigte damit, verdorbene und daher schädliche Säfte aus dem Körper zu entfernen.

Seit seinem 20. Lebensjahr liess Bräker fast jeden Frühling und Herbst zur Ader, nur sehr selten liess er sich schröpfen; er nennt es ein 'unheimlich mittel'.

Aderlassen sei eine der Gesundheit dienliche Übung, eine bestehende Krankheit lasse sich damit aber nicht kurieren, schon gar nicht auf rein äusserlichem Wege:

> „mancher ist inwendig vol unreinigkeit, unrath u. schlam; da meint er eine ußwendige aderlässe sol ihm zur gesundheit helffen; da er doch vielmehr zu erst seinen inwendigen schaden angriffen solte mit scharffen medicinen."[11]

Dasselbe gelte auch im geistigen Bereich.[12]
Das Aderlassen wandte er auch gegen Blutaufwallung, Migräne und allgemein bei Schmerzen auf ärztlichen Rat an. Das Aderlassen hielt er für nötig, weil er gemäss Tissot Vollblütigkeit spürte, und er sich nachher meist besser fühlte.[13]

Der günstigste Zeitpunkt für das Aderlassen war von der richtigen astrologischen Konstellation abhängig. Die damaligen Kalender enthielten die entsprechenden Tafeln sowie die nach dem Aderlassen über mehrere Tage zu beachtenden Verhaltensregeln. In *Des Abenteuerlichen Simplizissimus Ewigwährendem Calender* heisst es z.B.:

> „Den ersten Tag viel Essen meyd / Am andern such Kurtzweil und Freud / Gantz stille Ruh erheischt der dritt / Am vierdten / fünfften sey der Sitt / Daβ man wohl leb; Am sechsten bad / Am siebenden spazier durch Matt / Durch Dörfer / Wald und grüne Au; Am achten magst du dein Frau Umbfahen / und dein Leben auch Anrichten nach deinem alten Gebrauch."

Ob sich Bräker an diese lange Version hielt oder an eine kürzere, entzieht sich unserer Kenntnis, jedenfalls suchte er sich jeweils die Aderlasstage so vergnügt wie möglich zu machen.

Das zweite Massnahmenpaket für die Gesunderhaltung war für Bräker ein mässiger, ein nicht ausschweifender und überbordender Lebenswandel:

> „lebe dіät, mäsig und nüchter in allen sachen: beißweillen fasten ist auch ein guttes mittel der gesundheit; wie auch fleisig und ordentlich arbeiten."[14]

Fasten tue allen gut, nicht nur den Katholiken, aber es sei nicht der Sinn, nachher wieder zu schlemmen. „allezeit nüchteren, mäsig, gerecht und gottsälig leben" ist die beste Art zu fasten.[15]

Der dritte und letzte, aber nicht minder wichtige Bereich war für Bräker das seelische Gleichgewicht. Sehr früh schon findet sich bei ihm die Erkenntnis über den Zusammenhang von seelischem Zustand und körperlicher Verfassung. Es ist aber nicht eine Erkenntnis, die er sich irgendwie angelesen hat, sondern eine Erfahrung, die er durch die gezielte Beobachtung seiner selbst gemacht hat. Bereits 1771 nahm er sich vor, seiner „seelen und des leibs gesundheit fleisig sorg zutragen".[16] Nur wer seinem Körper Sorge trage, könne dies auch für seine Seele tun und die richtigen Vorbeugungsmassnahmen treffen.[17] Das entspricht ganz der antiken Erkenntnis 'mens sana in corpore sano'.

Bräker klagt oft über Gefühlsleere, Traurigkeit, Angst und Unzufriedenheit. Er suchte seine zeitweilige geistige Dunkelheit durch eine richtige Lebensweise zu beeinflussen.

Eine solch depressive Grundstimmung muss Bräker immer wieder sehr hart getroffen haben. Dabei war er - meiner Meinung nach - an sich eine lebensfrohe, den Freuden und Genüssen des Lebens zugetane Natur. In den dunkleren Momenten erschienen ihm sogar geisteskranke Menschen noch beneidenswert, da diese über alles lachen könnten.[18] Als probates Mittel gegen Depressionen empfiehlt Bräker:

> „das beste, mein sohn, ist heufige beschäfftigung - und fleissige aufmerksamkeit auf iede arbeit - so schleichen die tage, einer nach dem andern, uns unter den füssen weg."[19]

Doch zu Hause sitzen machte Bräker „hipochondrisch, hectisch und melancholisch". Reisen sei sein Element, nachher ertrage er es zu Hause wieder,

> „doch, würde mann mich auf immer auf die Hochsteig verbannen - würds mir unerträglich vorkomen - ich würde ieden landstreicher ieden bettler beneiden - wennigstens anfangs - dan gewonheit macht alles erträglich."[20]

Bräker aber lebt zu gerne und ist zuviel Mensch, als dass er nicht mit Zimmermann einig gehen könnte, dass „ein bisgen mit vernunft ausschweifen der gesundheit zuträglich ist."[21]

Der Blick in Bräkers Hausapotheke beschert uns eigentlich nur eine gähnende Leere, Bräkers Medizin ist die der Prävention, die Erhaltung der Gesundheit. Wir dürfen dabei nicht von heute aus denken, wo wir z.B. um die Schädlichkeit des Tabakes wissen.

Und trotz allen gesunden Lebens, auch dieses kann nicht endlos dauern. Als Bräkers geliebter Sohn Jakob todkrank war und er an den Verordnungen des Arztes zu zweifeln begann, wollte er ihn nur noch Gott und der Natur überlassen.[22] Rund zwanzig Jahre später ist seine Ansicht punkto Sterbehilfe radikaler: in hoffnungslosen Fällen sollte ein Mensch nicht länger als nötig gequält werden. Der Arzt sollte ihm einen erträglichen Tod verschaffen dürfen:

> „diesem ist es pflicht der natur so viel jhm möglich wieder aufzuhelffen - feindet er das übel aber unverbesserlich - und seinen patienten jahre langen leiden ausgesezt - dörffte er nicht denselben etwas bälder zum tode reiff machen - zur ruhe beförderen - und auf diese art der schmachteten - natur zuhülffe komen - und jhre langsamen schritte verdoppeln helffen [...] dann auch unter den soldaten giebt es barmhertzige samariter - die einen schwarverwundeten mitbruder auf dem rüken aus dem getümel in die sicherheit tragen - wo sie noch hoffnung zum aufkomen und leben sehen - aber auch - wo sie einen jnkurabeln - langsam und qualvoll verrebeln sehen - könen sie sich auß wahrem mitleid gedrungen nicht enthalten jhme den lezten liebesdienst zuerweißen - jhne aufs geschweindeste von seinen qualvollen martern zuerlösen - und zur ruhe zubeförderen - beide arten von liebesdiensten habe einst mit eigenen augen gesehen."[23]

## Anmerkungen

1 Der Anklang an *Doktor Erich Kästners Lyrische Hausapotheke* (Zürich 1936) ist gewollt, findet sich doch dort in dem Gedicht 'Hamlets Geist' die Schilderung einer Shakespeareaufführung im Toggenburg, der Bräker durchaus Pate gestanden haben mag mit seinem Shakespearebüchlein.

2 Einen regestartigen Überblick gibt: *Holliger, Christian et al.:* Chronik Ulrich Bräker, Bern 1985.
Die Edition sämtlicher Schriften Bräkers ist in Vorbereitung; der erste Band soll 1995/96 im C.H. Beck-Verlag München erscheinen. Die Wiedergabe der Bräkerzitate im vorliegenden Text erfolgt nach den Richtlinien, wie sie für die Edition erarbeitet wurden.

3 *Tissot, Samuel-Auguste-André-David:* Anleitung für das Landvolk in Absicht auf seine Gesundheit, Zürich 1762.
*Tissot, Samuel-Auguste-André-David:* Von der Gesundheit der Gelehrten, Zürich 1770.

*Tissot, Samuel-Auguste-André-David:* Von den Krankheiten vornehmer und reicher Personen, Frankfurt und Leipzig 1770.

4 *Zimmermann, Johann Georg:* Von der Erfahrung in der Arzneykunst, Zürich 1763.

*Zimmermann, Johann Georg:* Über die Einsamkeit, Leipzig 1784-85.

5 *Bräker, Ulrich:* Lebensgeschichte und Natürliche Ebentheuer des Armen Mannes im Tockenburg, hg. von H.H. Füßli, Zürich 1789; im folgenden zitiert als: Lebensgeschichte, Kap. IX.

6 Lebensgeschichte, Kap. XVII.

7 Lebensgeschichte, Kap. XVII.

8 Tagebuch 7.1.1780.

9 Tagebuch 2.11.1784.

10 Tagebuch 25.-27.2.1771.

11 Tagebuch 26.4.1783.

12 Tagebuch 1.3.1774.

13 Tagebuch 30.3.1787.

14 Tagebuch 2.10.1774.

15 Tagebuch 8.9.1774.

16 Tagebuch 2.-3.4.1771.

17 Tagebuch 26.10.1783.

18 Tagebuch 14.3.1779.

19 Tagebuch 1.12.1782.

20 Tagebuch nach 11.10.1789.

21 Tagebuch 5.1.1783.

22 Tagebuch 1.6.1779.

23 Tagebuch März 1797.

# 4

# „Jeder Schmerz ist eine Erinnerung unsers hohen Rangs." Aus der Krankheitsgeschichte der jugendlichen Künstlerin Ida Brun

*Doris Walser-Wilhelm*

> „Kranckheiten sind gewiß ein höchst wichtiger Gegenstand der Menschheit, da ihrer so unzählig sind und jeder Mensch so viel mit ihnen zu kämpfen hat. Noch kennen wir nur sehr unvollkommen die Kunst sie zu benutzen." (Novalis, Fragmente und Studien 1799-1800)[1]

Der Bedeutung, die Novalis den Krankheiten als einen „den Menschen vor den Thieren und Pflanzen auszeichnenden Zustand"[2] beimisst, entspricht der grosse Raum, den Krankheitsbeschreibungen in den Briefen des 18. und 19. Jahrhunderts einnehmen. Ausführlich und mit grösster Offenheit werden nicht nur die eigenen Krankheiten und Körperbefindlichkeiten, sondern auch die der heranwachsenden oder schon verheirateten Kinder beschrieben. Man empfiehlt oder kritisiert Ärzte und deren Methoden, Heilmittel und Kuren; man legt sich im Schreiben Rechenschaft über die eigene Körperwahrnehmung, über Ursache und Finalität der Befindlichkeit ab; vor allem erhofft man sich im Briefpartner die verstehende und mittragende Person.

Bis anhin unveröffentlichte Briefe von Friederike Brun (1765-1835) und ihrem Freund Karl Viktor von Bonstetten (1745-1832) überliefern die ca. anderthalbjährige Krankheitsgeschichte Ida Bruns (1792-1857), welche in der biographischen Literatur über diese berühmte Attitüdenkünstlerin unberücksichtigt geblieben ist.[3]

Ida Brun ist das jüngste der vier Kinder der deutsch-dänischen Dichterin Friederike Brun, geb. Münter, und des sehr reichen Kaufmanns Constantin Brun. Friederike ist 1805, auf dem Weg in ein ihrem physischen und psychischen Befinden zuträglicheren Klima, zum vierten Mal in die Schweiz gereist, an den Genfersee, diesmal mit den zwei jüngeren Töchtern Augusta und Ida; beide früh gefördert und künstlerisch begabt. Namentlich Ida entzückt die Genfer Gesellschaft mit ihrem Gesang, ihren Attitüden, pantomimisch-tänzerischen Darstellungen hauptsächlich antiker mythologischer oder plastischer Figuren.

**Zusammenfassung der detailliert aufgeführten Krankheitsgeschichte**

Das Mädchen ist vierzehn Jahre alt, als es am 6. Oktober 1806 in Céligny bei Genf nach einigem Unwohlsein von einem

> „katarrhalisch-entzündeten Nervenfieber angesteckt wird, welches in Nyon schon lange contagieus und endemisch war und zumal viele junge Personen wegraffte."[4]

Der Totenrodel von Nyon[5] bestätigt die Epidemie: Im Oktober 1806 starben 7 Jugendliche im Durchschnittsalter von 11 Jahren, gegenüber 0 im Oktober 1805, gegenüber 2 im Oktober1807; ganzjährlich betrachtet: 1806 starben 18 Jugendliche im Durchschnittsalter von 12 Jahren, gegenüber 3 im Jahr 1805, 8 im Jahr 1807.

Auf ärztliche Verordnung wird Ida nach Genf transportiert. Sie leidet an unregelmässigen, oft heftigen Fieberschüben und an einer stark anschwellenden Milz. Die Mutter erkrankt sympathetisch. Ende November halten die Ärzte Mutter und Tochter für so weit hergestellt, dass sie sie in ein südliches Klima schicken, vorab nach Südfrankreich. Bonstetten begleitet die Frauen. - Dezember: Kleinere und grössere Fieberattacken wechseln mit relativem Wohlbefinden, das sich vor allem bei Zerstreuung einstellt. - Januar in Hyères: Verschlechterung des Zustandes, anhaltendes Fieber, geschwollene Milz, Aufblähung des Bauches, Menstruationsbeschwerden (ein Familienübel, Friederike und alle drei Töchter leiden an „schmerzhafter Reizbarkeit des Sexualsystems"). Dazu stellen sich Herzweh ein, Übelkeit, Abmagerung, eine gespannte Magengegend, Kopfweh, Angstzustände. - Alle diese Leidens- und Schwächezustände im Wechsel mit bessern, sogar heitern Phasen setzen sich fort bis ins Frühjahr 1808. „Ida toujours entre la danse et le tombeau", schreibt Bonstetten an Sismondi (10. August 1807). - Während der Reise befolgt man noch die ärztlichen Verordnungen von Louis Odier und Louis Jurine aus Genf. In Livorno und Pisa verunsichern und ängstigen die unterschiedlichen ärztlichen Diagnosen Friederike Brun dermassen, dass sich ihr eigener Zustand sehr verschlechtert. Der fern in Kopenhagen weilende Gatte und Vater fordert, dass man Heinrich Kohlrausch, den Arzt der deutschen Kolonie in Rom beiziehe.[6] Bei einem ersten Treffen in Siena beurteilt Kohlrausch Idas Zustand als überaus kritisch: auszehrendes Schwindsuchtfieber. Er teilt die Diagnose in lateinischer Fassung den Kollegen in Pisa und Genf mit, in deutscher Fassung dem Ehepaar Brun. - Anfangs April reisen die Frauen nach Rom, Mutter und Tochter fassen Vertrauen zu Kohlrauschs ärztlicher Kunst. Dieser vollzieht in der Beurteilung und in der Behandlung einen Wechsel, erhält wohl auch Einblick in die überaus schwierige komplexe psychische Situation der Frauen. In der Krankengeschichte nehmen - trotz allmählicher Besserung des physischen Zustandes - die Beschreibungen von plötzlich auftretenden Panikzuständen Idas zu. - Nach fünfviertel Jahren hält Bonstetten fest: Ida erholt sich, aber sie kopiert alle Leiden ihrer Mutter.

**Wer schreibt diese Krankheitsgeschichte?**

*Nicht* die Patientin. Sie äussert sich wegen ihrer lebenslänglichen Schreibunlust nur zweimal. Im Oktober 1810, während der Heimreise nach Kopenhagen zieht sie das Fazit der vier Jahre: „J'ai bien plus souffert dans ma vie que bien des jeunes personnes de mon Age.“ (Ida an Sismondi am 28. Oktober 1810)

Es schreiben: die Mutter und der sie begleitende Freund Bonstetten, hauptsächlich an Jean-Charles-Léonard Simonde de Sismondi (1773-1842), den Historiker, in Genf; dieser rapportiert die Krankheit, diesen „wichtigen Gegenstand“, Freundinnen und Freunden weiter. - Die drei Berichterstatter schreiben aus verschiedenen Beziehungs-Distanzen zur Patientin.

Die Mutter, seit der Schwangerschaft mit Ida selber vielfach leidend - an Menstruationsbeschwerden, ferner, laut Ärzten, wie Domeier, Hensler, Sömmering,[7] „an einer feinen rheumatischen Materie, die ihre Nerven so übermässig reize“, ihr Krämpfe, wandernde Schmerzen und Hautausschläge verursache, - ist mit ihrer jüngsten Tochter auf künstlerisch fruchtbare, beglükkende, aber auch qualvolle Art eins. Die intensive Krankenpflege, die Angst um das Leben des geliebten Kindes binden noch enger, vergrössern die Abhängigkeit. In den Berichten der Mutter erscheint Ida meist leidend.

Die raschen Wechsel im Befinden des Kindes hebt Bonstetten hervor, Begleiter halb wider Willen, besorgt und mitleidend, aber einer distanzierenden Heiterkeit bedürfend, diese auch um sich verbreitend; Ida teilt sie gerne mit ihm. Friederike lastet sie ihm als Fühllosigkeit an.

Sismondi, der Briefempfänger und Weiterträger, ist beider vertrauter Freund. Da die fünfzehnjährige Freundschaft von Friederike Brun und Bonstetten durch Reise, Krankheit, vor allem den gesellschaftlichen Klatsch in Kopenhagen und Genf und durch Ungewissheiten in bezug auf Constantin Brun arg strapaziert wird, wenden sich Friederike wie Bonstetten an den erprobten Freund Sismondi; Bonstetten sucht in ihm den vernünftigen Menschen inmitten all der schlecht gestimmten Nerven, Friederike die ihr lebensnotwendige, „unversehrte“ beständige tragende Freundschaft.

## Versuch einer Vorgeschichte

Die Krankheitsgeschichte Idas fällt zusammen mit der Pubertät des Mädchens, enthält zunehmend psychosomatische Störungen und ist untrennbar vom Befinden der Mutter. Worin gründet diese demeterhafte Mutter-Tochter-Bindung? - *Ein* Buch Friederike Bruns, 1824 bei Sauerländer in Aarau erschienen, stellt in zwei Teilen das Heranwachsen von Mutter und Tochter dar:

Im ersten Teil, ‘Wahrheit aus Morgenträumen’, beschreibt Friederike ihre eigene glückliche, gesunde, ungebundene Kindheit im vielseitig geistig, naturwissenschaftlich und künstlerisch interessierten Elternhaus; Vater Münter war Pfarrer an der deutschen Petrigemeinde in Kopenhagen. Es seien nur drei Punkte berührt: grosse beidseitige Affinität von Vater und Tochter, überaus lebhaftes Temperament des Kindes, reiche Imaginationskraft, Ablehnung von gesellschaftlichen Vorschriften; früh und immer wieder Trennung von Freunden:

> „Es entwickelte sich in mir mit seltener Energie die Schmerzensfähigkeit und das tiefe Gefühl des Vermissens des Geliebten, welche den eigentlichen Grundaccord meines Wesens auszumachen bestimmt war.“[8]

Die heftigsten, unheilbaren Trennungsschmerzen wird Friederike durch die Heiraten ihrer Töchter erleben - Heirat ist Raub der Kore, Zerstörung der Mutter-Tochter-Einheit. „Guste Guste mein Kind, man raubt sie mir“, schreibt Friederike am 3. November 1811 anlässlich der Hochzeit von Augusta mit Gustav Rennenkampf an Caroline von Humboldt.[9] - 1816, anlässlich der Hochzeit von Ida mit Louis Philippe Graf Bombelles:

> „Denn ach, wir sind getrennt, getrennt. Mein höheres ästhetisches Leben ist verblüht. Und die Ideenwelt meines Innern, welcher du Gestalt und Leben gabst, verdämmert in immer trübere Schatten."[10]

So lautet der gekürzte Schluss des zweiten Teils: 'Idas ästhetische Entwickelung'. Darin hält Friederike - auf Anregung von Madame de Staël - das Heranwachsen des begabten Mädchens fest. Es spricht also wiederum die Mutter. - Das Kind mit seinen früh sich zeigenden musikalischen, tänzerisch-pantomimischen Talenten wird von Friederike als Knospe betrachtet, im Lieblingsbild der Zeit: als Chrysalide, deren Entwicklung, bzw. Entpuppung zur Psyche es aufs sorgfältigste - nach mütterlichen Grundsätzen - zu beschützen und zu lenken gilt.

> „In dir sah ich aufblühn, was von früher Kindheit an in meinem Innern knospete - bei mir zu Worten werdend, bei dir zu Tönen und zu Bildern."[11]

Wie wirkt das Talent des frühreifen Mädchens auf die Gesellschaft? - Zwei Zeugnisse desselben Abends, Ende Februar 1802 in Genf, Ida ist zehnjährig: Friederike notiert in ihr (unveröffentlichtes) Tagebuch:

> „Ida Andromache - dann eingehüllte Knospe - dan Hora - was soll ich mit der himlischen Gabe anfangen? nun es keinen Tanz der Ariadne - kein Fest der Athener, der Ceres mehr giebt? - Pictets Thränen."

Bonstetten an Friedrich Matthisson am 1. März 1802:

> „Wir fangen an bange zu werden wegen der so schnell sich entfaltenden Schönheit von Ida. Sie ist voll von Homer. Gestern tanzte Sie Andromache der man Hektors Rüstung bringt. Die kleine Kindertragedie stahl sich in alle Herzen, beweist, daß alles Gute und Schöne in uns sehr frühe fertig ist." (Zitat gekürzt)

Drei Jahre später, während des nächsten Aufenthalts in der Schweiz, wird Friederikes temperiertes Erziehunsprinzip von Gewähren und Versagen in der Begegnung mit Madame de Staël, dieser „Centralsonne, diesem Sommerbrand des leidenschaftlich bewegten Wesens"[12] arg erschüttert.[13] Idas Vorliebe für tragische, ja hochdramatische Darstellungen erschrecken die Mutter; das Mädchen pubertiert, es mögen Konflikte entstehen, - und im Herbst eben dieses Jahres beginnt die Infektionskrankheit, die dann durch Kohlrauschs Behandlung zwar ausheilt, aber eine erhöhte nervöse Reizbarkeit, Wahn- und Angstzustände zurücklässt. - Was mag das Mädchen damit signalisieren? - Caroline von Humboldt, Nachbarin in Rom, gibt später in einem Brief an

Friederike zu bedenken: „Meine Idee über Ida ist daß von ihrer frühesten Kindheit an ein gewisses Misverhältniß der Kräfte in ihr Statt gefunden hat." (22. Mai 1820)[14]

Missverhältnis von künstlerischer Frühreife - und eher asthenischer Konstitution des Kindes? - Von Imaginationskraft - und Einbindung in die Wirklichkeit? was sich etwa in lebhaftester Ausgelassenheit und Apathiezuständen kundtat? - Missverhältnis der Gestaltungskräfte für idealisierte Gestalten einer Imaginationswelt - und für das alltägliche Dasein „avec les peines de cette triste vie."[15]

Das zu Beginn zitierte Novalisfragment fragt nach der Kunst, Krankheiten und ihre Schmerzen zu benutzen. Die Dichterin Friederike Brun gibt ihre Antwort im Brief an Sismondi vom 10. November 1807: „Je fais plus de vers que jamais. La Douleur les fait naitre, c'est elle qui est ma Muse principale." Wenn physisch-psychische Schmerzzustände in der erwachsenen Frau schöpferische Energien auslösen können, so vermag das Mädchen Ida dem Leiden wohl eine moralische Qualität zuzuschreiben:

„L'on ne devient bon qu'à force de souffrir"- in der Aussage von Novalis: „Man sollte stolz auf den Schmerz seyn - jeder Schmerz etc. ist eine Errinnerung unsers hohen Rangs" - aber zutiefst hat Ida den Schmerz als Ohnmacht empfunden:

> „Schmerz und Lust haben gewiß eine noch unerörterte Beziehung auf Ideen- und Empfindungsassociationen. Ohnmacht liegt allem Schmerz mit zum Grunde."[16]

**Krankheitsgeschichte der Ida Brun, in der Zeit vom 6. Oktober 1806 bis 20. Dezember 1809**

Quellen: 1) Unveröffentlichte Briefe. Adressanten und Adressaten: Friederike Brun (FBr), Karl Viktor von Bonstetten (KVB), Charles Simonde de Sismondi (Si), Henriette de Simonde (Mutter von Si; HSi), Germaine de Staël (Staël), Friedrich Münter (Bruder von FBr; Münter), Pierre Prevost (Prevost), Salomon Reverdil (Reverdil), Charles, Sara und Amélie Pictet de Rochemont (CPR, SPR, APR).[17] - Briefstellen im folgenden teils deutsch zusammengefasst, teils in der Schreibweise des Autographs und dann zwischen doppelten Anführungszeichen. - 2) Friederike Brun, *Wahrheit aus Morgenträumen* (WM) und *Idas ästhetische Entwickelung* (IE). Aarau 1824. -

Anamnese auf Grund der genannten Quellen: 1792: zartes, oft kränkelndes Kind. 1793: hartnäckiges Fieber. 1802: September in der Schweiz: Gesundheit angegriffen nach Keuchhusten. 1803: Mai in Rom: Masern. Dann kräftig aufblühend. 1805 in Kopenhagen: Scharlach schwächt alle 3 Schwestern.

| Quelle | Ort | Befund | Verordnungen und Heilmittel | Ärzte |
|---|---|---|---|---|
| 6.10.1806<br>WM 248 | Céligny | Ida angesteckt von einem „katarrhalisch-entzündetem Nervenfieber, welches in Nyon schon lange sowohl contagieus als endemisch war, und zumal viele junge Personen wegraffte. - Idas Krankheit ward ein Stadtinteresse. “ | Transport nach Genf. Essigwikkel, Aderlass. | Louis Odier |
| 6.10.1806<br>Si-Staël | Genf | Nach Odier: „fièvre maligne. C'est son [Ida] talent et sa distinction qui m'inspirent le plus d'effroi, elle semble un de ces êtres que le ciel ne fait que montrer au monde et que toutes les chances menacent bien plus que les êtres ordinaires.“ | | |
| 24.10.1806<br>Si-Staël | Genf | Ida erholt sich; FBr erliegt der Erschöpfung. | Südliches Klima, Pisa. | Louis Odier, Louis Jurine |

| | | | | |
|---|---|---|---|---|
| Anfangs Nov. 1806 | Genf | Starke, unregelmässige Fieberschübe. Verhärtung der Milz. | Ida erträgt die treibenden Mittel nicht. Rüttelnde Bewegungen von Wagenfahrten beruhigen. Jus von frischen Kräutern. Bäder in Pisas Umgebung. | Odier, Jurine |
| 19./20.11.1806 KVB-Münter | Genf | Ida schwach, totenblass, Fieber. | | Odier, Jurine |
| 21.11.1806 Si-Staël | Genf | Ohne die Einwilligung von Constantin Brun erhalten zu haben, beschliesst man, vorläufig nach Hyères zu reisen. „Ida n'est point en convalescence, elle a le soir une petite fièvre d'une opiniâtreté extrême, et qui ne ressemble que trop à ce qu'on appelle fièvre lente. Elle a ensuite une obstruction considérable à la rate, et il paraît que c'est là ce qui lui donne des nausées et une souffrance au cœur continuelle." | | Odier, Jurine |
| 29.11.1806 FBr-Si | Chambéry | Ida erstaunlich wohl. Ihr Bärenhunger deute auf Gesundung. Unterwegs: Schwächezustände, langsamer, intermittierender Puls. | | |
| 7./8.12.1806 FBr-Si | Avignon | Unterwegs nur leichte Fieberanfälle. | | |
| | | 5.-6.12. Fieberschub von 30 Stunden. | 8 Dosen China. | |
| | | 7.12. Wagenfahrt ohne Fieber. | | |
| | | 8.12. | 4 Prisen China. | |

| | | | | |
|---|---|---|---|---|
| 15.12.1806<br>FBr-Si | Marseille | Ida ist wohl, isst und schläft besser. Hafenspaziergänge, Theater. | Mittelmeerluft hat Schmerzen geheilt. | Battaglia |
| | | 13.12. „Petit sentiment de fièvre." | | |
| | | 14.12. „Petit accès de fièvre." | China. | |
| 15.1.1807<br>KVB-Münter | Hyères | Zustand immer wechselnd. „Heute lacht Sie, morgen schreit sie vor Schmerzen und wünscht sich den Tod." Zwar kräftiger als vor 5 Wochen, aber mager, unregelmässiger Puls. Geschwulst der Milz durch die Kleider sichtbar. Herzweh, Kopfweh, Übelkeit zum Erbrechen. Schwache Augen. Anfälle während ihrer Perioden wie die Mutter. | Eselsritte, Bewegung, Ablenkung, Erheiterung. | |
| 20.2.1807<br>FBr-Si | Livorno | In Nizza (ca. 20. bis Ende Januar) war sie wohl. Beschwerliche stürmische Meerfahrt löst bei FBr heftigste schmerzhafte Krämpfe aus. Idas Zustand seit Hyères fieberfrei, Milz seit dem Sturm weniger geschwollen, dennoch: der Bauch dick, die Magengegend gespannt und schmerzhaft. Angstzustände. | | |
| 10.3.1807<br>KVB-Prevost | Pisa | Ida sieht aus wie eine Frau im 6. Monat. Übelkeit, Kopfweh. In Gesellschaft kann sie fröhlich sein. | Kräuterjus. Bäder, halb Salz-, halb Süsswasser, müssen wegen nachfolgendem Husten aufgegeben werden. | Palloni, Torreggiani u.a. |
| 22.4.1807<br>FBr-SPR | Rom | Anfangs April reist FBr mit ihren Töchtern nach Rom. In Siena Rendezvous mit Kohlrausch. Ida: Rückfall. Hohes Fieber, so krank wie in Genf. Kohlrausch beobachtet sie während 24 Stunden. Seine Erklärung: „Les poumons et la foie hors d'affaire. Mais la rate engorgée et l'Estomac dans un Etat d'atonie et de froideur très remarquable. L'Etat d'Engorgement des Glandes du Col par dehors et dedans et de ceux sous les aisselles se trouva diminué et presque | Kohlrausch verbietet Bäder und treibende Mittel. Das schwächende Fieber muss bekämpft werden. Kräuterjus. Morgens ein Glas Eselsmilch.. | Heinrich Kohlrausch bis zur Genesung |

| | | | | |
|---|---|---|---|---|
| | | réduit à rien - mais il soupconne très fortement des Glandes obstruées dans le mésenthère - L'irritabilité et la faiblesse de l'estomac defendent toute espece de Bain." Vertrauen zu Kohlrausch. | | |
| 10./12.5.1807 KVB-Münter | Rom | Kohlrausch glaubt Ida ausser Gefahr. Letzte Regel vortrefflich. | Stärkende Mittel. | |
| | | 12. 5. Ida wieder krank. | | |
| 15.5.1807 FBr-HSi | Rom | „Mon Ida, dont l'existence est une Condition de la Mienne, souffre encore beaucoup mais tous les simptômes s'eloignent de l'état de fièvre consomptive qui à Hyères, et à Sienne paraissoit la menacer - et montre une atonie de l'estomac, joint à une irritabilité nerveuse - qui produit des apparitions effraÿantes. Mais dèpuis Rome point de fièvre." | „Le regime morale est très sevère et l'Enui en fait parti.." | |
| 15.6.1807 FBr-Si | Albano | Ida immer noch schwach und matt. Die alarmierendsten Symptome verschwinden. Drüsen nicht mehr geschwollen. Nase fliesst nicht mehr, Milz schwillt ab, die zeitweisen Aufblähungen des Bauches kann Kohlrausch noch nicht deuten. | 1) Eier und weisse, aber kräftigende Nahrung sind in bestimmten Intervallen einzunehmen. 2) Differenzierte Mittel, die 3-4mal pro Tag wechseln können, je nach Fieber- oder Krampfzustand. 3) Quinna mit Magnesium. Ammoniaksalz. Isländisch Moos, Rhabarber mit Quassia. 4) Abreibungen des Bauchs mit Kölnisch Wasser. Phosphorsaure Wickel auf die Wirbelsäule. 5) Sich still halten. Keine Pantomime, kein Tanz, kein . | |

| | | | | |
|---|---|---|---|---|
| | | | Gesang. Nicht lachen: Erschütterungen des Zwerchfells lassen den Bauch aufschwellen | |
| 7./8.7.1807 FBr-Si | Albano | Andeutung, dass Ida sich gegen die allzubesorgte Pflege der Mutter auflehnt. - Sie isst wenig, schläft schlecht, hat zu wenig Bewegung, hat ständig vages Herzweh, das krampfartig werden kann; nervöse Anfälle. Ihr schütteres Haar ist aber wieder lockig und glänzend, die Nägel wieder gesund; sie nimmt zu, ist aber rasch müde. Ihre Apathie sieht Kohlrausch lieber als ihre verzehrende Lebhaftigkeit. Sie hat sich ans Leiden gewöhnt. | 4 Eigelb pro Tag im Wechsel mit Hühnerbouillon; bittere Stärkungsmittel. | |
| 11. 7.1807 KVB-Si | Albano | Seit 4 Tagen ist Ida viel besser, heute wie ein unbezähmbares Pferdchen. Kohlrausch meint, Ida sei gerettet. Briefschluss: Neues Symptom: Ida schmerzen die Beine. | Quassia. Zerstreuung. | |
| 21.7.1807 KVB-Si | Albano | 20. 7.: FBr, KVB, Augusta kommen vom Ausritt zurück. Ida war munter, wurde plötzlich von einem Anfall gepackt, eine Folter von anderthalb Stunden. Ich glaubte, sie ersticke. Wenn sie wieder Worte fand, schrie sie um Hilfe, rief nach Licht, obwohl es heller Tag war. Hatte grosse Kraft. Zwei Tage zuvor, als sie einen leichten Anfall hatte, schwoll ihr Bauch augenblicklich auf, so dass sie aussah wie eine Frau im 9. Monat. Es ist die Zeit ihrer Regel. | | |
| 30.7.1807 Si-CPR | Genf | Er teilt CPR zusammenfassend KVBs Brief vom 7.7. mit: „Je crois qu'en fin de compte elle aura une santé toute semblable à celle de sa mère. Il faut se contenter de ce lot après ce que nous avons craint pour elle." | | |
| 5. 8.1807 FBr-Si | Albano | Harter Brief von Constantin Brun. Er akzeptiert die Situation nicht. Er fordert die Tochter Augusta zurück. FBr könne mit Ida bleiben, wo sie wolle. Er schikaniert die Gattin finanziell. | | |

| | | | | |
|---|---|---|---|---|
| 1.9.1807<br>FBr-Si | Albano | FBr will keine Scheidung, solange ihre Mutter noch lebt, solange ihre älteste Tochter Charlotte noch nicht verheiratet ist. - „Ida schläft wenig, isst beinahe nichts, speit noch das Wasser aus, während wir essen.“ Nach Kohlrausch sind ihre Eingeweide durch Überdehnung wie Schwämme. Perioden schmerzhaft, vorher: grosser harter Bauch; während: enormer zellulärer Auswurf. | Darf ein bisschen singen, um den Unterleib zu aktivieren. Wagenfahrten. | |
| 28.9.1807<br>Ida-APR | Albano | „Quoique je me porte aprèsent bien mieux et que j'espere de bientôt être parfaitement guerie; je ne puis m'empecher de vous dire (et vous savez bien que les malades aiment toujours à se plaindre;) comme j'ai ête malade ici, et que de crampes affreuses j'ai eus! Mais que je vous parle des beaux environs d'Albane.“ | | |
| 10.11.1807<br>KVB-Si | Rom | „Je puis vous dire que je tiens Ida come sauvée, et presque guerie. [...] Mad[ame] Brun est aussi convalescente de ses maux physique et moraux.“ | Kohlrausch eraubt das Singen, die Pantomime nur selten, da sie den Puls erhöht. | |
| 25.11.1807<br>KVB-Si | Rom | Idas Zustand wieder so schlecht wie in Marseille oder Hyères. „Es ist zum Verzweifeln, rings um mich sind schlecht gespannte Nerven.“ | | |
| 4.12.1807<br>FBr-SPR | Rom | Für Ida geht jeder Schritt zur Genesung durch Leiden. Aufgeblähter Bauch ist ihr beim Sitzen hinderlich. Bis jetzt kein Mittel gegen die Menstruationsschmerzen. | | |
| 22.12.1807<br>KVB-Münter | Rom | „Einmal, als FBr Ida schalt, nahm diese meine Hand und liess mich fühlen, wie plötzlich ihr Unterleib aufschwoll.“ Ida sehnt sich nach Kopenhagen. | | |
| 6.2.1808<br>KVB-Si | Rom | „Ida se retablit, mais elle copie tous les maux de sa mere.“ | | |

| | | | | |
|---|---|---|---|---|
| 20.12.1809 KVB-Münter | Genf | Ida sei vollkommen gesund. | | |
| 28.10.1810 Ida-Si | Lübeck | „Mais qui n'a pas ses souffrances dans cette Vie, l'on ne devient bon qu'à force de souffrire, je vois que vous commencés a rire mon cher Simonde, et Vous dites a Vous même - ah! la petite folle la pauvre petite! Je n'ose jamais écrire une lettre seulement raisonnable ou un peu pathetique puisque les personnes a qui j'adresse ma lettre, se mettent aussitot a rire, et pourtant je sens aussi profondement qu'une autre et j'ai bien plus souffert dans ma vie que bien des jeunes personnes de mon Age." | | |
| 22.7.1828 FBr-Caroline v. Humboldt | Kopen-hagen | „Wir [FBr und ihre drei verheirateten Töchter] sind alle incurable ohne eigentlich krank zu sein. Wir sind ein verheztes Geschlecht! Dagegen blühen Carl [ihr Sohn], Weib, u[nd] Kinder wie Weiden an Bächen!" | | |

## Anmerkungen

1 *Novalis*: Schriften. Dritter Band. Hg. v. Richard Samuel. Darmstadt 1968. S.667.

2 l. c.

3 *Bobé, Louis*: Grevinde Bombelles. København 1932. - *Holmström, Kirsten Gram*: Monodrama, Attitudes, Tableaux vivants. Uppsala 1967.)

4 *Brun, Friederike:* Wahrheit aus Morgenträumen und Idas ästhetische Entwickelung. Aarau 1824. Im folgenden zitiert als WM bzw. IE.- Obiges Zitat: IE 248.

5 *Archives d'Etat*, Lausanne.

6 Louis Odier (1748-1817), Studien in Edinburg, Leiden, Paris. Vorlesungen über Chemie in Genf. 1799 Mitglied der Genfer Akademie. Wie Jurine beschäftigte er sich mit pneumatischer Medizin. - Louis Jurine (1751-1819), Studien in Genf, Paris. 1773 medizinische und chirurgische Praxis in Genf. Untersuchte Veränderung der Luft beim Respirationsakt sowohl bei Kranken wie Gesunden. Entomologe, Ornithologe. Ans Sterbebett der Mme de Staël gerufen, blieb er eine Weile in Paris. - Gaetano Palloni (1766-1830), Arzt und Professor an der Universität Pisa, nach der Emeritierung in Livorno wohnhaft. Mitglied des Sanitätsrats des Königreichs Etrurien, der 1804 beim Ausbruch der Epidemie eines gelben Fiebers in Livorno eingesetzt worden war. (*Hirsch, A.*: Biographisches Lexikon der hervorragenden Ärzte aller Zeiten, 1887) - Heinrich Kohlrausch (Hannover 1780-1826 Berlin), 1803-1809 Arzt der deutschen Kolonie in Rom.

7 Wilhelm Friedrich Domeier (Moringen/Hannover1763-1815 London), Studium in Göttingen. Seit 1792 Arzt bei dem sich in Italien aufhaltenden englischen Prinzen August (vorher in Hannover). Seit 1802 Leibarzt zu Lissabon (vorher Stabsarzt der englischen Armee in London). Publizierte über Apoplexie, venerische Krankheiten, Kinderpocken, Kuhpocken, Geburtshilfe. (Meusel 1796 Bd. 2) - Philipp Gabriel Hensler (1733-1805), Studium in Göttingen. 1769 Struensees Nachfolger im Physikat in Altona. Arzt der Bernstorff und Reventlow. 1789 Ruf als Arzt nach Kiel. – Samuel Thomas von Sömmering (1755-1830), Studium in Göttingen, vergleichende Anatomie des Gehirns. 1778-79 wissenschaftliche Reise nach Edinburg. 1779 durch Vermittlung Georg Forsters Anatomielehrer am Carolinum in Kassel. 1784 vom Kurfürsten von Mainz als Prof. der Anatomie und Physik berufen. 1795 Reise in die Schweiz. Arzt in Frankfurt, ab 1805 in München, ab 1820 in Frankfurt.

8 WM 24.

9 Frauen zur Goethezeit. Ein Briefwechsel. Caroline von Humboldt - Friederike Brun. Hg. u. kommentiert von *Foerst-Crato, Ilse*, o.O.u.J.

10 IE 270.

11 IE 220.

12 IE 232.

13 Ein ausführliches Augenzeugendokument, gleichsam einen Katalog von Idas Repertoire, verdanken wir dem Gedicht 'An Ida Brun' und der dazugehörigen Einleitung von *Schlegel, August Wilhelm*: Poetische Werke. Leipzig 1846; I 254.

14 *Foerst-Crato*, a.a.O. (Anm. 9) S.202

15 Ida Brun an Amélie Pictet am 22. März 1811.

16 *Novalis*, a.a.O. (Anm. 1) S.452 u. 434.

17 Alle Zitate aus unveröffentlichten Texten sind dem Material des Bonstettenarchivs entnommen (Guggenbühlstrasse 27, CH-8953 Dietikon). Die Publikation dieses Materials ist unter dem folgenden Titel in Vorbereitung: *BONSTETTIANA*. Historisch-kritische Ausgabe der Briefkorrespondenzen und Schriften von Karl Viktor von Bonstetten. Herausgegeben von der Schweizerischen Akademie der Geistes- und Sozialwissenschaften in Zusammenarbeit mit Doris und Peter Walser-Wilhelm.

# 5

# Mort du roi et troubles féminins: Le premier valet de chambre de Louis XV consulte Tissot pour sa jeune femme (mai 1776)

*Daniel Teysseire*

„[folio 1]

à Lyon Ce 26 May

Vapeurs de chagrin

La réputation dont vous jouissez, Monsieur, fait que//je m'adresse à vous avec confiance pour vous prier//de me donner vos conseils, et pour rendre s'il vous est//possible la santé à ma femme âgée de 22 ans, et//l'une des plus aimables qui existent.

Permettez moi de vous faire un petit historique préliminaire//parce que je crois qu'il jettera quelque clarté sur la cause//de sa maladie.

J'étais du vivant du feu Roy son premier valet de//chambre, fort aimé de lui, et jouissant depuis 13 ans//d'une partie de sa confiance. Il avait la bonté de me//vouloir du bien en reconnaissance d'un sacrifice de//80.000 £ de rentes que j'avais fait pour m'attacher à lui.//Il allait m'en dédomager [*sic* ], et devait me marier quand je//l'ai perdu. Mon mariage était arretté [*sic* ] pour le 1er. de//Juillet que mon service devait finir, et il est est [*sic* ] mort//entre mes bras le 10 de may.

La personne que je devais épouser, et qui attendait avec//impatience l'époque de notre bonheur, a été saisie//par la douleur à l'instant qui nous a enlevé un//si bon maître, et presque toute notre fortune.

Elle était alors dans un temps critique, et avait ses règles//

[folio 1 verso]

tout a été supprimé, et elle est tombée dans l'état//le plus fâcheux, il a fallu la saigner deux fois du//pied dans la nuit, et M. de la Motte son médecin//l'a si bien traitée qu'elle a guéri après avoir été//fort mal pendant plusieurs jours. Avant cette//époque, Monsieur, jamais elle n'avait été malade,//et était du plus fort tempérament. Depuis sa//santé n'a fait que chanceler jusqu'à notre mariage//qui s'est fait le 5 7bre.1774. Peu de temps après//elle est devenue grosse, et est accouchée heureusement//d'un garçon le 12 7bre. 1775. Sa grossesse ni sa//couche n'ont point été pénibles, et l'enfant se//porte à merveille, mais depuis ce terme, elle//a des attaques de nerfs et des étouffements pareils//à ceux qu'elle eut dans le temps de la mort du Roy//et ils augmentent considérablement à l'approche de//ses règles qui retardent toujours.

Le mois passé elle devait les avoir le 25. Et jusqu'au//4 de may qu'elles ont paru elle n'a cessé de souffrir//et entr'autres, une fois à 4 heures du matin, je fus//obligé d'envoyer chercher M. Millot [*ou* Millos] son accoucheur//parce que je croyais qu'elle allait expirer.

[folio 2]

Ce sont des langueurs, des étouffements, des pleurs,//enfin tout ce qui caractérise les maladies de vapeurs.//Elle n'a aucun sujet de se chagriner puisque je suis//assez heureux pour être aimé uniquement d'elle, et//que je l'aime de même; notre fortune quoique beaucoup//diminuée est encore considérable pour que nous//passions une vie agréable, ainsi elle ne regrette rien//à ce sujet. La Compagnie des fermiers généraux//dont je suis un membre maintenant, m'ayant//prié de venir faire la tournée du Lyonnais du//Dauphiné et de la Provence et de tenir la foire//de Beaucaire, j'ai pensé que la dissipation//pouvait faire du bien à ma femme; et du//conseil de son médecin et de son accoucheur je l'ai//amenée ici avec moi. Cependant elle n'en est//pas mieux, et les attaques lui reprennent encore//quoique moins fréquemment. Elle prend tous les//jours d'une potion que M. Millot [*ou* Millos] lui a ordonnée//et qui est faite avec des gouttes d'ofman [*sic* ]//du sirop de guimauve, et de l'écorce de fleur d'orange [*sans doute pour* oranger].//Cette potion la calme pour le moment; mais//je crains que l'usage trop fréquent des gouttes//d'ofman ne la déssècheat [*sic* ] trop. Elle était grasse//pleine d'embonpoint, et d'une fraîcheur de rose,//elle maigrit à vue d'oeil, et s'éteint chaque jour.//

[folio 3]

Si j'avais pu disposer de 8 ou 10 jours, j'aurais//été à Lausane [*sic* ] vous voir et vous la mener, mais//je suis surchargé d'affaires, et je n'ai pas un moment//à moi. Cependant si vous le jugez absolument//nécessaire, je vous prie de me le mander, et je m'y//rendrai sur le champ. Je vous demande en grâces//Monsieur, de me rendre ce que j'ai de plus cher au//monde; après les pertes cruelles que j'ai faites, il//n'y a plus qu'elle qui m'attache à la vie, et//j'aimerais mieux cesser d'exister que de la perdre.//Je n'ai pas l'honneur d'être connu de vous//mais si j'avais ce bonheur je suis persuadé que//vous m'accorderiez un peu d'amitié, et je ferais//toute ma vie mes efforts pour la mériter.

Voulez vous me faire un petit mot de réponse//à l'Hôtel des fermes à Lyon, et ne//jamais douter de ma vive reconnaissance//et de la parfaite considération avec la//quelle je serai toute ma vie Monsieur,//votre très humble et très obéissant//serviteur

Laborde

[1er. post-scriptum]

Faites moi le plaisir de me//répondre à Grenoble chez Me. la//Comtesse de Baral parce que//je songe que si vous désirez que//nous allions à Lausane[*sic* ] nous//serons plus près de Grenoble//et que nous irons vous voir avant//que de revenir à Lyon. Je serai à Grenoble jusqu'au 10 Juin.

[2ème. post-scriptum]

Je r'ouvre une troisième//fois ma lettre pour//vous prier de m'écrire à//Grenoble que vous désirez de//voir ma femme, et que vous//ne pouvez me donner des conseils qu'après// l'avoir vue. Car il faut cette lettre// pour la déterminer, et je ne serai//tranquille que quand j'aurai eu le//plaisir de vous voir."

Cette lettre est l'une des neuf-cent-vingts, peu ou prou, du fonds 'Tissot' de la Bibliothèque cantonale et universitaire de Lausanne-Dorigny[1] , émanant de consultants épistolaires du bon docteur. De la géographie et de la sociologie de ces patients par correspondance nous avons entrepris, depuis quelques mois, le long travail d'inventaire. Par l'exemple de cette lettre de Laborde nous voulons simplement, pour l'instant, montrer l'intérêt de ce fonds, à la fois pour l'histoire de la médecine et particulièrement de la médecine psychosomatique à l'époque des Lumières, et pour l'histoire du cosmopolitisme européen de ces mêmes Lumières, puisque le réseau-Tissot[2] - si je puis ainsi parler - s'étend de l'Italie à la Russie en passant par la France et l'Angleterre. Ajoutons que ces consultations par lettres se font le plus souvent en français, mais aussi en latin et en italien, et durent de 1751 à 1796, venant tout autant d'un simple curé, dénommé Semetier (en 'l'an Ier.de la République française'), que de la duchesse de Civrac (en 1783-1784), en passant par un lieutenant-de-vaisseau nommé Barbozan (en 1772-1773).

C'est donc parmi ce quasi-millier de dossiers de consultations (car une consultation peut comprendre plusieurs lettres: 9 pour la duchesse de Civrac, par exemple) que se trouve cette lettre d'un certain Laborde[3], datée de Lyon le 26 Mai, sans doute 1776, si l'on se réfère aux autres dates avancées dans la missive. Nous la donnons telle quelle, ayant simplement placé les majuscules nécessaires après les points, et mis les terminaisons des imparfaits et conditionnels en -ois, -oit et -oient dans leurs graphies actuelles en -ais, -ait et -aient.

De quoi s'agit-il? D'une pièce à verser au dossier de l'histoire des relations conjugales et, plus précisément de l'intimité conjugale. Un mari s'inquiète des troubles nerveux et menstruels de sa jeune épouse de 22 ans. Sa tendresse et même son amour, voire sa passion conjugaux sont tels qu'il est prêt à faire un détour par Lausanne pour consulter, cette fois physiquement et non plus seulement épistolairement, le médecin lausannois à la réputation européenne. Cause de ces troubles donnée par l'époux prévenant et soucieux: un choc psychologique; en l'occurrence: la mort de Louis XV. Comme pour la plupart de ces lettres-dossiers de consultation, nous ne connaissons de la réponse de Tissot que la mention manuscrite très laconique, en haut de la lettre, du diagnostic de l'affection décrite par le correspondant; ici: „vapeurs de chagrin". Ce qui, soit dit en passant, nous autorise toutes les considérations psychosomatiques possibles et imaginables, le diagnostic rétrospectif étant le pire et le plus risqué exercice que pratique l'historien de la médecine. Passons-nous en donc et contentons-nous d'éclairer ce dossier dont nous venons de présenter les grands traits.

Qui est ce Laborde si prévenant et si passionné pour sa jeune épouse? Pas n'importe qui: l'ex-premier valet de chambre de Louis XV et fermier général, les deux allant d'ailleurs souvent de pair. Il s'agit donc de Jean-Benjamin-François de La Borde né à Paris, paroisse Saint-Roch, le 5 septembre 1734 et guillotiné, également à Paris, le 4 thermidor an II/22 juillet 1794, justement comme fermier général. Il est d'ailleurs le dernier à l'être, son homonyme Jean-Joseph ayant été le premier. Que savons-nous de lui? Sur le fermier général on peut glaner moult renseignements dans l'ouvrage de référence sur les fermiers généraux, datant de 1971[4]. Sur l'homme en général, il faut remonter à un article beaucoup plus ancien, de 1926, paru en deux morceaux dans la *Revue de l'histoire de Versailles et de Seine et Oise*[5]. D'ailleurs le premier ouvrage cité se réfère à ce second article, mais, au vrai, tous deux ne font souvent que reprendre ce qui, finalement, est bien une des sources premières et fondamentales sur notre homme: *les Mémoires secrets pour servir à l'histoire de la république des lettres en France, depuis MDCCLXII jusqu'à nos jours*; autrement dit: les Mémoires de Bachaumont. Jean-Benjamin de La Borde y apparaît, discontinûment bien sûr, du 21 août 1764 (tome XVI, Additions) au 1er novembre 1781 (tome XVIII) et ce, toujours dans trois rôles: les deux que nous lui connaissons déjà de premier valet ou de ci-devant premier valet de chambre de Louis XV et de fermier général, mais aussi celui de „grand amateur de musique" (tome V, le 23 septembre 1770). Auxquels s'ajoute, de 1762 au moins à juin 1773, celui d'„un des entreteneurs de Mademoiselle Guimard" (id., le 30 août 1771), en compagnie du Maréchal prince de Soubise et du sieur Dauberval, „ami du coeur" (tome XIX d'additions, le 31 décembre 1770) de „la Terpsichore moderne" (tome VII, le 11 juin 1773) qu'est la célèbre actrice de qui, d'ailleurs, notre Jean-Benjamin a eu une fille, Marie-Madeleine Guimard, légitimée en 1770.

Autrement dit, quand celui-ci épouse Adélaïde-Suzanne de Wismes ou de Vismes, de 19 ans sa cadette et soeur d'un sous-directeur des fermes et futur directeur de l'opéra, cela fait à peine plus d'un an qu'il a été chassé des bonnes grâces de la Guimard. Y-a-t'il là de quoi susciter chez son épouse une jalousie du passé de nature à produire des troubles psychosomatiques? Peut-être. Mais il y a pire qui puisse perturber la jeune femme dans son abandon à la vie sexuelle conjugale et donc générer des troubles de réticence à la féminité, et même des affections physiologiques tout court; c'est le passé d'„homme de moeurs fort dissolues" (tome XXVII, additions au 14 mai 1774.) de son mari. Car il a été non seulement le maître de cérémonies des parties fines de la Guimard, mais aussi et tout autant, au dire du duc de Croy „le valet de chambre des plaisirs"[6] de Louis XV; et l'on sait que cela ne fait pas allusion aux seuls spectacles musicaux organisés pour la Cour par Laborde, mais bien sûr au rôle „d'entremetteur né"[7] de n'importe quel premier valet de chambre du Roi, même s'il ne faut pas outrer l'activité sexuelle du Bien-Aimé[8]. Et, dans les deux situations et de maître de cérémonies et de valet de chambre, Laborde ne laissait pas d'être compagnon de plaisirs. Résultat: ce qui devait arriver arriva et notre homme contracta une MST (maladie sexuellement transmissible), comme l'on dit aujourd'hui; une maladie vénérienne, comme l'on disait naguère et autrefois. Du moins si l'on en croit encore Bachaumont; mais nous n'avons pas d'autre source et donc pas d'autre ressource! Il faut faire avec ce qui est écrit au tome VII, au 20 juin 1773, après la rupture de la Guimard avec Laborde, à la demande expresse de Soubise:

> „à force de rechercher les causes de ce procédé, ils [= les gens] ont trouvé que le Sr. la Borde avait donné ce qu'on appelle en leur langage une galanterie à la demoiselle Guimard [...]."[9]

De l'étendue de cette 'galanterie', simple blennorragie (l'*Encyclopédie* parle de 'Chaudepisse' ou de 'Gonorrhée') ou grosse vérole, on ne sait rien; mais le fait est là et, si Adélaïde-Suzanne n'a rien su de précis, elle ne peut ignorer la fonction de son mari auprès de Louis XV et des effets possibles que celle-ci a pu avoir sur lui. On ne saurait en être troublé, voire choqué à moins.

Reste que son mari lie ce choc à la mort du Roi et à la perte de presque toute sa fortune qui en est résultée. Voire! Tout est dans le 'presque', car Bachaumont nous apprend, au tome XXVII, addition au 4 août 1774, que l'arrangement conclu entre „Mr. Richard de Livry, fermier général et Mr. de La Borde", qui suit le renvoi de ce dernier par Louis XVI, a rapporté à l'ex-premier valet „50000 écus d'argent comptant", moyennant quoi le premier cité „se trouve ainsi premier valet de chambre du Roi" et le second „adjoint pour moitié de la place de fermier général" qui est quand même bonne, c'est le moins qu'on puisse dire. De plus, peut-être que pour la sensibilité du temps, perdre la faveur du roi est cause d'un grand choc psychologique, surtout si - et ce sera notre dernière hypothèse - Adélaïde-Suzanne a été une des dernières petites maîtresses du Bien-Aimé - dernière hypothèse complètement gratuite, puisque l'ouvrage de Fleury référencé dans notre note 8 n'en parle pas et, surtout, surtout, que le Bachaumont n'évoque pas cela qu'il n'aurait pas manqué de dire, si telle avait été la situation, dans une quelconque addition, a posteriori.

Dans ces conditions, mieux vaut conclure ces quelques éléments d'explication de cette lettre par le futur du couple Laborde, qui est comme une illustration de l'analyse des vapeurs faite par Diderot à la fin de ses *Elements de Physiologie*[10]. Ces quelques lignes n'indiquent-elles pas en effet que, si les vapeurs, de chagrin ou non, sont de la femme, leur guérison est du couple: par et dans l'affection conjugale. Et c'est bien ce qui semble se passer pour Madame Laborde née de Vismes: cette consultation épistolaire de Tissot est, à notre connaissance, unique, peut-être parce que son mari s'est complètement rangé, n'ayant plus d'autre affection que pour elle et leur enfant - disons: leur ménage, au point d'écrire un *Recueil de quelques petits vers, dédié à Adélaïde, par le plus heureux des époux*, Paris, Didot l'ainé, 1784[11] (soit après dix ans de mariage), dont le Querard nous assure „qu'il n'a pas été mis dans le commerce" (Notice consacrée à „Laborde (Jean-Benj. de)"), mais qui constitue quand même une attestation d'un certain bonheur conjugal et même d'un bonheur conjugal certain. Adélaïde-Suzanne n'aura donc plus à craindre les intempérances de son mari et conséquemment une sexualité conjugale à risques; elle n'aura donc plus à se crisper contre sa féminité; on pourrait dire à la refuser inconsciemmment. Quant à la faveur royale, elle ne tardera pas à revenir, puisque le Bachaumont note, au 13 décembre 1780 (tome XVI), que:

> „Madame de la Borde, de Vismes en son nom, soeur de l'ex-directeur de l'opéra et femme de l'ancien-valet-de-chambre du Roi, a plu tellement à la Reine que, non content [sic ] de se l'être attachée comme Lectrice, elle a fait créer en sa faveur une charge de *Dame du lit*, dont les fonctions sont d'ouvrir et de fermer les rideaux de S.M. et de coucher au pied de son lit, quand elle le jugera à propos. Cette dame, qui est instruite, a beaucoup d'esprit et, sans être jolie, a une figure piquante, donne de la jalousie à la Duchesse de Polignac, qui craint//d'être supplantée par elle dans les bonnes grâces de sa maîtresse."[12]

Bien en cour, bien en couple, Madame de Laborde n'aura plus de motifs d'être vaporeuse, pour parler comme Diderot: ses vapeurs de chagrin se dissiperont d'elles-mêmes, sans recours supplémentaire à ce mélange d'éther et d'alcool à 90° - rien que cela! - qu'est ce „remède souverain dans toutes les maladies convulsives, [calmant] très efficacement les grandes douleurs": „la liqueur minérale anodyne d'Hoffman."[13]

## Notes

1 59 cartons sous la cote IS 3784 1-149, les dossiers de la Correspondance étant principalement les 131 à 149.

2 Teysseire, Daniel: Le réseau européen des consultants d'un médecin des Lumières: TISSOT (1728-1797), dans: *Diffusion du savoir et affrontement des idées 1600-1770* (Actes du Colloque scientifique du IV$^{e}$ Festival d'Histoire de Montbrison, 30 septembre-2 octobre 1992), Montbrison, Association du Centre Culturel de la Ville de Montbrison, 1993, pp.253-267.
Et sur Tissot en général, voir: *Emch-Dériaz, Antoinette*: Tissot Physician of the Enlightenment , New-York [et autres lieux], Peter Lang, 1992, 339 p.

3 IS 3784 1442 2è. chemise.

4 *Durand, Yves*: Les Fermiers généraux au XVIIIe. siècle, Paris, P.U.F., 1971, 664p.

5 Pichard Du Page, René: Un financier dilettante au XVIIIe. siècle Jean-Benjamin de La Borde (1734-1794), *Revue de l'histoire de Versailles et de Seine et Oise*, pp.106-127 et 191-213, qui livre l'inventaire des sources diponibles sur Laborde.

6 *Journal inédit [...]*, Paris, Flammarion, 1907, t. III, p.94.

7 *Antoine, Michel*: Louis XV, Paris, Fayard, 1989, p.501. A propos de cet ouvrage notons au passage qu'il n'évoque qu'une fois Laborde, p.824, lors de la mort de la Pompadour.

8 Voir: *Fleury, Maurice*: Louis XV intime et les petites maîtresses. [...], Paris, Plon, [1933], 316 p.

9 Définition de ce qu'est une 'galanterie' par le *Dictionnaire de Furetière* dès le tome 1 de son édition de 1690: „On dit aussi, qu'un homme a gagné quelque galanterie avec une femme; pour dire, quelque petite faveur de Vénus qui demande des remèdes." Le *Dictionnaire de Trévoux*, au tome IV de son édition de 1771, reprend à peu près la même définition.

10 *Diderot, Denis*: Oeuvres [...] éd. Assézat t. 9, Paris, Garnier, 1875, pp.426-427.

11 Et non 1754, comme il est écrit dans le catalogue des imprimés de la B.N.

12 Commentaire politique du mémorialiste du Bachaumont: „On remarque à cette occasion l'inconséquence ordinaire de notre gouvernement, qui, tandis qu'il supprime par économie des charges anciennes et utiles, en laisse créer d'inutiles et onéreuses."
Sur cet exemple, on ne peut mieux dire en trois lignes ce qui va coûter si cher à Louis XVI et Marie-Antoinette: pour le premier, sa politique de valse-hésitation; pour la seconde, sa manière de se croire tout permis et de faire n'importe quoi; bref, de ne pas avoir le sens des devoirs de sa fonction, en terme d'opinion publique s'entend. Cela dit juste en passant.

13 *Encyclopédie*, t.IX, p.566 D.

# 6

# Idyllen der Gesundheit[1]

*Martin Bircher*

## Arkadien: Idylle der Gesundheit

Salomon Gessners dichterische Welt kennt keine Krankheit. Seine Hirten und Schäferinnen sind kerngesund. In seinem Arkadien herrscht Freude und Liebe, Gelassenheit und Glück. Hirten des Goldenen Zeitalters bevölkern die Landschaft der *Idyllen*, den Roman *Daphnis*, die Welt der ersten Menschen im Prosaepos *Der Tod Abels*. Sie leben noch alle in einem dem Paradies benachbarten Gebiet, in welchem sie von Schmerz, Krankheit, Unfall und Tod weitgehend verschont sind. Gessners 'Glückliche Welt' pflegen wir als eine Welt des Traums, der Irrealität, von unerfüllbaren Wunschvorstellungen zu sehen, gleichsam eine Gegenwelt zum Alltag seiner zürcherischen Realität.

Liest man Gessners Idyllen, so finden sich vorab Hinweise auf seine Vorstellungen der Ideale von Gesundheit, die denjenigen der Freiheit und Unabhängigkeit wie auch des Glücks entsprechen. Ihnen gilt unsere erste Aufmerksamkeit. Das Bild wäre aber unvollständig ohne die versteckten Andeutungen auf Gessners Verhältnis zu Tod und Krankheit. Betrachten wir noch einmal aufmerksam dieselben Texte, lesen sie gleichsam wider den Strich der idyllischen Anmut, so finden sich genügend Indizien auf Tod und Krankheit, Schmerz und Leiden. 'Et in Arcadia ego': auch in Arkadien ist der Tod - so lautet nicht nur die berühmte Inschrift auf zwei Gemälden Poussins. Von diesem Wissen sind auch Gessners Hirtinnen und Hirten geprägt. Daß Helvetien ein Synonym für Arkadien, die Alpenwelt für die Idyllen, die Lebensweise der Hirten ein Synonym für Gesundheit und Prosperität sei - ist es Wahrheit oder Illusion? Liegt die wahre Gesundheit in Arkadien oder in Helvetien oder ausschließlich im 'Elysium der Phantasie'?

Was heute jedem Urlauber und gesundheitsbewußten Menschen bekannt, und durch wissenschaftliche Untersuchungen längst bewiesen ist, scheint nur Gessners Hirten selbstverständlich zu sein, nicht aber der Mehrzahl der mit ihnen in Kontakt tretenden Stadtbewohner, noch den Lesern seiner Schriften: Frische Luft, gesunde Kleidung, Bewegung in freier Natur stählen die Gesundheit der Hirten und geben ihnen ein sportliches Aussehen; braungebrannt sind sie von der Sonne, während Stadtbewohner und -bewohnerinnen stets als vornehm 'weiß', d.h. bleich und blaß geschildert werden.[2] Am deutlichsten hat Gessner die Überlegenheit der ländlichen, der Natur stärker verbundenen Schäfer in seiner Idylle *Menalkas und Æschines, der Jæger* ausgedrückt. Der junge Hirt Menalkas „aus dem Gebyrge" findet einen Mann, „abgemattet im Busch". Als Städter ist er nicht einmal in der Lage, eine Hütte, noch eine „Quelle fyr meinen Durst, und Speise fyr meinen Hunger" zu finden. Voller Mitleid rettet ihm Menalkas das Leben, gibt ihm „Brod aus seiner Tasche, und frischen Kæs", vor allem aber gibt er ihm seine Flasche „frische Milch". „Du hast mein Leben gerettet", stellt Æschynes fest und verspricht ihm in seinen „Pallæsten von Marmor" wohnen zu können, um dort „aus Gold" zu trinken „und die köstlichen Speisen aus silbernen Schysseln" zu essen. Ohne sich zu bedenken lehnt Menalkas ab. Von großer Wichtigkeit für die Bewahrung der Gesundheit ist, die Idyllen beweisen es, eine naturnahe, gesunde vegetabile, oder allenfalls laktovegetabile Nahrung, wie sie bei den Hirten Arkadiens Brauch war, und wie sie bei denen im schweizerischen Hirtenland zu Gessners Lebzeiten noch immer üblich ist. Das verweichlichte Leben der Städter hat schon längst zu Zivilisationskrankheiten aller Art geführt; mit Entschiedenheit lehnt der gesunde Sohn der Natur „die köstlichen Speisen aus silbernen Schysseln" ab; offensichtlich sind ihm deren Gefahren für die Gesundheit bewußt. Immer wieder finden sich in Gessners Dichtungen Anspielungen auf das Ideal der Naturnähe seiner Hirten, die zeit- und raumlos aus Urzeiten in die Gegenwart ragen. Es gehört aber zu seiner Zurückhaltung oder zu seiner Scheu, allzu deutlich zu werden, die Genüsse der Sinne zu schildern. Von zentraler Wichtigkeit ist ein Gleichmaß der Seele, die Bedürfnislosigkeit der Hirten - gleichsam die Voraussetzung für ein Gleichgewicht von Seele und Körper. Lacon betet in der Idylle *Der Sturm*: „Strafet mich, wenn ich mehr wünsche, als was ich habe: Ruhe und mässige Nahrung".

Diese mäßige Nahrung besteht aus Früchten des Feldes, aus Honig und Milch sowie den Molkereiprodukten der Ziegen und Rinder; von Fleischkonsum ist kaum je die Rede, höchstens im Zusammenhang mit einem Tieropfer. Die Fischer im Roman *Daphnis* ernähren sich logischerweise von einer „Schyssel voll gekochter Fische", dazu gibt es „Brod und Most und Frychte". Was die frugalen Speisen betrifft, hält sich Gessner nicht an die genaue Botanik Arkadiens auf der Peloponnes, sondern vielmehr liefert ihm der Kanton Zürich die konkrete Anschauung. Reife Äpfel, Birnen, Nüsse (Palemon), Haselnüsse, Eicheln, Sonnenblumenkerne, Brosamen und Rosinen (Daphne. Micon), Krauselbeeren, Brombeeren, Erbsen (Mycon) sowie Trauben (Daphnis) stehen auf dem täglichen Speisezettel. Einen kleinen Baumgarten zu besitzen wünscht sich jedes junge Schäferpaar, das in gastlich-idyllischer Hütte wohnt, ähnlich ausgestattet wie die sommerlichen Wohnsitzungen Gessners im Letten, später im Sihlwald. Ein einziges Mal ist von größeren Tafelfreuden die Rede: bei der Hochzeit von Daphnis mit seiner geliebten Phillis. Allzu konkret zu werden, die Gaumengenüsse einzeln zu schildern, verbietet ihm sein feiner ästhetischer Sinn: „ich kann den Käse und die Nüsse im Gedicht auch nicht zu oft ausstehen", schreibt er am 29. November 1754 seinem verehrten Dichterfreund Gleim.

## 'Et in Arcadia ego' - Tod und Krankheit im Paradies

Indessen trügt der Schein der heilen Welt der Idylle. Bei näherer Lektüre erweist es sich, daß sich der Dichter durchaus auch der Schattenseiten, Tod und Krankheit bewußt ist.

Seit Adam und Evas Fall gehören zum 'wirklichen Landleben' nicht nur schäferliche Fröhlichkeit, sondern auch Krankheit und Tod. Von rührender Wirkung ist die Klage der Eva vor ihren Kindern, wen sie vom großen Schmerz, vom „traurigen Aechzen" Adams berichtet, von denen die Menschen bis dahin noch keinerlei Kenntnis hatten:

> „Heftige Schmerzen haben in der Nacht euern Vater yberfallen. Und izt kaempft er mit dem Schmerz, der alle seine Gebeine durchwyhlt, kaempft mit jedem Seufzer, der seinem schwer athmenden Busen entrinnt, haelt jede Klage zuryk und will mich troesten."[3]

Es gehört zur göttlichen Providenz, bereits im Paradies, also noch bevor die von Sünde des Menschen bedingten Krankheiten und Schmerzen Einzug gehalten hatten, auch eine Anzahl von Gegenmaßnahmen, von Mitteln ihrer Bekämpfung bereitgestellt zu haben: Kräuter und Wurzeln hat Gott gedeihen und wachsen lassen. Ihren Gebrauch wird der Mensch zu entdecken und zu lernen haben. Adams geliebtem Sohn, dem Abel, nicht dem Erstgeborenen Kain, erscheint ein Engel, der ihm den Gebrauch von Heilmitteln offenbart. Abel befolgt den Rat des Engels; die erste medizinische Maßnahme des Menschen ist von vollem Erfolg begleitet. Adam trinkt die mit frischem Wasser gekochte Kräutermixtur und kann dadurch von seinen Schmerzen genesen. Ein besonderer Segen des Vaters ist Abel gewiß, zu Kains größtem Verdruß. Hier liegt ja in nuce, wie Renate Böschenstein überzeugend gezeigt hat, die Quelle des Widerstreits zwischen Ästhetizismus und Barbarei, der Urgrund der Unzufriedenheit des im Dornenfeld fronenden Kain gegen den „in arkadischer Natur der Kunst und dem Genuß lebenden“[4] Abel. Ein weiteres Beispiel solcher Selbstmedikation, d.h. der Selbstversorgung im Bereich medizinischen Bedarfs, schildert Gessner im *Daphnis*. Der Schäfer wird hier nicht von einem Engel, sondern von der Natur mit besonderer „Geschiklichkeit“ begabt, so daß er die beste „Kenntnis der Wyrkungen der Kräuter“ hat.[5]

In der Idylle bleibt der Raum für Aggression, Kampf und Krankheit ausgesperrt, oder zumindest eingeschränkt, so daß nicht der Glanz der Utopie erlischt. Arkadiens Hirten und Schäferinnen leben noch im „Schatten des Paradieses“, seine Nähe, die Verbundenheit mit der ursprünglichen Natur gibt auch der gefallenen Schöpfung noch Anlaß zum Preis des Schöpfers. So bleibt dem Alten in der Schweizeridylle *Das hölzerne Bein* keinerlei bittere Erinnerung an den Verlust seines Beins in einer Schlacht, sondern die Dankbarkeit für den Freund, der ihn gerettet hat, überwiegt den Schmerz. In der Idylle *Das Gelybd* rettet der Hirte Amyntens Knaben in einem harten Kampf mit dem Wolf. Er entschuldigt sich bei der reinen Quelle für das Blut, das er in ihr abwäscht; „nicht Zank, nicht Feindschaft“ ist schuld daran, sondern der böse Wolf, der „mit scharfer Klaue die Hüfte mir verwundet“. Den Nymphen gelobt er das Opfer eines jungen Bockes für seine Genesung.

Die Bitterkeit von Leid und Tod ist für Gessner und seine Hirten stets gemildert. Der Segen Adams ist dem frommen Sohn sicher. Schmerz, Krankheit, ja selbst der Tod, alle trüben Stunden gehören zum Heilsplan der Vorsehung, waren nur „kurze Gewitter, sie erfrischen die Felder und beleben die Pflanzen“. Das ganze Leben gleicht einem langen Frühling wie in Ovids Metamorphosen und in dem auf Hesiod zurückgehenden Mythos vom Goldenen Zeitalter der Frühe. Wer immer seiner Eltern und seiner frommen Vorfahren gedenkt, „dem bebt ein heiliges Entzüken durch die Brust, und eine fromme Thräne fällt ihm vom Aug“ (Palemon). Daß Gessner endlich nicht nur in der kreativen Welt seiner Dichtung und Kunst, sondern auch in seinem persönlichen Leben Schmerz und Krankheit nur möglichst geringe Aufmerksamkeit zollen wollte, belegt eine Beobachtung seines Freundes Zimmermann, der ihn als einen der „liebenswürdigsten Gesellschafter" schildert und folgende Begebenheit überliefert:

> „Aber auch in Umständen, wo man sonst erschrocken und wehmüthig ist, fand Er augenblicklich Rath in seiner guten Laune gegen Schrekken und Wehmuth. Er verlangte mich einst im Schintznacher-Bade, in einer heftigen Colik. Ich eilte zu ihm mit beklommenem Herzen, und kaum sahen wir uns ein paar Minuten, so machte er mich, durch den Ausdruck seiner Schmerzen en carricature, lachen, wie ich vielleicht nie gelacht habe."[6]

## Arkadien in Helvetien?

Es fällt auf, daß Gessners Bildchen oder Idyllen keineswegs nur einer Traumwelt entsprechen, sondern daß sie stets zwischen Sein und Schein, zwischen Realität und Traum oszillieren. Arkadien verwandelt sich gleichsam unmerklich zu Helvetien, sei es in den Beschreibungen der Alpen oder des Mittellands, des Paradieses in Mesopotamien oder des Tals der Sihl, unweit des lieblichen Zürichsees. Darauf weist der erwähnte Brugger Stadtarzt Johann Georg Zimmermann im gleichen Werk hin, wenn er die Landschaft des Zürichsees mit dem Sizilien oder Arkadien eines Theokrit gleichsetzt: Der Mythos von der ewigen Gesundheit der Hirten Arkadiens wird nahtlos auf die alpenländischen Bewohner übertragen.

Zahlreiche Reiseberichte von Ausländern, die die Schweiz bereisen und die Gessner besuchen, bestätigen diesen Befund. Der berühmte idyllisch-moralische Schriftsteller Christian Cay Lorenz Hirschfeld aus Eutin, der Theoretiker des Gartenbaus, findet in seinen *Briefen die Schweiz betreffend* (Leipzig 1776): „Das Leben dieser Hirten scheint eine Nachbildung des arcadischen Schäferlebens, oder der Unschuld und Ruhe zu sein, die man dem ersten Weltalter zuschreibt"(S.136). Übereinstimmend stellt Karl Viktor von Bonstetten in seinen *Briefen über ein schweizerisches Hirtenland* (Basel 1782) beim Eintritt ins bernische Saaneland fest: „Ueber mir ist Grönland, ich reiste durch Arkadien" (S.10). Vollends zur Gleichheit von Arkadien, Idylle und Paradies der Gesundheit wird die Schweiz mit ihrer zunehmenden Bedeutung und Anerkennung als Reiseland. Die Hinweise auf die Gesundheit dienen jetzt der Werbung an die Adresse deutscher Touristen. Eine große Rolle spielt in diesem Zusammenhang das Werk eines aus Brandenburg stammenden Reiseschriftstellers, Johann Gottfried Ebel (1764-1830). In seiner *Anleitung auf die nützlichste und genussvollste Art in der Schweitz zu reisen* (Erstauflage 1793, oft wieder aufgelegt) lesen wir:

> „Das Reisen in der Schweitz stärkt ganz besonders die körperliche Gesundheit. Das Fußreisen in Bergländern ist unter allen körperlichen Bewegungen in jeder Rücksicht die gesundeste. Die nicht zu starke und nicht zu milde Erschütterung des Unterleibs, das Athmen der reinen Bergluft, die verstärkte allgemeine und gleiche Ausdünstung, die einfachen Nahrungsmittel, der Genuß ausserordentlicher Natur, wodurch das Gemüth in froher Stimmung erhalten wird, geben jedem Theil die freyeste Wirksamkeit und dem ganzen Körper ein harmonisches Spiel aller Organe. Deswegen sieht man die meisten Fußreisenden aus den Gebirgen fetter, muntrer, und an Körper und Seele thätiger zurückkehren. Nicht bloß als ein die Gesundheit erhaltendes, sondern auch als ein die Gesundheit herstellendes diätetisches Mittel kann ich daher die Fußreisen der Schweitz denjenigen nicht genug empfehlen, welche an Verstopfungen, an Schwäche im Unterleib und an hypochondrischen Uebeln leiden“[7]

Wenn Ebel auf die hohe Bedeutung der Schweizerreise für die Beförderung der 'moralischen Gesundheit' anspielt, so denkt er wiederum an Hallers *Alpen*, in denen allein der Natur die Eigenschaft zugesprochen wurde, den Menschen glücklich zu machen. „Moralische Gesundheit und Kraft“ finden sich in den „himmelschauenden Alpen“, dem „einzigen Wallfahrtsort, zu welchem Jeder pilgern sollte“, gibt es doch „keinen ehrwürdigern Tempel des Nachdenkens und der Weisheit“. Ebel erkennt die inzwischen längst wissenschaftlich begründete Therapiewirkung „reiner Bergluft“ für „manche langwierige Krankheit“, vorab für die Bekämpfung der „bleischweren Müdigkeit“. Ebenso ist ihm die Bedeutung der Sonne für eine gesunde Haut und einen frischen Teint bewußt. Ebels gute Empfehlungen für den Touristen in den Bergen sehen Proviant von „Brod, Käse, oder Wurst“ vor; als Getränk Milch und Wasser, „oder eine Schachtel Limonadenpulver oder Weinsteinkrystallen, womit man bey jedem Brunnen in einem bey sich führenden hölzernen Becher einen kühlenden Trank verfertigen kann“. Es bleibt der modernen Erforschung der Sozial- und Wirtschaftsgeschichte unseres Landes vorbehalten, weiteren Aufschluß über die realen Zustände im schweizerischen Hirtenland zu finden; auch Gessner war wohl bewußt, daß es

> „ein gänzlich reines Hirtenland, in welchem jeder Anbau und jede Art von anderweitigen Einkünften, z.B. aus [...] auswärtigen Kriegsdiensten, temporärer Auswanderung, Transport-, Wallfahrts-, Bäder- und Touristenverkehr gefehlt hätte [...].“[8]

nicht gab. Den Erfolg einer wirtschaftlichen Umstellung vom Verzicht auf den Ackerbau im Übergang zu einseitiger Viehwirtschaft belegt Carl Victor von Bonstettens 1782 erschienene Schrift *Briefe über ein schweizerisches Hirtenland.* Als wichtige Aufgabe künftiger Forschung formuliert 1979 Hanspeter Ruesch die Frage:

> „Wirken sich der Ausbau der Seuchen- und Sanitätspolizei, eine intensivierte medizinische Versorgung, ein verbreitertes Hygienebewußtsein, die Einführung des Impfwesens, die Schulung der Hebammen, eine Veränderung des Krankheitsspekturms positiv aus (evtl. besonders auf die Kindersterblichkeit)?“[9]

In einem frühen Brief an den Dichterfreund Gleim in Halberstadt bekennt sich Gessner am 29. November 1754 voll zu den ‘Regeln’ eines Theokrit, Vergil und Longus: „wenn es mir gelungen ist, meiner kleinen Piece“ - er schreibt über den *Daphnis* - „die Mine des Alterthums zu geben, so bin ich recht froh“.[10] Es wäre zweifellos falsch, die Persönlichkeit Gessners nur aufgrund seiner dichterischen Welt beurteilen zu wollen und ihn als Schäfer in Arkadien und somit als realitätsblind und verschlossen gegenüber den Aufgaben seiner Zeit und der Gesellschaft zu verstehen. Ein wichtiger Hinweis für eine differenziertere Würdigung ist die Fortsetzung seines Briefes an Gleim, den er im selben Jahr wie den *Daphnis*, im Alter von erst 24 Jahren geschrieben hat:

> „Allein ich könnt’ es auch nicht mit denen halten, die aus allzugrosser Gefälligkeit für ausschweifend zärtliche Leute, die Bilder und Gemälde aus dem wirklichen Landleben wegweisen, und die Schäferwelt nur zu einer poetischen machen wollen; denen eckelt, wenn ihnen in der Ekloge der Sinn an den Landmann, und seine Geschäfte kömmt. Das ist zu hart.“

Die Stelle erhellt sehr deutlich, daß Gessner nicht nur von „ausschweifend zärtlichen Leuten“ im Bereich der Idylle weiß, sondern als Realist die genauen Verhältnisse Helvetiens als eines Hirtenlands in einer Zeit des Umbruchs und des Wandels althergebrachter Traditionen kennt. Das Idealbild von gesunden, kräftigen Menschen schildert Gessner in seinen Idyllen just in einer Zeit, da die Propagierung der Gesundheit als einem großen, gesellschaftlichen

Wert von politischem Interesse wird. 1764 hat Wolfgang Thomas Rau *Gedanken von dem Nutzen und der Nothwendigkeit einer medicinischen Policeyordnung in einem Staat* veröffentlicht und darin die bis dahin neue These verfochten und ausgeführt: „Die Gesundheit ist das größte Geschenk, welches der Mensch, neben seinem Leben, von seinem Schöpfer hat". Rau leitet daraus die Verpflichtung des Staatswesens und des Individuums ab, eigene Verantwortung für die Gesundheit zu übernehmen. „Gesundheit hatte sich vom unthematisierten und unproblematischen Zustand zum politischen Kampfgegenstand entwickelt", wie Sebastian Brändli in seiner vorzüglichen Sozialgeschichte der Chirurgen und Ärzte auf der Zürcher Landschaft *Die Retter der leidenden Menschheit* (Zürich 1990) feststellt. Es geht in dieser Zeit des Übergangs und des Wandels um grundsätzliche Veränderungen menschlichen Verhaltens, um den Übergang von der äußeren Dressur des Leibes zur selbstbestimmten, inneren Kontrolle des Individuums, kurz um eine Neudefinierung des menschlichen Körpers. Salomon Gessner trägt zu diesem Wandel nicht nur in seiner Eigenschaft als Dichter Wesentliches bei, indem er ideale Bilder gesunder, naturnaher Lebensweise zeichnet und entwirft, sondern auch als Verleger einer großen Anzahl wichtiger Schriften zur Medizin oder Populärmedizin; Thomas Bürger hat sie erstmals bibliographisch zuverlässig erschlossen.[11] Es finden sich da vorab Schriften von Gessners medizinischen Freunden und Bekannten Johann Caspar Hirzel (über Bauer und Kaufmann als Philosophen), des bekannten Lausanner Arztes Samuel-Auguste-André-David Tissot (*Anleitung für das Landvolk, Von der Gesundheit der Gelehrten*). Wenn Tissot das übermäßige Studieren als der Gesundheit besonders abträglich tadelt und schildert:

> „Das Studiren verschleißt die ganze Maschine, erschöpft die Lebensgeister, zerstört die Kräfte, entnervt den Muth, macht verzagt, und unfähig sowohl den Beschwehrden als den Leidenschaften zu widerstehen [...]."[12]

so erscheint einmal mehr der Lebenswandel arkadischer Hirten als das kontrastierende leuchtende Exempel.

Zahlreiche Schriften des Verlags wirken als Programme für Ziele aufgeklärter Philosophie, die für die Selbstverantwortung des Individuums, die Aufklärung zum Schutz der eigenen Gesundheit eintraten. Von staatlicher Seite her wurde ein *Schreiben an die Landleute im Zürich-Gebiet, darinn angezeiget wird: Wie eine arme Haushaltung von 5. Persohnen sich ... hin-*

*länglich ernähren könne* (1771) veröffentlicht und verbreitet. Stadtarzt Hans Kaspar Hirzel übersetzte das *Memorial eines Italienischen Arztes über die Nothwendigkeit die Arztneykunst von der Charlatanerie zu heilen* (1773). Der aus Württemberg stammende Georg Gottlieb Offterdinger veröffentlichte eine *Anleitung für das Landvolk in Absicht auf seine Gesundheit* (1773). Salomon Schinz trat für die Einpfropfung der Kindsblattern (1773) ein. Johann Melchior Aepli hat drei Schriften zur Verbesserung der Volksgesundheit bei Orell, Gessner & Füssli erscheinen lassen. Das Wirken der Asketischen Gesellschaft in Zürich, die gleichfalls verschiedene Schriften veröffentlichte, ist in diesem Zusammenhang zu bedenken. Gessners Freund Johann Georg Zimmermann veröffentlicht in Gessners Offizin *Von der Ruhr unter dem Volke* , sowie seine in vielen Auflagen verbreitete Schrift *Von der Erfahrung in der Arzneykunst.* Ausführlich spricht er in seinem erschienenen berühmten Werk *Über die Einsamkeit* vom vorzüglichen therapeutischen Effekt der Gessnerschen Schriften; bei ihrer Lektüre „sieht und höret man nichts mehr von allem was uns schmerzet".[13] Und die Nutzanwendung liegt auf der Hand. Schlägt man aber in der 1771 bei Gessner erschienenen Übersetzung des Lexikons von William Lewis *Experimental History of the materia medica,* die der Zürcher Arzt Johann Heinrich Ziegler besorgt hatte, unter den Hauptbegriffen der Gessnerschen Hirtenernährung nach, so findet man stets eine wissenschaftliche Begründung für ihre Heilkraft und Bedeutung. Wir erwähnen hier nur drei wichtige Begriffe:

> „Frumentum: Getraid, Feldfrüchte. Diese mehlichte Saamen geben weniger Nahrung, als die animalischen, oder aus dem Thierreiche hergenommne Speise-Stoffe; aber die Nahrung, welche sie geben, ist milder und gutartiger. Man sagt, daß in podagrischen und andern langwierigen Beschwerden, welche gehemmet oder erleichtert werden, wenn man sich einzig von Milch nährt, auch bey der Einschränkung auf mehlichte Speisen die gleiche Erleichterung erfolge, wenn der Magen zu ihrer Däuung stark genug ist."[14]

> „Lac. Die Milch ist eine milde, nahrhafte, balsamische Flüssigkeit. In ziemlichem Maasse genossen leistet sie fürtreffliche Dienste, scharfe und giftige Substanzen zu stümpfen und zu tödten, und die Würkung übermässiger Dosen von starken Purgir- und Brechmitteln zu hemmen; sie ist eines der besten Wiederherstellungs-Mittel bey ausgemergelten Körpern."[15]

„Vinum, Wein: Der gegorne Saft von den Weintrauben [...]. Der Wein ist, als eine Arzney betrachtet, eine schätzbare Herzstärkung in schmachtenden Zuständen und in Schwachheiten; er ist angenehmer und erquickender, als die meisten aromatischen Infusionen und abgezogene Wasser, und insonderheit in den Schwachheiten von bösartigen und andern Fiebern leistet er gute Dienste um den Puls aufzuwekken, die Lebenskraft zu unterstützen, die Ausdünstung zu befördern und der Fäulnis zu widerstehen. In Absicht auf die Diät ist sein mässiger Gebrauch für alte, schwächliche Leute, für schlappe Constitutionen, und für solche, die einer warmen und feuchten oder einer verdorbenen Luft ausgesetzt sind, zuträglich."[16]

## 'Ihr lebt alle in Arcadien, wenn ihr wollt'

Kaum ein Schriftsteller hat mit mehr Spott und Ironie die „ganze Phraseologie der Alpenempfindsamkeit" bedacht als Gessners eine Generation jüngerer Landsmann Ulrich Hegner (1759-1840) aus Winterthur. In seinem köstlichen Roman *Die Molkenkur*, 1819 in Zürich erschienen, geißelt er die „Alpenempfindsamkeit" als eitlen „faden Wortschaum", der nur „die Untiefen des Verstandes" bedecken soll, derjenigen Menschen, „die keine Gedanken haben und mit Gefühlen imponieren wollen". Hauptperson des Romans ist ein alter Oberst „aus dem nördlichen Deutschland", ein „nicht unbedeutender Mensch", den seit geraumer Zeit ein böses Podagra plagt. In einer Molkenkur, die nirgends erfolgversprechender sein soll als im appenzellischen Gais, hofft er auf Genesung von seinem Leiden. Seine Erlebnisse und Reflexionen teilt er seiner zu Hause gebliebenen Schwester brieflich mit, deren Tochter Suschen er mitgenommen hat, um auf sie aufzupassen. Schon ganz früh hat er eingesehen, daß Molken überhaupt nicht schmecken, und daß man sie zu Hause mit demselben Erfolg bzw. Mißerfolg konsumieren könnte, „haben wir doch Kühe genug und fettes Futter!" Da hat ihm in Gais die „wahre Hirtenspeise", nämlich „weißestes Semmelbrot, die schöne Butter und der würzige Honig" doch weit besser geschmeckt.

Mit Macht bekämpft der Oberst immer wieder die „Naturempfindungswissenschaft"; die Alpen empfindet er als „unförmliche kahle Felsenmassen, die zu erdrücken drohen", im Appenzellischen regnet es ständig und es ist bitter kalt. Möglich, daß „Podagra und Einsamkeit" der Gemütsart des hypochondrischen Oberst etwas Herbes gegeben haben. So baut er stets an der Demontage der Idylle, des Mythos von Arkadien und der wunderbaren Schweiz. - Als er, Monate später, von seiner Molkenkur in die Heimat zurückzureisen vorhat, zieht der Oberst Bilanz. Hat ihm der Aufenthalt die erhoffte Linderung von seinem Podagra gebracht? Hat der Mythos Schweiz ihn geheilt? Therapeutisch gesehen, sicher nicht. „Was hab ich nun von diesem allem?" fragt er sich in einem der letzten Briefe vor der Abreise. Zugleich findet er aber auch die richtige Antwort:

> „Und bin ich nicht vom Podagra, so bin ich doch von dem weit größeren Übel des Unmuts geheilt worden und habe das natürliche Eigenmittel dagegen gefunden oder vielmehr wieder deutlich erkannt, nämlich den Leib zu ermüden, auf daß der Geist Ruhe habe [...] wozu ich auch zu Hause gelangen kann, weil er sich uns allenthalben darbietet."[17]

Damit schließt sich der Kreis. Arkadien - wie auch die Alpen, der Sihlwald oder Gais im Appenzellerland - sind wahre Idyllen der Gesundheit. Sie haben in der Imagination der Dichter oder der Patienten ihren Sitz und Ursprung. Zur Genesung von Krankheit, nicht nur der Hypochondrie, bedarf der Kranke dringend der therapeutischen Wirkung der Phantasie, darauf weist der große Zürcher Maler Johann Heinrich Füssli in einem Aphorismus hin:

> „Die Wirklichkeit steckt voller Enttäuschung für den, dessen Freudequellen im Elysium der Phantasie entspringen."[18]

Hirtenlieder, also Idyllen seien „Einbildungen, aber von der mildesten Art" meint Gessners Freund Zimmermann. Aber diese „Einbildungen" sind, Ulrich Hegners norddeutscher Oberst beweist es, von größtem therapeutischen Nutzen. Sie erst verhelfen nämlich dem Patienten zum richtigen Verhalten während seiner Krankheit und zeigen ihm zugleich eine gesunde, natürliche Lebensweise: Rohkost, Sonnentherapie, eine vernünftige Lebensweise, kurz das Vertrauen in die heilenden Kräfte der Natur. Zimmermann, der Arzt, bestätigt es:

> „Liebe und Ruhe, und Geschmack an reiner Natur, waren nicht blos den Haynen von Arcadien eigen. Ihr lebt alle in Arcadien wenn ihr wollt. Tage voll Herzensgenuß, und unschuldige Freuden, finden sich auf jeder beblümten Wiese, an jeder crystallenen Quelle, unter jedem schattigten Baum."[19]

## Anmerkungen

1 Vortragsfassung für die Berner Tagung; eine wesentlich erweiterte, mit Anmerkungen und Literaturangaben versehene Fassung dieses Beitrags erscheint unter dem Titel 'Arkadien in Helvetien. Gesundheit und Krankheit in der Idylle' in der Zeitschrift *Euphorion*, 1995.

2 Alle Zitate aus Gessners Werken stammen aus *Gessner, Salomon*: Sämtliche Schriften, hg. von M.Bircher, Zürich 1972-74, und sind stets leicht auffindbar.

3 Der Tod Abels, I, S.108.

4 Böschenstein-Schäfer, R.: Gessner und die Wölfe. Zum Verhältnis von Idylle und Aggression. In: *Maler und Dichter. Salomon Gessner 1730-1788*. 2.Aufl. Wolfenbüttel 1988, S.73.

5 I, S.129.

6 *Zimmermann, J.G.*: Ueber die Einsamkeit. Frankfurt/M. u. Leipzig 1785. T.4, S.44.

7 *Ebel, Johann Gottfried*: Anleitung auf die nützlichste und genussvollste Art in der Schweitz zu reisen. Zürich 1804, S.12.

8 *Bircher, R.*: Wirtschaft und Lebenshaltung im schweizerischen 'Hirtenland' bis Ende des 18. Jahrhunderts. Lachen 1938, S.6.

9 Ruesch, H.: Die Demographie der Alpen zwischen 1650 und 1850. Bericht über den heutigen Wissensstand und Fragen an die künftige Forschung. In: *Schweizerische Zeitschrift für Geschichte* 29. 1979, S.180.

10 Gessner, S.: Sämtliche Schriften, III, S.[142].

11 *Bürger, Th.*: Aufklärung in Zürich. Das literarische Leben der Stadt in der zweiten Hälfte des 18.Jahrhunderts im Spiegel der Verlagsproduktion von Orell, Geßner, Füßli & Comp. Mit einer Bibliographie der Verlagswerke 1761-1798. Diss. Münster 1989 (im Druck).

12 Tissot, S.A.A.D.: Von der Gesundheit der Gelehrten. Zürich 1770, S.24.

13 Frankfurt/M. und Leipzig 1785, Teil 4, S.41.

14 S.280.

15 S.335/336.

16 S.599/600.

17 Zürich 1981, S.368/369.

18 *Füssli, H.*: Aphorismen über die Kunst. Hg. v. W. Muschg. Basel 1944, Nr. 20, S.46.

19 *Zimmermann, J.G.*: Ueber die Einsamkeit. Frankfurt/M. u. Leipzig 1785, T.4, S.44.

# 7

# Santé et maladie: Instruments de la satire de Jonathan Swift

*Jean-Paul Forster*

L'être corporel de l'homme n'est pas l'affaire que des médecins. Depuis toujours, il a fasciné peintres et sculpteurs, mais aussi, la critique contemporaine insiste là-dessus, bon nombre d'écrivains. Jonathan Swift, l'auteur des célèbres *Voyages de Gulliver*, est de ceux-ci. Il évoque le corps d'une façon qui lui confère une place particulière dans la littérature de son temps. Elle fait de lui le Hogarth de la littérature, comme Hogarth sera le Swift de la satire sociale en peinture et en gravure.

Que Swift ait eu des raisons personnelles de s'intéresser à la santé est évident. Relevons d'abord qu'il souffrit toute sa vie d'une médiocre santé et surtout d'un mal mystérieux, dont on sait aujourd'hui qu'il s'agit du syndrome de Ménière.[1] Par ailleur, homme d'église, il fut élevé dans une tradition chrétienne pour laquelle la maladie était parfois un signe de Dieu. Il fut enfin l'ami de John Arbuthnot, médecin de la reine Anne et homme de lettres. L'étonnant dans tout cela est bien plutôt que la maladie occupe une place secondaire dans son oeuvre satirique.[2] En fait, l'opposition santé/maladie ne constitue qu'un aspect de ces métamorphoses du corps humain dont j'ai montré ailleurs qu'elles sont au centre de la vision satirique de l'auteur.[3]

Le problème qui va nous occuper relève d'une stratégie littéraire bien connue en satire. Il s'agit de l'utilisation d'une référence idéale pour critiquer un état de choses insatisfaisant. La santé, comme de juste, figure cet idéal, tandis que la maladie symbolise la déviance, l'écart par rapport à la norme. Schématiquement représenté sous la forme d'une polarité, conformément à l'usage de la satire, le couple santé/maladie est traîté de façon humoristique ou caustique dans des oeuvres mineures, comme *Les Ecrits de Bickerstaff* (*The Bickerstaff Papers*), le *Poème sur sa propre mort* (*Verses on the Death of Dr Swift*) ou les deux poèmes *L'épanouissement de la beauté* (*The Progress of Beauty*) et *Le Cabinet de toilette d'une dame* (*The Lady's Dressing Room*).[4] Dans les deux grandes satires, en revanche, l'opposition reçoit un développement plus ample et plus intéressant. *Le Conte du Tonneau* (*A Tale of a Tub*) met l'accent sur les aberrations mentales. Quant aux *Voyages de Gulliver* (*Gulliver's Travels*), dont il sera question dans ce qui suit, ils évoquent les maux physiques. Ajoutons qu'il ne faut pas accorder à cette distinction entre le mental et le physique plus de poids qu'elle n'en a; en effet, pour Swift comme pour ses contemporains, les états physiques et mentaux sont étroitement liés.

Comme chacun sait, les *Voyages* ne font pas la moindre allusion à la religion, bien qu'ils soient l'oeuvre d'un homme d'église. Cette constatation, qui a surpris plus d'un lecteur, se vérifie lorsque Swift aborde le sujet de la santé au livre IV, dans le 'Voyage chez les Houyhnhnms'. *Le Conte du Tonneau*, lui, se réclamait encore de la tradition chrétienne avec l'histoire des trois frères qui désobéissent aux volontés de leur père. La maladie, la folie, y apparaissaient comme autant d'indices de la nature déchue de l'homme. Tel n'est plus le cas dans les *Voyages*. Avec le récit de Gulliver, il y a rupture avec cette tradition. Le satiriste se tourne vers un autre ordre de références, assez nouveau en ce début du XVIII$^{e}$ siècle. L'aune à laqelle se mesure l'imperfection humaine n'est plus l'état édénique d'un Adam ou d'une Eve, auquel il serait fait implicitement allusion, mais le monde animal, auquel Gulliver, en naturaliste, voue un intérêt particulier. Gulliver est un homme de son temps. Il est chirurgien et a fait ses études à la célèbre école de médecine de Leyde en Hollande. Sa formation explique sa tournure d'esprit. Pour lui, la santé n'est plus associée au paradis perdu et la maladie à la chute. Dans son esprit, il n'est plus question que d'ordre naturel sain et de perversion malsaine.

Dans le 'Voyage chez les Houyhnhnms', Gulliver découvre une terre jusqu'ici inconnue, où des chevaux doués de raison règnent sur des êtres humains dégénérés, les Yahoos. Cruelle découverte que celle de notre voyageur anglais! Chez les Houyhnhnms, c'est non seulement l'ordre naturel qui est remis en question mais encore la conception chrétienne elle même de la grande chaîne de la création, 'the golden chain of being' comme l'appelle E.M.W. Tylliard.[5] Dans cette grande chaîne des créatures, l'être humain occupe une position charnière entre les anges et les bêtes, et entre l'univers spirituel et l'univers matériel. Au cours d'une triple comparaison entre les chevaux savants, leur bétail yahoo et l'espèce humaine, représentée par Gulliver et le portrait que celui-ci dresse de ses compatriotes, Swift s'attache à décrire l'imperfection de cette dernière dans ce qu'elle a de plus essentiel et choquant.

Revenons à la polarité santé/maladie. Au pays des Houyhnhnms, la santé est incarnée par les chevaux d'abord. Ceux-ci ne sont pas seulement intelligents et raisonnables: ils sont encore sains et beaux. Ils représentent la norme idéale, par rapport à laquelle la nature physique de l'homme est jugée. Mais cette santé dont jouissent les Houyhnhnms - il convient de le souligner - n'est nullement le fruit du hasard, encore moins un don du ciel. La gente chevaline de l'île inconnue poursuit une politique très stricte en matière de procréation, d'éducation et d'alimentation. Tout, dans son mode de vie, concourt à prévenir l'abâtardissement de l'espèce (p.278 - 279).[6]

Notons tout d'abord que les Houyhnhnms pratiquent l'eugénisme et le contrôle des naissances. Par là, ils visent à assurer la continuité, de même que la santé et l'élégance de l'espèce. Les chevaux en âge de procréer sont encouragés à choisir leur partenaire de façon à ce que la couleur de leurs robes s'accorde. A la force du mâle doit s'allier le charme de la femelle. Puis les couples mettent bas un petit de chaque sexe, après quoi ils n'ont en principe plus de relations sexuelles. Les parents ne laissent donc rien au hasard pour assurer une progéniture robuste et racée.[7]

L'éducation que reçoivent les jeunes est spartiate. Elle veut développer chez eux „la force, la rapidité et la résistance" (p.279).[8] On fait courir les poulains et les pouliches par monts et par vaux pour les fortifier, puis on les fait plonger dans l'eau froide pour les aguerrir. Côté moral, on éveille en eux „la sobriété, le goût du travail, de l'exercice et de la propreté" (ibid.).[9] Les adultes se gardent de témoigner la moindre préférence à leurs propres petits pour éviter que, dans leur vie, les sentiments ne prennent le dessus sur la raison et la „bienveillance mutuelle" (p.279).[10] Enfin un soin particulier est accordé au régime alimentaire, qui est frugal. Un peu d'avoine et de lait constituent leur ordinaire. Gulliver trouve tout d'abord ce régime un peu insipide, mais il constate bientôt que la nature est vite satisfaite. Et notre narrateur d'ajouter:

> „je dois dire en conscience que je n'ai pas été malade une heure pendant tout mon séjour dans l'île." (p.240)[11]

Il est vrai qu'il triche un peu avec sa nourriture et qu'il lui arrive parfois de varier son menu avec un lapin ou un oiseau qu'il prend au collet ou au lacet.

Le mode de vie des Houyhnhnms ne tolère aucun laisser-aller, aucune petite faiblesse. Leur vertu suprême est de savoir contrôler leurs appétits et leurs passions. Leurs mariages ne sont pas affaire d'amour, encore moins d'attirance physique. Chez eux, on meurt généralement de vieillesse, à moins d'un accident. C'est dans cette discipline personnelle et collective que réside le secret de leur santé, et de leur bonheur. Ils offrent au lecteur l'image d'un état naturel enviable pour ce qui touche à la santé, mais aussi durement gagné.

Terme opposé de la polarité centrale, les Yahoos accumulent tous les défauts. Leurs vices contrastent avec les vertus des Houyhnhnms. Ce sont des brutes à forme humaine - on ne sait trop si Swift avait à l'esprit de vrais sauvages, les singes des premières ménageries ou, comme on l'a suggéré, les paysans irlandais quand ils les a imaginés. Ils sont voraces, indociles et bagarreurs. Ils sont aussi laids et dégoûtants que les chevaux sont racés (pp.269, 273).[12] A son arrivée dans l'île, Gulliver ne se rend pas compte qu'ils lui ressemblent, tant ils sont difformes (pp.231 - 232).[13] Parce qu'ils n'ont aucune retenue lorsqu'il s'agit de satisfaire leurs appétits et d'assouvir leurs passions, ils mènent une existence déréglée. Les chefs de meutes sont les plus lubriques, tandis que de jeunes femelles sensuelles se montrent capables de harcèlement sexuel sur les mâles qui leur plaisent. Gulliver est à deux doigts d'en faire la désagréable expérience lors d'une baignade (p.273, 276).[14]

Les habitudes alimentaires des Yahoos ne valent guère mieux que leur mode de vie. Qu'on en juge:

> „[...] rien ne rendait les Yahoos plus répugnants que leur façon d'engloutir indifféremment et parfois pêle-mêle, tout ce qu'ils trouvaient sur leur chemin, herbe, racines, baies, charognes d'animaux [...]." (p.271)[15]

Au grand étonnement des Houyhnhnms, qui ne boivent que de l'eau, ils extraient même d'une racine un liquide dont ils parviennent à s'intoxiquer.

L'étonnant dans tout cela, c'est qu'ils conservent, malgré la perversité de leurs moeurs, le dérèglement de leur conduite et leur alimentation malsaine, une santé dans l'ensemble excellente. Dans l'optique de cette brève étude, on ne saurait trop insister sur ce point. Les maux dont souffrent les Yahoos sont bénins et passagers: vomissements par excès de nourriture, une forme de spleen quand ils sombrent dans l'inactivité, l'ennui ou l'alcool. Sinon ils sont physiquement robustes eux aussi, agiles, rapides, bien adaptés à leur milieu naturel. Ils n'ont nul besoin de vêtements pour se protéger du soleil et des intempéries.

Force est de constater que, sur le plan de la santé, les Yahoos ressemblent davantage aux Houyhnhnms qu'ils ne s'opposent à eux. Ils vivent également près de la nature et, de ce fait, jouissent d'une indéniable vitalité. Ils incarnent une seconde forme d'état naturel, un état naturel que je serais toutefois tenté de qualifier, pour mon propos, de contre-nature, tant leur caractère et leurs habitudes paraissent pervers et déréglés comparés à ceux des chevaux leurs maîtres et d'autres animaux. C'est d'ailleurs ce qui leur vaut quelques petits ennuis de santé.

En ce qui concerne la santé, Houyhnhnms et Yahoos sont donc fort proches. On peut aller jusqu'à dire qu'ils forment une double norme de référence à laquelle l'être physique de l'homme est comparé. Si, lorsqu'il s'agit de sa capacité à apprendre d'autrui, Gulliver et l'européen occupent une position intermédiaire entre les vertueux et raisonnables chevaux et les brutes sauvages, tel n'est plus le cas lorsqu'il est question de leur être charnel.

Il est clair que Swift fait là le procès de l'homme civilisé, de son mode de vie, de la civilisation, et de leurs effets débilitants. D'une façon générale, l'homme paraît tout d'abord mal adapté à son milieu naturel et, comparé aux Yahoos et aux autres animaux, mal armé pour se défendre contre des prédateurs. L'hôte de Gulliver constate qu'il manque „de force, de vitesse et d'activité“ et qu'il n'a même pas de bonnes „griffes“ pour se défendre (p.269).[16]

Mais que penser d'une créature qui utilise des facultés supérieures à celles des Yahoos pour compromettre encore davantage sa santé et l'avenir de l'espèce. Swift insiste sur le fait que la civilisation a simplement permis à l'homme de diversifier ses façons d'assouvir ses appétits et ses passions, et de l'affaiblir. Parce qu'ils vivent près de la nature, les excès des Yahoos ne portent guère à conséquence. Tel n'est pas le cas chez les européens. Avec une hygiène supérieure, dont Swift d'ailleurs ne dit mot,[17] les êtres humains ont des moeurs à peine moins coupables. L'intempérance sexuelle et la prostitution propagent une „certaine maladie provoquant la pourriture des os“ (p.262).[18] Parlant des habitudes de la table à son maître Houyhnhnm, Gulliver raconte à son interlocuteur incrédule comment les hommes de son pays envoient à travers le monde des bateaux qui en rapportent, à grands risques et à grands frais, divers condiments et liqueurs, dont ils font une consommation néfaste pour leur organisme. Il ajoute que les gens en viennent à manger quand ils n'ont pas faim et à boire quand ils n'ont pas soif, qu'ils passent des nuits entières à s'intoxiquer avec „des liqueurs fortes" (ibid.), qu'ils s'enivrent jusqu'à en perdre la raison pour oublier ou pour chasser la mélancolie (p.261).[19] A côté de tels débordements, les Yahoos eux-mêmes paraissent bien innocents. Le résultat est à la mesure des abus. Le corps de l'homme souffre de tant d'infirmités qu'il doit

> „y en avoir au moins cinq ou six cents, réparties dans tous les membres et toutes les jointures. En bref, chaque partie du corps, interne ou externe, [a] ses affections propres." (p.262).[20]

Et comme si cela ne suffisait pas, il s'est développé parmi les hommes une classe de charlatans qui prétendent porter remède à ces maux de la façon la plus anti-naturelle imaginable (pp.262 - 263).[21]

Ce que Swift reproche à l'homme civilisé, c'est en somme de manquer de cette discipline personnelle et de cette modération des appétits qui sont naturelles aux animaux; c'est de se livrer à des excès, comme les Yahoos: en d'autres termes il lui reproche de se montrer déraisonnable, tout en étant beaucoup plus ingénieux et astucieux. Pour le grand satiriste anglais, c'est la folie ou la déraison qui, chez l'homme, est la chose la mieux partagée au monde. Dans ce contexte de la santé, la sévère condamnation du maître Houyhnhnm prend une résonance toute particulière:

> „Il nous considérait comme une sorte d'animaux, qui avaient reçu en partage, il ignorait par quel accident, quelques bribes de raison; mais nous utilisions celle-ci uniquement comme moyen d'aggraver notre dépravation naturelle et d'acquérir de nouveaux vices que la Nature ne nous avait pas données." (p.268)[22]

Cette brève analyse du traitement des thèmes de la maladie et de la santé dans les *Voyages de Gulliver* nous amène à quelques conclusions qui ne sont pas sans intérêt tant pour la connaissance de l'oeuvre que pour celle de l'évolution des mentalités et des valeurs culturelles au XVIII^e^ siècle.

Tout d'abord, nous avons vu que le satiriste joue avec les oppositions et les rapprochements. Les termes des comparaisons sont dans une relation instable les uns par rapport aux autres. Ce jeu, qui s'inscrit tout naturellement dans la logique d'une fiction narrative, lui permet de souligner tantôt un aspect tantôt un autre de sa critique de l'homme et de la société. C'est ainsi que, sur le plan de la santé, de la nature physique et du mode de vie - mais uniquement sur celui-ci - Houyhnhnms et Yahoos sont présentés comme supérieurs à l'homme, ce qui n'est le cas ni lorsqu'il s'agit de la capacité de ce dernier à corriger ses défauts ni lorsque sont comparés les développements technologiques des civilisations houyhnhnm et humaine.

La norme idéale en matière de santé n'est plus représentée comme source de nostalgie ou d'aspiration lointaine. Ainsi que cela va être le cas tout au long du XVIII$^{e}$ siècle, elle s'avère, dans les *Voyages de Gulliver*, être à portée de l'individu, au prix d'un effort. L'ironie ici, c'est que cet effort, spontanément consenti par les chevaux, l'homme ne le fait guère. Elle est d'autant plus mordante que le but est présenté comme tout à la fois hautement désirable et aisé à atteindre.

Au passage, on notera que Swift donne, dans le 'Voyage chez les Houyhnhnms' une forme utopique à quelques-unes de ses convictions les plus profondes en ce qui concerne la santé. Il attribue aux chevaux raisonnables cette discipline personnelle, cette maîtrise de soi, cette vie simple et active auxquelles il a aspiré toute sa vie, sans toujours parvenir à mettre en pratique ses préceptes comme il l'aurait voulu. L'importance accordée à la bonne santé n'étonnera guère de la part d'un écrivain qui s'était exclamé quinze ans plus tôt dans sa correspondance: „Il vaut la peine de conserver la santé, mais pas la vie“.[23] L'idée centrale de cette réflexion personnelle, à savoir que l'on a la santé qu'on mérite, n'a cependant pas qu'un intérêt biographique. En rappelant à l'homme qu'il est le premier responsable de ses maux et que la santé se préserve par un mode de vie équilibré, Swift ne dénonce pas seulement la déraison de l'homme mais plaide pour une responsabilisation de l'individu face à lui-même, à sa descendance. Il fait appel à sa fierté. Quant à la conviction que le désordre des sentiments influe sur l'état général de l'être et qu'une vie bien occupée le met à l'abri des troubles psychiques et somatiques, elle n'a rien d'original. On la retrouve un peu partout dans le discours médical, ainsi que dans des correspondances privées. Ce qui frappe, en revanche, c'est la force dogmatique avec laquelle elle est exprimée, une violence caractéristique de celui qui s'accroche à une croyance qui l'aide à vivre.

La critique de Swift ne s'arrête pas là. Elle se fait culturelle et novatrice. En inversant le sens de la grande chaîne des créatures, 'the golden chain of being', et avec sa suggestion qu'une vie frugale de cheval, voire proche de la nature comme celle des Yahoos, est préférable à celle d'un européen, la satire des *Voyages* débouche sur une opposition nature/culture.[24] Il s'agit là d'un aspect moins connu de l'oeuvre, mais intéressant vu la date de sa parution, 1726.

Les trois premiers livres des *Voyages* décrivent diverses sociétés humaines; le dernier y joint l'évocation d'une société animale. Après avoir montré, dans le 'Voyage à Laputa', que l'homme coupé de la nature devient déraisonnable et destructeur de son milieu naturel, Swift ajoute, avec le 'Voyage chez les Houyhnhnms', qu'il met aussi en danger sa propre nature. Pour lui, incontestablement, la civilisation européenne, ou tout au moins le mode de vie des classes aisées, font courir à l'homme ce danger.

Toutefois le satiriste est fort loin de nous proposer l'idéal d'une nature sauvage et d'un bon sauvage. L'état de nature idéal qu'il nous dépeint avec la vie de la société Houyhnhnm est celui d'une nature domestiquée, d'un pays de fermes du XVIIIe siècle anglais, où des chevaux laissés à eux-mêmes continuent de vivre entre écurie et prairie, comme ils le font dans les grands élevages sous l'autorité de l'homme. La nature idyllique qu'il nous propose est celle du début du siècle, une époque où l'on voit encore les voyageurs s'extasier plutôt devant une plaine fertile que devant les gorges profondes ou les cîmes inaccessibles.

Enfin, il ne faut pas oublier que si, en ce qui concerne la santé, l'homme paraît inférieur au Yahoo, le Yahoo, lui, se distingue des Houyhnhnms, et des animaux en général, par des moeurs que j'ai qualifiées de contre-nature. Or c'est dans ce qu'ils ont de plus contre-nature qu'ils ressemblent le plus aux êtres humains. Avec cette comparaison désobligeante, Swift ne se contente pas de se démarquer de ceux qui pensaient que l'homme était naturellement raisonnable et bon. Sa réflexion l'amène à dire que l'homme ne saurait retrouver l'innocence des animaux, de la nature, comme le croit Gulliver. Il le souligne lorsqu'il peint son personnage imitant maladroitement la démarche et le hennissement du cheval. En agissant de la sorte, Gulliver se couvre de ridicule, et ce ridicule nous invite à conclure que, pour Swift, l'homme peut uniquement méditer l'exemple de la nature et du mode de vie des animaux. Il ne saurait en revanche simplement imiter ces derniers, car il est différent. La comparaison entre les caractères humain et Yahoo suggère avec force que l'être humain est l'anti-nature dans la nature, et qu'il doit s'accepter comme tel. Pour cette raison, une vie en Arcadie ne sera toujours qu'un beau rêve pour l'homme: un rêve qui ne deviendra jamais réalité. Il ne partage donc nullement l'optimisme de cet émule de Rousseau qui dira à la fin du siècle:

„Vous vivez tous en Arcadie si vous le voulez“.[25] Il est au contraire convaincu que l'homme s'en est exclu définitivement. Par tout ce qu'il est et représente, Gulliver est rejeté par la société houyhnhnm et se voit renvoyé à la civilisation. On le voit, l'attitude de Swift vis-à-vis de cette sagesse suprême de la Nature à laquelle s'en remettait le libertinisme philosophique contemporain est pour le moins ambivalente.

Avec ce traitement des thèmes de la maladie et de la santé, qui s'ouvre sur une opposition entre nature et culture, Swift fait, comme son personnage, oeuvre de naturaliste fantaisiste, mais naturaliste tout de même. Il fait aussi oeuvre de philosophe moraliste et d'homme du XVIII$^{e}$ siècle. Dans l'un et l'autre cas, il tourne ainsi le dos au siècle de Milton, l'auteur du sonnet *When I consider how my light is spent* et du *Paradis perdu*, à celui de son mentor William Temple, et à celui de son éducation. Par ailleurs, si secondaire que paraisse la place de l'évocation de la maladie dans la vision satirique de l'auteur, on en vient à se demander si la conscience qu'il a de la fragilité physique de l'homme ne sous-tend pas en fait toute sa vision de la déraison humaine.

## Notes

1 Maladie chronique qui lui causait des accès de vertige et de surdité.

2 En revanche, la correspondance lui fait une large place, ainsi que quelques écrits plus personnels comme le poème 'In Sickness'.

3 *Forster, Jean-Paul*: Jonathan Swift: The Fictions of the Satirist, Bern, Peter Lang, 1991, chapitre 'The Metamorphoses of the Body'. Sur le même sujet, on se référera aussi à l'étude de *Houlihan Flynn, Carol*: The Body in Swift and Defoe, Cambridge, Cambridge University Press, 1990.

4 Les deux poèmes cités suggèrent ironiquement qu'il existe une relation entre prostitution et petite vérole.

5 *Tylliard, E.M.W.*: The Elizabethan World Picture, Londres, Chatto et Windus, 1943.

6 Les références données entre parenthèses dans le texte sont celles de l'édition de la Pléiade des oeuvres de *Swift* (Paris, Gallimard, 1965). Les références à l'édition anglaise de Paul Turner (*Swift, Jonathan*: Gullivers Travels, ed. with introd. and notes by Paul Turner, London, Oxford University Press, 1971), ainsi que le texte anglais des citations seront donnés en notes. Ici, *Swift* (ed. Turner), p.274.

7 Ces règles sont moins strictement observées lorsqu'il s'agit de la classe des chevaux serviteurs.

8 *Swift* (ed. Turner), p. 275: „Strength, Speed, and Hardiness".

9 *Swift* (ed. Turner), p.275: „Temperance, *Industry*, *Exercise* and *Cleanliness*".

10 *Swift* (ed. Turner), p.274: „mutual Benevolence".

11 *Swift* (ed. Turner), p.235: „And I cannot but observe, that I never had one Hour's Sickness, while I staid in this Island."(ibid.).

12 *Swift* (ed. Turner), pp.264, 268.

13 *Swift* (ed. Turner), pp.225-226. N'oublions pas que pour le XVIIIe siècle la difformité est une tare: elle est tenue en horreur.

14 *Swift* (ed. Turner), p.268, 272.

15 *Swift* (ed. Turner), p.266: „There was nothing that rendered the *Yahoos* more odious, than their undistinguishing Appetite to devour every thing that came in their Way, whether Herbs, Roots, Berries, corrupted Flesh of Animals, or all mingled together".

16 *Swift* (ed. Turner), p.264: „he observed, that ... I agreed in every Feature of my Body with other *Yahoos*, except where it was to my real Disadvantage in point of Strength, Speed and Activity, the Shortness of my Claws, and some other Particulars where Nature had no Part".

17 L'hygiène est une préoccupation constante, obsessionnelle, aussi bien dans l'oeuvre satirique que dans les écrits didactiques et la correspondance, aussi est-il surprenant que les 'Voyages' n'y fasse qu'une allusion discrète et indirecte, ici en relation avec les Yahoos.

18 *Swift* (ed. Turner), p.257: „prostitute Female *Yahoos* acquired a certain Malady, which bred Rottenness in the Bones of those, who fell into their Embraces". Prostitution et syphilis sont également évoqués dans deux des poèmes scatologiques les plus connus: 'The Progress of Beauty' et 'The Lady's Dressing Room'.

19 *Swift* (ed. Turner), p.256, 257.

20 *Swift* (ed. Turner), p.257: „they [the diseases] could not be fewer than five or six Hundred, spread over every Limb, and Joynt: In short, every Part, external and intestine, having Diseases appropriated to each."

21 *Swift* (ed. Turner), pp.258 - 259.

22 *Swift* (ed. Turner), p.263: „he looked upon us as a Sort of Animals to whose Share, by what Accident he could not conjecture, some small Pittance of *Reason* had fallen, whereof we made no other Use than by its Assistance to aggravate our *natural* Corruptions, and to acquire new ones which Nature had not given us."

23 *The Correspondence of Jonathan Swift*, ed. Harold Williams, Oxford, 1963, vol. I, p.277.

24 Le mot 'nature' revient d'ailleurs avec insistance dans le Livre IV.

25 „Ihr lebt alle in Arcadien, wenn ihr wollt." Cette remarque est du célèbre médecin suisse *Johann Georg Zimmermann,*: Ueber die Einsamkeit, Francfort et Leipzig, 1785, pp.IX et 41.

# 8

## Medizin und Essayistik. Gattungspoetologische Überlegungen am Beispiel der Wochenschrift *Der Arzt*

*Wolfgang Adam*

Die Behandlung medizinischer Themen im Essay hat eine lange Tradition und ist nach wie vor von ungebrochener Aktualität. Es genügt hier an Montaignes zahlreiche Meditationen über das angemessene Ertragen von Krankheiten zu erinnern[1] oder auf Susan Sontags blendenden Essay *Krankheit als Metapher*[2] zu weisen. Wenn wir auch die Vorformen der modernen Essayistik in die Untersuchung miteinbeziehen und das neulateinische Lehrgedicht als eine Art Präludium der Gattung auffassen, so ist auch Fracastoros Poem *Syphilis, sive de Morbo Gallico* zu nennen, in dem im bukolischen Gewand Symptome und Behandlungsweisen einer neuen, epochentypischen Krankheit beschrieben werden.[3]

Daß im 18. Jahrhundert von den *Moralischen Wochenschriften* entscheidende Anstöße bei der Formierung der Gattung Essay ausgehen, ist bekannt.[4] Leicht ist es auch, die Tendenz zu registrieren, daß die Periodika sich allmählich auf einzelne Sondergebiete, wie Fragen der Sittenlehre, Theologie, Geschichte und auch der Medizin spezialisieren.

In der Vorrede der Wochenschrift *Der Arzt* wird das Phänomen zutreffend angesprochen:

> „Die Philosophen, die schönen Geister, die Dichter, die Juristen, die Theologen, haben sich um die Wette den Vorzug streitig zu machen gesuchet, die Welt durch Wochenblätter in ihren Wissenschaften zu unterrichten. Nur die Ärzte hatten an diesem Wetteifer keinen Antheil genommen, und ich kann noch nicht begreifen, warum nicht."[5]

Der Autor, der sein Unbehagen über ein offensichtliches Defizit in der 'Medienlandschaft' des 18. Jahrhunderts artikuliert, ist der bekannte Hamburger Arzt Johann August Unzer. Nach ein paar Basisinformationen zur

Biographie des Herausgebers und der Erscheinungsform der Wochenschrift sollen folgende drei Problemfelder näher betrachtet werden:

1. An welche Zielgruppen wendet sich der Autor einer medizinischen Wochenschrift in der zweiten Hälfte des 18. Jahrhunderts?
2. Mit welchen literarischen Strategien transferiert er welche Art von Informationen? Diese Fragestellung impliziert eine Standortbestimmung Unzers innerhalb der zeitgenössischen Medizin und richtet die Aufmerksamkeit auf den 'modus scribendi' des Autors. Konkret gesagt, welche Auswirkungen ergeben sich für die Struktur der Texte durch den engen Adressatenbezug, und inwieweit ist es gerechtfertigt, bei solchen Abhandlungen von essayistischen Formen zu sprechen.
3. Neben dem gattungspoetologischen Gesichtspunkt ist der Handlungsaspekt von Literatur zu berücksichtigen.[6] Die Autoren der *Moralischen Wochenschriften* suchen die Kommunikation mit dem Leser, den sie belehren und auf unaufdringliche, amüsante Weise von als richtig erkannten Positionen überzeugen wollen. Im günstigsten Fall werden die Anweisungen in Handlungen umgesetzt. Diese grundsätzlichen Bemerkungen gelten in verstärktem Maße für eine medizinische Wochenschrift, deren Autor, ein Arzt, die Leser/Patienten von Fehlverhalten wegführen möchte, der Vorurteile und Aberglauben zu bekämpfen sucht und wie Unzer „gute Maximen zur Erhaltung des Lebens und der Gesundheit"[7] mitteilen will.

Eine Literaturwissenschaft, die auch die Fachprosa einer Epoche als ihren Untersuchungsgegenstand betrachtet und mentalitätsgeschichtliche Fragestellungen[8] in ihre Analyse miteinbezieht, wird nach der sozialen Herkunft und Zusammensetzung der Leserschichten forschen, sie wird Auflagen und Verbreitung der Periodika zu sichern suchen und nach Möglichkeit die Reaktion historischer Leser fixieren.[9] Hier bieten die Ergebnisse der modernen Leser- und Bibliotheksforschung wichtige methodische Anregungen, die ohne Zweifel die Erkenntnisse in dem Grenzbereich zwischen Literatur- und Medizingeschichte zu erweitern vermögen. Um die individuelle und kollektive Leserreaktion festzuhalten, ist die Einbeziehung von 'Ego-Dokumenten' wie Tagebüchern, Briefen, Reisebeschreibungen sowie von Notaten und Anstreichungen in benutzten Exemplaren notwendig. Um zu aussagekräftigen Ergebnissen im Sinne einer 'histoire totale'[10] zu gelangen, sind natürlich serielle Untersuchungen und systematische Auswertungen von Archivalien wie Bevölkerungsstatistiken, Leichenpredigten und Nachlaßakten unentbehrlich. Am Ende der Studie werden an einem Beispiel, einem Exemplar der medizinischen Wochenschrift *Der Arzt*, das voller Eintragungen und Lesespuren ist, Perspektiven aufgezeigt, die sich für die Forschung bei der Bündelung solcher Fragen ergeben können.

Johann August Unzer (1727-1799) studierte in seiner Geburtsstadt Halle Medizin und wurde dort 1748 zum Doktor promoviert.[11] Gegen Ende des Jahres 1750 ließ er sich als Arzt in Hamburg nieder und verlegte nach wenigen Jahren seinen Wohnsitz nach Altona, wo er bis zu seinem Lebensende als angesehener - und wie sein Biograph berichtet - als „sehr beschäftigter Arzt"[12] praktizierte.

Unzer trat als Beiträger in zahlreichen periodischen Schriften und Magazinen hervor und publizierte eine ganze Reihe medizinischer Werke.[13] Von 1759 bis 1761 gab er in Hamburg das Publikationsorgan *Der Arzt. Eine medicinische Wochenschrift* heraus. Er war sowohl Editor als auch Hauptbeiträger des Periodikums, das er in der Regel einmal in der Woche - montags - dem Publikum anbot. Der berühmteste Leser Unzers war Kant, der in seinem *Versuch über die Krankheiten des Kopfes* von der „beliebte[n] Wochenschrift, die unter dem Namen des Arztes allgemein bekannt ist"[14], spricht. Das mehr als 9000 Seiten umfassende Werk Unzers ist auch in Buchform in zwölf, durch mehrere Register sehr gut erschlossenen Teilen erschienen. 1769 war bereits eine weitere Auflage notwendig. Die erfolgreiche Wochenschrift wurde ins Dänische, Schwedische und Holländische übersetzt.[15]

Unzer wendet sich an einen Leser, der nicht in den medizinischen Wissenschaften ausgebildet ist, sich aber für medizinische Fragen interessiert und vor allem über „gesunde Vernunft"[16] verfügt. Der Autor verfolgt zwei Ziele, die sich auch in der Gliederung des Werkes niederschlagen: Im ersten Teil vermittelt er allgemeine diätetische Regeln zur Lebensordnung und im zweiten Abschnitt ab Stück 209 analysiert er unter intensiver Hinzuziehung von Einzelbeispielen die Struktur und Mechanik des menschlichen Körpers.

Vornehmste Intention des aufgeklärten Arztes, der als seine Leitbilder Sydenham, Boerhaave, Tissot, Haller und Platner nennt[17], ist es, den Adressaten zu einem mündigen Leser zu erziehen, der nach der Lektüre der Wochenschrift über drei Fähigkeiten verfügen soll:

1. Er kann nun sein Leben nach gesundheitsfördernden Gesichtspunkten einrichten.
2. Er ist in der Lage, die seriösen Ärzte von Pfuschern zu unterscheiden und
3. er hat gelernt „ohne Schwierigkeit selbst medicinisch (zu) denken."[18]

Vor allem die letzte Bestimmung läßt erkennen, an welche Bevölkerungskreise sich Unzer in erster Linie wendet: Es sind die Angehörigen des gebildeten Bürgertums und des Adels, die über Muße und Lektürekompetenz verfügen. Auch die Auswahl der Themen, die der Verfasser behandelt - wie der Nutzen von Badereisen, die Vorteile der Land- und Gartenhäuser oder die Schädlichkeit der teuren Genußmittel Tee, Kakao oder Kaffee[19] - zeigt, daß hier eine soziale Oberschicht angesprochen wird.

Das Muster, an dem sich Unzer orientiert, sind die englischen Wochenschriften.[20] Wie Addison, Johnson oder Knox sucht er das Gespräch mit dem Leser. Das Sujet Gesund- bzw. Krankheit ist dabei in mehrerer Hinsicht besonders geeignet für eine Wochenschrift. Die Überschaubarkeit und Konkretheit des jeweiligen Krankheitsbildes kommt der wöchentlichen, portionsweisen Vermittlung entgegen. Der Autor ist frei in seiner Wahl, je nach Zeit und Neigung greift er Aspekte auf, und vor allem gibt es kaum ein Thema, das alle Menschen mehr interessiert als die eigene Gesundheit: Jeder ist Experte.

In weit stärkerem Maße als sonst kann der Autor der medizinischen Wochenschrift auf eine gemeinsame Erfahrungsbasis mit dem Rezipienten zurückgreifen. Stilistisches Ideal für Unzer ist „die angenehme Schreibart"[21], die Prägnanz, Esprit und unverkrampfter Umgang mit einem an sich ernsten Gegenstand auszeichnet. Die höchste Kunst des Autors einer Wochenschrift besteht darin, gleichsam mit Anmut und Natürlichkeit im heiteren Ton der geselligen Konversation seriöse Sachgebiete zu behandeln, ohne sie zu trivialisieren. Dieses kontinuierliche Halten einer mittleren Tonlage beherrschten seine Vorbilder Addison und Steele in Perfektion. Auch Unzers Prosa ist von einer erstaunlichen Gewandtheit.[22] Selbst komplizierte Fälle - wie die Behandlung von Koliken, Vergiftungen oder der Schwindsucht - werden in einer angemessenen, unaufgeregten Diktion dargestellt, die jede Trockenheit des systematischen Lehrbuchs vermeidet.

Medizinhistorisch ist Unzer durchaus auf der Höhe der Zeit. Er ist Anhänger und engagierter Vertreter einer diätetisch-empirischen Richtung. Der

Hamburger Arzt wendet sich vehement gegen Vorurteile und Scharlatanerie[23] bei der Behandlung von Krankheiten. Seine Ausführungen zur Geburtshilfe mit dem Plädoyer für die fachärztliche Versorgung der Schwangeren und dem Zurückdrängen der unprofessionellen Bademütter läßt eine Einordnung in die für das Heilwesen des 18. Jahrhunderts dominante Tendenz der Medikalisierung als geboten erscheinen.[24]

Typisch für seine sachlich-ausgewogene Art der Behandlung strittiger medizinischer Fragen sind die umfangreichen Ausführungen zur richtigen Therapie der Blattern. Da er sich nicht anmaßt, zwischen den beiden konkurrierenden Methoden - Boerhaave, Sydenham, van Swieten auf der einen, sowie Tissot und Haller auf der anderen Seite - zu entscheiden, zitiert er ausführlich beide Positionen, gibt aber dem Leser zu erkennen, daß er mehr zu Tissots innovatorischer Behandlungsform neigt.[25] Die kontroverse Debatte wird abgeschlossen mit dem Abdruck des Sendschreibens von Tissot an Haller *Von der Cur der Blattern.*[26] Dem aufgeklärten Leser werden die Materialien zur eigenen kritischen Urteilsfindung angeboten. Dieser Intention der Informationsstreuung dient auch der Abdruck übersetzter Artikel aus ausländischen medizinischen Wochenschriften wie der *Gazette Salutaire.*[27]

Langeweile beim Leser vermeidet Unzer durch den geübten Einsatz zweier literarischer Verfahren: Inhaltlich lockert er die bisweilen spröde und manchmal auch unerfreuliche Materie durch die Integration lustiger Episoden oder von Satire-Elementen auf. Bevorzugte Zielgruppe sind dabei die Gelehrten. Immer wieder wird der seriöse Diskurs ohne Vorwarnung unterbrochen durch recht eigentümliche Feststellungen wie den „Beweis, daß die Gelehrsamkeit eine Krankheit der Muskeln sey“[28], oder eine pseudowissenschaftliche Begründung, daß die Gelehrten nicht heiraten sollten.[29]

Die Gattungsmischung ist das zweite und gewichtigere Instrumentarium, dessen sich der Autor bedient, um die Aufmerksamkeit der Leser wach zu halten. Immer neu unterbricht Unzer die Gleichförmigkeit der Sachprosa durch die Einschaltung anderer Textsorten. Er verfügt souverän über fast alle Genera. Bald wird ein Gedicht eingefügt, bald eine Anekdote aus der *Hamburgischen Chronik* zur Belustigung erzählt.[30] Jeder Abschnitt ist mit einem beziehungsreichen, den Leser zum Nachdenken stimulierenden Epigramm oder Motto überschrieben. Daß er sich kalkuliert an ein literarisch versiertes Publikum wendet, das das Spiel mit den poetischen Gattungen goutiert, belegt der Eintrag ‘Ein Brechmittel’, wo folgendes zu lesen ist:

„Man nehmet sechs Reden, ein Dutzend Leichenreden, es ist gleichviel was für welche, nur einige wenige ausgenommen. Ferner eine Sammlung neuer Opern, funfzig Romanen, dreyßig neue Memoires, thut alles in einen Destillirkolben, lasset es zween Tage in Digestion stehen, hierauf destilliret es im Sandbade [...].“[31]

Mit Hilfe einer allegorischen Erzählung wird das Publikum belehrt, daß Ausschweifungen und falsche Ernährung den Grund für den Ausbruch der Gicht bilden.[32] Nicht nur narrative Textpassagen sind eingesetzt, auch dramatische Elemente fungieren als Divertissement in der Wochenschrift. In Dialogform unterhalten sich Ärzte über bestimmte Krankheiten, die im 18. Jahrhundert so beliebte Gattung des Totengesprächs ist vorhanden,[33] und selbst eine Szene aus einem Lustspiel *Charakter eines Mannes, der auf seine Gesundheit lauret[!]*, dient dem Amusement des Lesers,[34] der aber immer wieder zu den sachlichen Informationen zurückgeführt wird. Die Intention der Nützlichkeit dominiert eindeutig. Zur Erzielung eines größtmöglichen Aufklärungseffekts huldigt Unzer im Bereich des ‘delectare’ dem Prinzip der Gattungsvariation.

Wenn wir unter Essay ein gekonnt geschriebenes Prosastück mittlerer Länge verstehen, in dem ein Autor mit ästhetischen Ambitionen ein Thema seiner Wahl in spielerischer Weise behandelt und sich ebenso kompromißlos zur Wahrheit wie uneingeschränkt zu seiner Subjektivität bekennt,[35] so erfüllen Unzers Beiträge sicher nicht alle diese Kriterien in der gewünschten Intensität. Vieles ist zu sehr im Stofflichen verhaftet, es überwiegt der didaktische Aspekt der reinen Wissensvermittlung und im Vergleich zu den großen europäischen Essayisten fehlen den Texten die intellektuelle Beweglichkeit oder stilistische Verve. Allerdings erscheinen Unzers Beiträge gerade mit Blick auf den gekonnten spielerischen Umgang mit den verschiedenen Gattungen als eine wichtige Etappe bei der Etablierung einer neuen originellen deutschen Prosa im Sinne Heinrich Küntzels,[36] an deren Ende der deutsche Essay steht.

Über das markanteste Formelement, das eng mit der essayistischen Schreibweise verbunden ist, wurde bisher noch nicht gesprochen: den Brief. Unzer nimmt eine Unzahl von fingierten und echten Briefen in seine Wochenschrift auf. Haben die Briefe mit erfundenem Inhalt eindeutig die Funktion der Erheiterung des Publikums, so dokumentiert die abgedruckte seriöse Korrespondenz das Gespräch mit dem Leser, der häufig in der Rolle des Patienten auftritt. Um helfen zu können und eine gewisse Konfusion in den Anfragen zu vermeiden, veröffentlicht Unzer im VII. Teil eine Art Fragenkatalog für Patienten, der auf die modernen Fragebögen beim ersten Arztbesuch vorausweist.[37] Neben dem Geschlecht, Alter und der Vorgeschichte der Krankheit werden die Patienten auch nach ihren Lebens- und Ernährungsgewohnheiten gefragt.

Der Kontakt zu seinen Lesern ist besonders eng, da Unzer ein Medikament entwickelt hat, das er im 149. Stück vorstellt.[38] Es handelt sich um ein Mittel zur Verdauungsförderung. Interessenten konnten das Produkt in einer Hamburger und Altonaer Apotheke erwerben. Die Eigenschaften dieser Arznei beschreibt ihr Erfinder folgendermaßen:

> „Sie verbessert die scharfe Galle und führet sie aus; sie erleichtert und beschleunigt die Verdauung der Speisen, und sie besänftiget die Wallungen des Geblüts."[39]

Die Nachfrage nach diesem Pulver ist sehr groß gewesen, und nicht ohne Stolz bemerkt Unzer, daß nicht jeder Schriftsteller eine solch außergewöhnliche Resonanz auf sein Werk erfahre.[40] Selten ist der von der Literaturwissenschaft mit gutem Grund reklamierte 'Sitz der Gattungen im Leben' so leicht nachzuweisen, wie in dieser Wochenschrift. Obwohl die Briefe der Leser ohne Zweifel von Unzer redigiert wurden, gestatten sie doch, zum Teil das Phänomen der Krankheit aus der Perspektive der Patienten zu erfassen.

Unzers gesammelte Wochenschrift wurde in gebundener Form als Hand- und Hausbuch gebraucht. Ich benutzte ein Exemplar aus der Privatbibliothek der Fürsten zu Hohenlohe-Langenburg auf Schloß Langenburg.[41] Der erste Band trägt den Besitzvermerk 'Fridericus ab Hohenlohe', es handelt sich aller Wahrscheinlichkeit nach um den Grafen (späteren Prinzen) Friedrich Ernst zu Hohenlohe-Langenburg (1750-1794). Der Namenszug weist eine gewisse Ähnlichkeit mit der Handschrift von Briefen aus der 'Privatregistratur' des Grafen auf.[42] Auf den Vorsatzblättern fast aller Bände sind eingeschriebene Anmerkungen und Exzerpte aus anderen medizinischen Werken notiert. Es finden sich Rezepte und Hausmittel gegen Diarrhöe, Zahnschmerzen und übelriechenden Atem. Eingelegte Zettel, Unterstreichungen und affirmative Bemerkungen zu einzelnen Passagen belegen anschaulich, wie mit dem Buch gearbeitet, ja gelebt wurde.

Daß man die Wirkung der Aufklärung allerdings nicht überschätzen darf, dokumentiert eindrucksvoll eine handschriftliche Notiz am Ende des letzten

Bandes. Nach mehreren tausend Seiten naturwissenschaftlich-rationaler Belehrung bemerkt der Benutzer zu dem Thema:

> „Zu einem fruchtbaren Beyschlaf sind notwendig: Wenn bei dem Beyschlaf die Frau auf der rechten und der Mann auf der linken Seite ligt, solle es mehrentlich einen Sohn geben."

## Anmerkungen

1 Vgl. die kulturhistorisch hochinteressanten Passagen im Essai III, 13 „De l'experience: On doit donner passage aux maladies; [...]. Il faut souffrir doucement les loix de nostre condition. Nous sommes pour vieillir, pour affoiblir, pour estre malades, en depit de toute medicine." *Montaigne*: Essais, ed. par Maurice Rat, 2 tomes, Paris 1962, S.544. Siehe ferner I, S.107; I, S.544; II, S.92.

2 *Sontag, Susan*: Krankheit als Metapher. Aus dem Amerikanischen von Karin Kersten und Caroline Neubaur, München 1978, S.5: „Krankheit ist die Nachtseite des Lebens, eine eher lästige Staatsbürgerschaft. Jeder, der geboren wird, besitzt zwei Staatsbürgerschaften, eine im Reich der Gesunden und eine im Reich der Kranken."

3 *Fracastoro, Girolamo*: Syphilis, sive de morbo Gallico, Venedig 1530. Textauszüge leicht zugänglich in: *An Anthology of Neo-Latin Poetry*, edited and translated by Fred J. Nichols, New Haven and London 1979, S.342ff. Zur medizinhistorischen Bedeutung Fracastoros vgl. *Diepgen, Paul*: Geschichte der Medizin, Berlin 1949, Bd. I, S.244 u. 262.

4 Grundsätzlich zu dieser Gattung *Martens, Wolfgang*: Die Botschaft der Tugend. Die Aufklärung im Spiegel der deutschen Moralischen Wochenschriften, Stuttgart 1968 und *Jacobs, Jürgen*: Prosa der Aufklärung. Moralische Wochenschriften. Autobiographie. Satire. Roman. Kommentar zu einer Epoche, München 1976, S.44.

5 *Der Arzt*. Eine medicinische Wochenschrift. Erster Theil. Neue Auflage, Hamburg, bey sel. G.E. Grunds Erben, 1767, Vorrede.

6 Zum Handlungsaspekt von Literatur vgl. *McCarthy, John A.*: Crossing Boundaries. A Theory and History of Essay Writing in German, 1680-1815, Philadelphia 1989, S.IX, S.41, S.47ff.

7 *Der Arzt*, I. Teil, Vorrede.

8 Zur Bedeutung der mentalitätsgeschichtlichen Vorstellungen vgl. Reichardt, Rolf: Histoire des Mentalités. Eine neue Dimension der Sozialgeschichte am Beispiel des französischen Ancien Régime, in: *IASL* 3 (1978), S.130-166. Siehe auch: Böning, Holger: Der Literaturhistoriker und die 'Fachliteratur'. Bemerkungen zur Literaturgeschichtsschreibung über die Aufklärung und zum Verhältnis des Literaturhistorikers zu den Erkenntnissen anderer Fachdisziplinen, in: *Lili* 13 (1983), S.259-279.

9 Einen Überblick über den Forschungsstand bieten: Jäger, Georg: Historische Lese(r)forschung, in: *Werner Arnold, Wolfgang Dittrich und Bernhard Zeller*, Die Erforschung der Buch- und Bibliotheksgeschichte in Deutschland. Festschrift Paul Raabe, Wiesbaden 1987, S.485-507 und: Adam, Wolfgang: Privatbibliotheken im 17. und 18. Jahrhundert. Fortschrittsbericht (1975-1988), in: *IASL* 15 (1990), S.123-173.

10 Im Sinne von *Goubert, Jean-Pierre*: Malades et médicins en Bretagne: 1770-1790, Paris 1974; vgl. den instruktiven Forschungsbericht von Sander, Sabine: Medizin und Gesundheit im 18. Jahrhundert. Forschungsbericht und Bibliographie des internationalen Schrifttums (1975 bis 1989), in: *Das Achtzehnte Jahrhundert*. Mitteilungen der Deutschen Gesellschaft für die Erforschung des achtzehnten Jahrhunderts 14, 2 (1990), S.223-252.

11 Hauptquelle für die Biographie Unzers bietet der Artikel im *Lexikon der hamburgischen Schriftsteller bis zur Gegenwart*, hrsg. von Hans Schröder, fortgeführt von A.H. Kellinghusen, Hamburg 1879, Bd. VII, S.462ff. Angaben finden sich ferner in: *Biographisches Lexikon der hervorragenden Ärzte aller Zeiten und Völker*, Bd. V, S.680; *ADB*, Bd. XXXIX, S.331.

12 *Lexikon der hamburgischen Schriftsteller*, Bd. VII, S.462.

13 *Der Arzt*, I. Teil, Vorrede, IV. Teil, S.46.

14 *Kant, Immanuel*: Versuch über die Krankheiten des Kopfes, Akademie-Ausgabe, Bd. 2, S.270. Den Hinweis verdanke ich Herrn Prof. Dr. Holzhey.

15 *Lexikon der hamburgischen Schriftsteller*, Bd. VII, S.463.

16 *Der Arzt*, VIII. Teil, S.405; XII. Teil, S.421.

17 *Der Arzt*, I. Teil, S.289; IV. Teil, S.535; IX. Teil, S.59, S.103.

18 *Der Arzt*, I. Teil, Vorrede.

19 Generell zu dem Thema Badereisen vgl. *Kuhnert, Reinhold P.*: Urbanität auf dem Lande. Badereisen nach Pyrmont im 18. Jahrhundert, Göttingen 1984 (=Veröffentlichungen des Max-Planck-Instituts für Geschichte 77).
*Der Arzt*, I. Teil, S.33; III. Teil, S.152, S.256, S.305; VII. Teil, S.289.

20 So Unzer in der Vorrede, *Der Arzt*, I. Teil.

21 *Der Arzt*, I. Teil, Vorrede.

22 *Der Arzt*, XII. Teil, S.426 u.ö.

23 Zur aufklärerischen Grundhaltung Unzers vgl. *Diepgen, Paul*: Geschichte der Medizin, Berlin 1951, Bd. II, 1, S.64.

24 Siehe hierzu: Goubert, Jean-Pierre: La médicalisation de la société française à la fin de L'Ancien Régime, in: *Francia* 8 (1980), S.245-256; *Borkowsky, Maya*: Ärztliche Vorschriften zur Schwangerschaftshygiene im 19. Jahrhundert unter Berücksichtigung einiger Aspekte der Diätetik für Gebärende, Wöchnerinnen und Stillende, Zürich 1988; Schmid, Pia: Zur Geschichte des weiblichen Körpers im 18. Jahrhundert. Besprechung einschlägiger Neuerscheinungen, in: *Das Achtzehnte Jahrhundert*. Mitteilungen der Deutschen Gesellschaft für die Erforschung des achtzehnten Jahrhunderts 14, 2 (1990), S.159-180, S.173f.

25 *Der Arzt*, XI. Teil, S.17ff.

26 *Der Arzt*, XI. Teil, S.177ff.

27 *Der Arzt*, VI. Teil, S.111, S.377f.

28 *Der Arzt*, IV. Teil, S.413ff.

29 *Der Arzt*, VII. Teil, S.301ff.

30 *Der Arzt*, IV. Teil, S.526ff.; VII. Teil, S.253.

31 *Der Arzt*, V. Teil, S.244.

32 *Der Arzt*, I. Teil, S.289ff. (Dialog zweier Ärzte); VII. Teil, S.161ff.

33 *Der Arzt*, III. Teil, S.145ff.

34 *Der Arzt*, III. Teil, S.177ff.

35 Zur Gattung des Essays vgl. *Bense, Max*: Über den Essay und seine Formen, in: ders., Plakatwelt. Vier Essays, Stuttgart 1952, S.23-37; *Adorno, Theodor W.*: Der Essay als Form, in: ders., Noten zur Literatur I, Frankfurt/M. 1975, S.9-49; Just, Karl Günther: Essay, in: *Deutsche Philologie im Aufriß*, 2. Aufl., Berlin 1960, Sp. 1897-1948; *Haas, Gerhard*: Essay, Stuttgart 1969 (=Sammlung Metzler 83); *McCarthy, John A.*: Crossing Boundaries, S.27ff.

36 *Küntzel, Heinrich*: Essay und Aufklärung. Zum Ursprung einer originellen deutschen Prosa im 18. Jahrhundert, München 1969.

37 *Der Arzt*, VII. Teil, S.62f.

38 *Der Arzt*, VI. Teil, S.297ff.

39 *Der Arzt*, VI. Teil, S.299.

40 *Der Arzt*, VII. Teil, S.90.

41 Der Verfasser hat mehrmals über diese Bibliothek bei Wolfenbütteler Tagungen berichtet. Vgl. Adam, Wolfgang: Der Ablenkende. Ein Mitglied der Fruchtbringenden Gesellschaft und seine Bibliothek in Langenburg, in: *Raabe, Paul (Hrsg.)*: Bücher und Bibliotheken im 17. Jahrhundert in Deutschland, Hamburg 1980 (=Wolfenbütteler Schriften zur Geschichte des Buchwesens 6), S.186-207; ders., Kataloge und Bücherverzeichnisse der Schloßbibliothek Langenburg, in: *Wittmann, Reinhard*: Bücherkataloge als buchgeschichtliche Quellen in der Frühen Neuzeit, Wiesbaden 1984 (=Wolfenbütteler Schriften zur Geschichte des Buchwesens 10), S.259-273.

42 Für diesen Hinweis habe ich Herrn Beutter vom Hohenlohe-Zentralarchiv Neuenstein zu danken.

# 9

## „Der Pöbel aber bleibt versäumt“ – Kalender als populäres Vehikel medizinischer Volksaufklärung

*Alfred Messerli*

Im *Conservateur Suisse* erschien im Jahre 1814 ein Brief (‘Lettre sur le Messager Boîteux’) über *Den hinkenden Boten* von Vivis, in welchem auf äußerst drastische Weise die schrecklichen Folgen einer gläubigen Lektüre dieses von Aberglauben strotzenden populären Lesestoffes vorgeführt werden. Der Autor schreibt:

> „Puisque nous sommes en bon train de réformer nos vieux abus, je vous en dénonce un, beaucoup plus grave qu'on ne le croit communément: c'est les superstitions gothiques, les préjugés absurdes et les folles pratiques, que plusieurs de nos *Almanachs*, et notamment le *Messager boîteux*, font naître, entretiennent et propagent ... . Croiriez-vous que ce dernier a causé la mort de mon père, de ma mère, de mon frère, et de ma sœur; la ruine de notre maison, et la majeure partie des malheurs de ma vie?“[1]

Das Familiendrama, von dem nun der Brief zu berichten weiß, begann am 7. Januar 1764. Im Kalender stand für diesen Tag „gut um Pillen einzunehmen“. Der Vater des Verfassers nahm darauf eine starke Dosis davon ein, obwohl er sich ganz gesund fühlte. Damit nahm das Leiden seinen Anfang. Seine Frau, die eben mit einem Knaben niedergekommen war, durfte ihren Sohn nur während fünf Monaten stillen, denn für den 27. August sah der Kalender „gut um Kinder zu entwöhnen“ vor. Drei Wochen später starb sie und der Sohn folgte ihr wenige Tage später. Und auch die Schwester des Verfassers wurde Opfer einer durch den Kalender verbreiteten abergläubischen Praxis. Der Vater verlor nach einem Blutsturz im Juni des folgenden Jahres das Bewußtsein. Als er wieder zu sich kam, widersetzte er sich einem an sein Krankenbett gerufenen Arzt, der ihn zur Ader lassen wollte. Nach dem Kalender war eben diese Zeit zum Aderlassen ungünstig, und so starb auch er. Der Brief endet mit der Hoffnung, die Obrigkeit möge doch dafür sorgen, die Kalender von diesen „bêtises astrologiques, médicinales, économiques, etc.“[2] zu reinigen, da diese die Bauern dumm, furchtsam, abergläubisch, ungeschickt in ökonomischen Sachen und oft unglücklich des eingebildeten Schreckens wegen machten.

Das Modell einer völlig unkritischen Rezeption durch die Leser der Volkskalender, der Rückgriff auf die Schauergeschichte, um mittels Furcht und Schrecken einen Mentalitätswandel einzuleiten, d.h. der partielle Verzicht auf vernünftige Argumente wider den Aberglauben, ist in diesem Text, der am Ende des 18. Jahrhunderts entstand, als Krise des Projektes der Volksaufklärung zu lesen. Der Glaube an die Perfektibilität der Menschen und an eine breite Kooperation der Gutgesinnten, den Aberglauben aus den Kalendern zu verbannen, ist weitgehend erschüttert.

In meinem Beitrag möchte ich einige der zahlreichen Versuche und Projekte in der Schweiz des 18. Jahrhunderts vorstellen und untersuchen, die darauf zielten, die Volkskalender zu reformieren. Während des ganzen 18. Jahrhunderts fand immer wieder von neuem eine Entdeckung des Volkskalenders als angeblich populärster Lesestoff statt. Die gelehrte Elite (Ärzte, Pfarrer, Naturwissenschaftler) verband mit dieser Entdeckung die Feststellung, die Kalender enthielten, statt praktisches Wissen über Landwirtschaft und volksmedizinische Praktiken, nichts als Ungereimtheiten und Unwahrheiten und bedürften, um volksaufklärerisches Vehikel zu werden, einer völligen inhaltlichen Reinigung und Umgestaltung.

Dieses so beliebte und kritisierte Objekt volksaufklärerischen Bemühens sei kurz vorgestellt. Die äußere Form des Kalenders - er ist zwischen vier und neun Bogen stark, auf billiges, d.h. dickes und rauhes Papier, schwarz und rot gedruckt, in einem Quartformat von etwa 17 bis 20 cm - erfuhr über größere Zeiträume meist nur geringfügige Veränderungen. Was aus einem verlegerischen Interesse heraus geschah, ihn kenntlich und von anderen Kalendern unterscheidbar zu machen, privilegierte ihn für einen Lektüremodus, der (noch) der optischen Orientierungshilfe durch die gestalterische Einförmigkeit bedurfte. Sein unverändertes Erscheinungsbild und handliches Format, die Mittel der „psychologischen Erleichterung“[3] für die Leser wie kurze Zeilenlänge, großer Zeilenabstand und Übersichtlichkeit, endlich die fixe Gliederung des darin gebotenen Inhaltes (Titelholzschnitt, Kalendarium, Zeitrechnung, Aderlaßtafel, 'Practica' und literarischer Teil, bestehend aus Nachrichten und aus fiktionalen Texten, wie Kalendergeschichten, Anekdoten usw.) kamen in den formalen Elementen der Erwartung der Leser entgegen, die wußten, was sie mit dem Kalender kauften. Indem sich dieser als der immer gleiche präsentierte, vermochten auch jene Leser sich darin zurecht zu finden, deren übrige Lektüre sich auf wenige, immer wieder gelesene Texte beschränkte. Rolf Engelsings Feststellung, die Zeitung habe in der zweiten Hälfte des 18. Jahrhunderts als eine besondere Wiederholungslektüre den bürgerlichen Leser zur extensiven Lektüre hingeleitet, trifft auch auf den Kalender zu. Seine innovative Funktion als „Bindeglied zwischen der intensiven und der extensiven Lektüre“[4] tritt zwar hinter den konventionellen und traditionellen Inhalten zurück, ist aber nicht weniger wirksam.

Der Kalender empfahl sich denn als 'Gebrauchsliteratur von begrenzter Dauer für alle Lebensbereiche' durch seinen billigen Preis und seine lebenspraktische Ausrichtung. Diesen offenbaren Zusammenhang bringt der *Jährliche Hauß=Rath-Kalender* auf das Jahr 1739 seinen Lesern in der Einleitung in Erinnerung:

> „ES wird [...] der Calender genennt ein jährlicher Hauß-Rath, in welchem der Burger und Kauffmann die Zeiten der Mässen und Jahrmärckten im Handel und Wandel / Kauffen und Verkauffen, Waaren zu verfertigen und zubeschreiben. Der Artzet und Kranckne die Veränderung der Himmlischen Zeichen, der Neumon oder Wedel, das Auf- und Absteigen. Der Baur- und Landmann die Witterung und Bauren-Reglen. Der andächtige Leser der Predig-Bücheren die Sonn- und Feyrtägliche Evangelischen Texte zu seiner Recreation beobachtet; Jedoch vergnügen sich nicht alle und jede darmit / sonder möchten aus selbigem auch heraus lesen merckwürdige Begebenheiten, die in- und außert unseren Vatterland sich zugetragen, und daß um so vil desto mehr, weilen dieselbigen die Zeit und Jahr hero darinnen umständlicher beschriben, als sie möchten in Zeitungen seyn gelesen, und mit anmuthigen Anmerckungen begleitet worden; [...].“[5]

Die Beliebtheit des Kalenders läßt sich daran ablesen, daß er auch in den Landschulen im Ancien Régime als Lektüre diente. Visitationsberichte, Schulenqueten und Lebenserinnerungen belegen für das 18. Jahrhundert seine große Verbreitung als didaktisches Hilfsmittel. In einem Schulbericht aus dem Jahre 1799 heißt es, die Auswahl der Schulbücher bereite dem Schulmeister von Lauwil (Kt. Baselland) wenig Kopfzerbrechen. Kalender, Bänkelsängerlieder, Obligationen, Handschriften, uralte Betbücher - alles sei ihm willkommen, „wenns nur schwarz auf weiß gekleckset“ sei. Die Kinder selbst läsen ihre Lektionen fronmäßig,

> „in einem ganz eigenen und unerträglichen Tone her; sie beten die Schwänke des lustigen Schweizers und Bernerkalenders mit der gleichen Andacht und mit gefaltnen Händen her, wie die Bibel und andere Erbauungsbücher.“[6]

Die 1750 geborene Obertoggenburgerin Barbara Kaufmann erinnert sich, wie sie vierjährig zum ersten Mal die Dorfschule des Lehrers Elias Forrer besuchte:

> „In der dichtvollgepfropften niedern Schulstube saß Babeli geduldig auf dem Ofenbänklein, und während die andern Kinder so laut als möglich in ihren mitgebrachten Gesangbüchern, Kalendern, Briefen und andern G'schriften 'lernten', sagte Babeli mit unermüdlichem Eifer seine drei Fräglein her.“[7]

In Speicher, Kanton Appenzell Außerroden, schrieb die älteste Gemeindeschulordnung von 1788 als Lesestoff vor: „das Namenbüchlein, Fragstücklein, der Katechismus, das Gebetbüchlein, dann der Kalender, Zeitungen, Briefe und das Neue Testament.“[8] Der spätere Pfarrer Matthias Bänziger (1788-1832) aus Trogen erzählt in seiner Jugendgeschichte von einer Menge geschriebener Handelsbriefe, welche die besten Schüler zu enträtseln hatten:

> „[...] um dieses zu lernen, mußten die Schüler außer ihrer Fibel (dem sogenannten Namenbüchlein) einen Kalender haben. Auch hatte der Lehrer eine Menge Zeitungen in Bereitschaft, in denen die Kinder, versteht sich, die größern, nach eigener Vorbereitung einzeln vor ihm lesen mußten.“[9]

Die Mutter gebe dem Kinde einen ausgeloffnen Kalender mit, schrieb der Schulmeister von Allenwinden (Kt. Zug) auf eine entsprechende Anfrage der Erziehungsbehörde[10]. Und von der Schule in Hünenberg (Kt. Zug) ist eine ähnlich bunte Liste an Lesestoffen überliefert:

> „Namenbüchli, Praktik [= Kalender], Kanisi [Katechismus von P. Canisius (1521-1597) S.J.], Briefe, geistliche Bücher, Vorschriften verschiedener Alphabete, Schulbücher seien keine bestimmt; [...].“[11]

Die Gründe dafür sind sowohl didaktischer als auch ökonomischer und politischer Natur. Jeder Schüler hat die ihm aufgegebene Lektion für sich zu lernen, um sich dann vom Schulmeister überhören zu lassen. Dieser massenhafte 'Einzelunterricht', wo der Schulmeister sich nur mit jeweils einem Schüler, selten oder nie mit der ganzen Klasse beschäftigte, ließ den Mangel einer einheitlichen Klassenlektüre viel weniger spürbar werden. Der fehlenden Bereitschaft vieler Eltern zu einer größeren finanziellen Aufwendung für Schulbücher entsprach wiederum ihr Recht, über die Schulgegenstände wie Schulbücher oder über die Wahl des Schulmeisters zu bestimmen. Man orientierte sich nicht an einer den Kindern angemessenen Lektüre, sondern an dem, was vorhanden war. Wozu neue Bücher kaufen, „so lange die alten nicht aufgebraucht" waren?[12]

Die Aussage, der Kalender sei die dominierende Lektüre des gemeinen Mannes, neben der Bibel, dem Katechismus und Andachtsbüchern, ist denn ein Topos, dessen sich sowohl die Kritiker der Kalender als auch die Kalenderautoren (wenn auch aus anderen Gründen) immer wieder bedienen. So stellte etwa Albrecht Rengger in seinem *Vorschlag eines National-Kalenders*, vorgetragen an der Sitzung der Helvetischen Gesellschaft in Olten 1786, fest:

> „Wir haben ein Buch, an dem unser Volk hängt wie an Gottes Wort, das ausgebreitet ist wie kaum die Bibel, und durch Bestimmung und Gebrauch ein Volksbuch wie kein andres - [...]. Das Buch ist - *der Kalender*." [13]

Und am 23. Juni 1798, bei der Debatte im Senat über die Vereinheitlichung der Zeitrechnung wurde durch Rahn hervorgehoben, „daß der Kalender auch als Volksbuch betrachtet werden müsse [...]".[14]

Über den konkreten Gebrauch oder eigentlich Mißbrauch, der vom Kalender gemacht werde, haben die Kalenderkritiker erstaunlich genaue Vorstellungen. In einer Arbeit *Über die meteorologischen Beobachtungen* (1768), geschrieben für die ökonomische Gesellschaft in Bern, heißt es:

> „Die landleute sind sehr geneigt, dem einflusse der gestirne und dem aspekte derselben in absicht auf das pflanzen, pfropfen, säen etc. vieles zuzuschreiben. Sie saugen diese vorurtheile gleichsam mit der muttermilch ein, und werden darinn durch die verfasser der kalender unterhalten."[15]

Und Johannes Tobler widmet in einem Aufsatz über den Aberglauben, 1776 erschienen, den Kalenderpraktiken einen eigenen Abschnitt:

> „Ich will bey den abergläubischen Beobachtungen der Zeiten anfangen: Da höret man eine Menge Calender-Regeln: Alles muß in einem

gewissen Zeichen gethan werden, sonst gerathen Blumen, jene Arten des Getreides, jene Arzneyen nicht. Nun soll es nach eurer Meynung nicht gut aderlassen, dann nicht gut Arzney nehmen, dann nicht einmal gut Gras abmähen seyn, wenn das Futter nicht bitter werden soll."[16]

Daß der gemeine Mann sehr viel differenzierter über den Nutzen dieser angeblich abergläubischen Praktiken dachte und gerade deßhalb darauf bestand, derleich „unschädliche Kindereien" auch weiterhin ausüben zu dürfen, wird deutlich in einer Stelle in Ulrich Bräkers Tagebuch. Er schrieb:

„mann arbeitet daran, uns neüe verbesserte calender zulieffern - alle wetterprovezeihungen, baurenregel - aderlaßtaffeln u.d.g. auszumustern - hingegen neüe calender mit lauter graden naturregeln - moralischen gegenständen u.d.g. anzufühlen - diese werden nicht gekaufft werden - es bleibe beim alten - heist es - und das ist recht - dergleichen unschädliche keindereien muß mann uns lassen - sist vernügen, smag gerathen oder fählen [...]"[17]

Dieser Eintrag Ulrich Bräkers vom 9. Januar 1791 bezog sich auf den von Lehrer Joachim Girtanner während vier Jahren - 1791 bis 1794 - in St. Gallen herausgegeben Kalender, welcher schon im Titel sein aufklärerisches Programm mitteilte: *Christliches Jahrbuch ohne Aberglauben, Neues verbessertes Jahrbuch, St. Gallischer Allgemeiner Kalender.*[18] In den 'Vorerinnerungen' dieses Kalenders auf das Jahr 1790 schrieb dieser Joachim Girtanner:

„Ich gerieth auf den Einfall einen Kalender zu verfertigen, nur deswegen, weil diese Schrift, die in jedermanns Hände kommt, immer noch mit astrologischem Unfug, Wetterprophezeihungen etc. etc. auch bey uns alljährlich neubereichert erscheint."[19]

Das Druckmedium Kalender war längst populär, als nach 1700 die frühaufklärerische Intelligenz allmählich begann, seine Existenz wahrzunehmen. Dem Kalender wurde eine große Wirkung auf seine Leser zugeschreiben. Dadurch wurde er zu einem Objekt der Zensur[20] und ein potentielles Medium der Volksaufklärung. 1714 erschien im *Jährlichen Haus-Rath, Oder Neu und alter Calender*, gedruckt in Zürich, ein längerer Text des Glarner Pfarrers Johann Heinrich Tschudi, der im gleichen Jahr mit seinen *Monatlichen Gesprächen* (1714-1725) vor ein größeres bürgerliches Publikum getreten war.[21] Dieser Text beginnt mit einer Passage, die den Kalender als eine literarische 'Großmacht' würdigt und sowohl auf seine Vorzüge als auch auf seine Nachteile eingeht:

> „Was der Calender für ein Buch sey, weiß alle Welt. Darüber aber ist sich zu verwundern, daß, obgleich derselbe ein so nöthiges und nützliches Buch ist, welches kein Hauß-Vater weder mangeln kan noch will, daher alljährlich an allen Orten und Enden eine unbeschreibliche Anzahl von neuen Calendern muß verfertiget werden; dennoch kein Buch so viel Schimpff und Tadel leiden muß, als eben der Calender. Doch dieß ist der gewohnte Undanck der Welt: Was man im Ueberfluß hat, und ohne Mühe bekommen kan, das wird verachtet und unwerth gehalten, ob man gleich ohne dasselbe weder seyn noch leben kan. Gleichwohl, da kaum ein Buch so pur und rein zu finden ist, darinne nicht Gutes und Böses, Wahres und Falsches mit einander vermenget sey, so muß man gestehen, daß auch in dem Calender allerley ungleichen Zeugs durch einander geworffen und gemischet sey."[22]

Was uns an Tschudis Text interessiert, ist die Struktur seines Argumentierens. In Bartholomaeus Anhorns *Magiologia* (1674) nahmen unter den „Gründe[n] / vmb deren willen den Stern-Seheren / in jhren fürwizigen Weissagungen / kein Glauben zuzustellen"[23] sei, die Bibelstellen den meisten Platz ein. Es wurde von Anhorn theologisch gegen den Aberglauben argumentiert.

Ihnen folgten „die H. Kirchen Vätter", die „Christlichen Concilia", die „Verständigen auß den Heiden selber" (Bion, Thales, Cicero oder Diogenes Stoicus), die Reformatoren Martin Luther und Calvin und der Jesuit Cornelius à Lapide. Erst am Schluß führt Anhorn neben den Autoritäten auch Vernunftgründe und Exempla historischer Fälle an. Ebenso begegnen wir bei Tschudi einer theologischen Argumentation, wenn er sowohl die menschlichen Ursachen menschlichen Geschicks als auch die uneingeschränkte Herrschaft Gottes anführt:

> „Nicht die Sternen, sondern unsere Sünden sind es, welche Krieg, Theure, Pest, und andere schwere Landplagen verursachen: Nicht die Constellation am Himmel, sondern die göttliche Fürsehung im Himmel ists, welche die Herrschaften ändert, Könige auf und Könige absetzet."[24] Und weiter: „Soll man diesen verwegenen Leuten glauben, so hat GOtt an des Menschen Wiedergeburt und Bekehrung keinen Theil: Man hat es nicht seiner Gnade und seinem Geist, sondern dem günstigen Gestirn, unter welchem man gebohren ist, zu dancken, wann man fromm lebet und selig stirbet."[25]

Der kritisierte Kalender stellt als ein weites 'Lügenfeld' sowohl menschliche Verantwortung und menschliches Verschulden als auch die göttliche

Allmacht in Abrede. Tschudi bestreitet aber auch die logischen Grundlagen, „aus dem Einflusse und Zusammenfügung der Gestirne" die „Handlungen und Zufälle derer Menschen" herleiten zu wollen. Als Frühaufklärer teilt er nicht mehr die „zeichentheoretische Fudamentalvorstellung"[26] der frühen Neuzeit, wonach die Beziehung zwischen Bezeichnung und Bezeichnetem als ein Verhältnis der Ähnlichkeit aufgefaßt wurde. Nach dieser, für Tschudi veralteten Vorstellung, gab es einen Zusammenhang „der Worte mit den Dingen", der weltanschaulich „in der Annahme eines Zusammenhanges der Schöpfungswelt mit ihrem Schöpfer"[27] begründet war. Seit Descartes und der sogenannten Logik vom Port Royal gilt das sprachliche Zeichen „als reine Mitteilungsgestalt des Denkens"[28]. Diese zeichentheoretischen Einsichten in die Willkürlichkeit und Geschichtlichkeit der Beziehung zwischen Wort und Sache erlauben es Tschudi, den im Kalender behaupteten 'natürlichen' Zusammenhang als Fiktion und scheinhaft zu durchschauen:

> „Das ist gewiß, daß diese figürliche Eintheilung des Gestirns [die Sternzeichen] sehr alt und willkürlich erdacht worden, dem Gedächniß und der Einbildungs-Krafft aufzuhelffen, damit sie sich nicht in dem Unzahlbaren verwieren und verlieren mögte."[29]

Endlich erfährt die menschliche Erfahrung eine Aufwertung, da doch „ein kluger und erfahrner Mann, der auf den Lauff der Welt genaue Achtung giebet, viel geschickter ist zu prognosticieren", als die Wahrsager und Zeichendeuter. Er selber gibt ein witziges Beispiel einer gewiß eintreffenden Prognostik, wenn er schreibt:

> „Große Herren werden auch diß Jahr herrschen, und die Bauren arbeiten und Unterthan seyn müssen. Krieg und Blutvergießen wird nicht ohne Schießen, Hauen und Schlagen ablauffen: Um die Faßnachtzeit wird man hin und wieder Narren sehen. Es wird ein solches Jahr seyn, da man essen und trincken, arbeiten und feyren, säen und erndten, schlaffen und wachen, lachen und weinen wird, aber nicht zu gleicher Zeit, sondern wechselweise."[30]

Es gibt aber auch Voraussagen, die durchaus nicht verwerflich sind. So werden „Barometer oder Wetterglas" als „Maschinen" vorgestellt, die Voraussagen erlauben; des weitern gibt es „natürliche Barometer oder Wetter-Propheten" in großer Zahl, und die Bauern wissen sich ihrer zu bedienen. Daß trotz des offensichtlichen Betruges die Käufer dem Kalender treu bleiben, und die Kalendermacher wiederum nicht wagen, diesen zu verändern, um nicht die Erwartungen der Käufer zu enttäuschen und Abnehmer zu verlieren, und auf diese Weise „das gemeine Volck mit Fleiß äffen“[31], geschehe deshalb, weil die Welt betrogen sein wolle. Auf medizinische Praktiken nimmt er ausdrücklich Bezug, wenn er schreibt:

> „Dann wie schädlich und verderblich das viele Aderlassen seye, ist zu sehen aus einem vor [...] Jahren herausgekommenen Tractätlein unter dem Titel: Das gesunde und lange Leben.“[32]

Dieses frühe Beispiel einer Kalenderanalyse und Kalenderkritik ist deshalb bedeutsam, weil sie nicht (nur) in einer gelehrten Zeitschrift erschienen war, um ein bürgerliches Publikum in seinem aufklärerischen Selbstverständnis zu bestätigen, sondern weil sie sich als Kalendertext an die Leser und Leserinnen des *Jährlichen Haus-Raths* (1714 und 1757) selber wandte. Daran ändert auch nichts der Umstand, daß die Kalendermacher beim zweiten Mal (1757) durch Auflagen der Zensurbehörde zu dieser Maßnahme gezwungen worden waren, und daß man keinerlei Anstoß daran nahm, daß der Kalender, von Tschudis dreizehnseitigem Text abgesehen, ansonsten den üblichen Inhalt bot. Diese partielle Anpassung des Kalenders an ein aufklärerisches Programm ist als Opportunismus zu interpretieren, steht aber durchaus nicht im Widerspruch zur volksaufklärerischen Tendenz. Wenn etwa Thomas S. Kuhn im Sinne seiner Paradigmenlehre einerseits den Verzug der Praxis gegenüber der Theorie betont, andererseits, was den Wertewandel betrifft, den jeweils neuen Wert (hier also die Aufklärung) nie vollkommen oder in Reinkultur durchgesetzt sieht, dann wird dem Kalender mit seiner schwerfälligen Praxis und oft nur partiellen Berücksichtigung aufklärerischen Gedankengutes eine viel größere Bedeutung zukommen als etwa der theoretischen Kampfschrift. Diese Schwerfälligkeit des Kalenders in Sachen Aufklärung hat ein Historiker rückblickend auf das 18. Jahrhundert folgendermaßen beschrieben. Er bezog sich auf den seit 1722 erscheinenden Appenzeller Kalender:

> „Wie allmählich hellere Ansichten aufkamen, blieb auch er [= der Appenzeller Kalender] nicht hinter den Forderungen der Zeit zurück, so wenig er ihr - und diese beiden Dinge sind das Charakteristische von ihm - jemals vorangeeilt hat. Wie ein gesetztes, wegkundiges Wagenpferd, ist er immer im wohlgebahnten, legitimen Geleise in Sicherheit fortgeschritten.“[33]

Die Kalendermacher hatten sich auch längst der Aufklärung angenomen, als die Aufklärer den Kalender als potentielles Vehikel zur Verbreitung volksaufklärerischer Ideen wahrzunehmen begannen. Als Beispiel möge der von Pfarrer Gabriel Walser, reformierter Pfarrer zu Berneck im Rheinthal, aufgesetzte *Alte und Neue Appenzeller Schreib-Calender* der Jahre 1744 bis 1749 gelten:

> „Vorerst ist darin das Bestreben sichtbar, Licht zu verbreiten. Er sucht dem gemeinen Mann deutliche Begriffe von fremden Ausdrücken, die im Kalender vorkommen, zu geben, und ihm richtige Vorstellungen von den Ursachen solcher Erscheinungen beizubringen, die ihn sonst leicht mit Besorgniß erfüllen. Wie sehr er seine Erklärung, die er oft in Fragen und Antworten einkleidet, der Fassungskraft des Volks anzupassen wußte, mag folgendes Beispiel beweisen: Wie kann aber der Mond, da er doch so viel kleiner ist, als die Sonne und die Erde, dennoch die ganze Sonne bedecken? Das geschieht darum, weil der Mond näher bei der Erde stehet, als die Sonne; wenn ich die Hand vor die Augen halte, kann sie auch verhindern, daß ich große Städte und Dörfer nicht sehen kann. Also steht der Mond nicht weit von meinem Gesicht, und macht, daß ich die große Sonne nicht sehen kann, wenn er mir gerade vor die Sonne tritt. Vorzüglich war er darauf bedacht, schädliche und beängstigende Vorurtheile zu verdrängen."[34]

Die Mai-Synode 1754 der Zürcher Stadt- und Landgeistlichen befaßte sich mit der Frage der Kalenderverbesserung. Die Dekane hatten anschließend in Rundbriefen die einzelnen Pfarrer angewiesen, „daß mann die in unseren Züricherischen Calender anstößige Punckten capitulariter möchte einsenden". Elias Balber (1722-1775), seit 1753 Pfarrer in Marthalen (Kt. Zürich), faßte in einem langen Brief vom 12. Juli 1754 seine Erkenntnisse über die Fehlerhaftigkeit des Zürcher Haus-Rath Kalenders und den Aberglauben seiner Rezipienten (er nennt sie „Bauersmann", „einfaltige Leüthe" und „einfaltige Gemütheren") zusammen.[35] Die durch die verschiedenen Pfarrer eingesandten Texte waren als Instruktion und Vorschläge an die Zürcher Zensurbehörde gedacht. Sie hatte dann die entsprechenden Maßnahmen einzuleiten.

Elias Balber versucht zu Anfang, das Phänomen Aberglauben grundsätzlich zu fassen. Der Aberglauben ist das oft übersehene Pendant zum Unglauben oder Atheismus. Dieser verwandelt

> „das Ens per se existens in ein non-existens", und jener ein „non-existens ins Ens existens, woraus nothwendig alle unordnung in der Religions-Sache erfolgen muß: oder der Unglauben verwirfft das göttliche, und der Aberglauben metamorphosiert das natürliche in das göttliche, und das nihilum in aliquis; hiervon ist bey den einten Men-

schen der Atheismus, bey den anderen hergegen der Idololatrismus entstanden. Zwey Stucke, die leider! under uns in praxi mehr zunehmmen als mann meinen solte, nur daß es etwas feiner zugehet, und also verdeckter bleibet, als bey denen, welche mann offenbahre unglaübige nennt."[36]

Balber entwirft darauf in acht Punkten eine eigentliche Kalenderanatomie. Einige Punkte, die ins volksmedizinische Fach schlagen, möchte ich herausgreifen. So heißt es:

„Will mann etwas heilen durch artzneyen, die Wurzlen müßen gegraben, die Kraüter gesamlet worden seyn in dem oder jennem Zeichen, und wer durch das mehr schädliche als nuzliche aderlaßen sich vill curieren laßen fraget zum ersten: Was ist heüt vor ein Zeichen?"[37]

Zur Praxis des Aderlassens schreibt er:

„Jn dem Züricherischen Calender komt erstens vor die sogenannte Läßer-Taffel; in welchem Zeichen es gut seye dem oder jennem, einem Phlegmatico oder Cholerico eine Ader zustechen: da muß offtmahls ein unverständiger Blut-Sauger ein infallibler Prophet seyn, weil er die Läßer-Taffel villeicht richtiger auswendig sprechen konte dann den Christlichen Glauben. Bey mir und auch noch verständigen Medicis sind solche Zeichen mera Rationis Entia, die weder wohl noch weh machen können. [...] Es folget hierauf ein ordenlich ausgeseztes Diarium vor die Liebhabern des Aderlaßens. Sind darinnen nicht Tage ausgewehlet, schwarze und weiße, gute und böse, eben wie solche schon ehedem von denen Heiden sind distinguiert worden, da doch alle tage nothwendig gut seyn müßen, weil selbige das Herren stund nach Ps. 74. x.vi."[38]

In gleicher Weise kritisiert er die im Kalender verbreiteten Meinungen zum Schröpfen, Baden und Purgieren. Dabei verwundert er sich, warum man zwar bei den genannten Praktiken den Kalender befrage, ob der betreffende Tag günstig oder ungünstig sei, beim „Theé oder Caffé" Trinken sich nicht in gleicher Weise über die richtige oder falsche Zeit informiere. „Entweder muß mann solches Recept nicht wüßen, oder mit fleiß nicht halten wollen, weil mann nicht glaubt."[39] Ebenso fragwürdig findet Balber die „Signa characteristica", die angeben, ob es an dem oder jenem Tag günstig sei, Pillen zu schlucken, die Haare oder Nägel zu schneiden.[40]

In seinem Vorschlag einer Kalenderverbesserung läßt Pfarrer Balber sich nur darüber aus, was im Kalender wegzulassen sei, indem er es

> „fähigeren Geisteren" überläßt, „das mehrere, so in unserem Calender sich unrichtig befindet, klahr und zur überzeügung vorzulegen, damit nur das nöthige und wichtige beybehalten, das falsche und sündliche ausgelaßen, hergegen mit wahrem und nüzlichem Zeüg das Vacuum ergänzet werde, zu welchem ende wohlerfahrne Medici richtige Diaet- und Lebens- oder Gesundheits Reglen: Physici algemeine Wahrheiten, die in dem Reich der Natur zum preis des groß-gewaltigen Schöpfers und weisesten Regierers und zum Nutzen der menschlichen Gesellschafft ja überhaubt aller Creaturen gewahret werden: gute Oeconomici könte säze beyfüegen die zum Nuzen und guter Einrichtung einer Haushaltung dienen und Moralisten die heilsamsten Lebens-Reglen beysezen. Wie theüer, nüzlich und erfreülich wurde eine solche Abänderung oder Verbeßerung des Calenders seyn?"[41]

Erst nach drei Jahren - die Zürcher Zensurbehörde war mit den Produktionspraktiken des Zürcher Haus-Rath-Kalenders wenig vertraut, und meldete ihre volksaufklärerischen Anliegen jeweils erst in dem Augenblick an, als der Kalender längst gesetzt war - erschien er mit verändertem Inhalt. In einer kritischen Einleitung gab der Herausgeber zu bedenken, daß

> „ein großer Theil der Menschen, aus Unwissenheit von der wahren Absicht, Nutzen und Gebrauch, des jährlichen Hauß-Calenders, auf allerley sündliche Abwege und abergläubische Meynungen verleitet worden [ist]."[42]

Danach folgt der schon 1714 im gleichen Kalender abgedruckte, dreizehnseitige Text von Tschudi. Der übrige Inhalt wie die Aderlaßtafel war unverändert beibehalten worden. Andererseits hatte der Herausgeber des Zürcher Kalenders, Inspektor Heinrich Vogel, schon vorher verändernd eingegriffen. So fehlten seit 1756 - also zwei Jahre nach Balbers Vorschlag - die Nativität-Stellen. „[...] vermuthlich durch des Drukers Schuld" waren sie bei „zweyen Monaten, namlich im Hornung und Christmonat" stehengeblieben; „in dem 1757er, und folgenden Calendern aber kommt sie gar nicht mehr zum Vorschein."[43]

Der Brugger Arzt Johann Georg Zimmermann (1728-1795) widmete in seiner 1767 in Zürich erschienenen Abhandlung *Von der Ruhr unter dem Volke im Jahre 1765* den Fragen, wie die Vorurteile, die sich den „Anstalten der Landesobrigkeit" widersetzten, beschaffen und auf welche Weise diese „Vorurtheile unter unserm Landvolke zu schwächen" seien, je ein Kapitel (VII und VIII). Als Hauptursache der Vorurteile wird auch bei Zimmermann der Kalender genannt. Er schreibt:

„Dem Geiste der Bauern kann man nur durch zween Wege beykommen, durch die Kalender und die Pfarrer. Die Kalender öfnen uns einen vortreflichen Weg, die Vorurtheile der Bauern in Absicht auf die Gesundheit nach und nach zu heben. Die Masse der disörtigen Nationalunvernunft ward von jeher in unserm Lande durch diese privilegirten Alfanzereyen unterhalten; ich habe es leider nur zu oft gefühlt, wie selbstzufrieden und stolz einem nach unumstöslichsten Warheitsgründen bey dem Krankenbette verfahrenden Arzte der Kalender von Leuten unter die Nase gerieben wird, die sich trübseliger Weise einbilden, sie haben auch Verstand."[44]

Zimmermann weiß von verschiedenen Versuchen - etwa in Schweden - zu berichten, wo man sich mit Erfolg des Kalenders bediente, um das Volk über medizinische Dinge aufzuklären. Auch im Berner Kalender seien verschiedene Abhandlungen über die Ruhr erschienen. In dieser Richtung müsse weitergearbeitet werden. Er schlägt vor (wie vor ihm 1766 ein Beitrag in der in Zürich gedruckten moralischen Wochenschrift *Der Erinnerer*), Herrn Tissots *Anleitung für das Landvolk in Absicht auf seine Gesundheit* kurz zusammenzufassen, und entweder als Büchlein oder als Beitrag im Kalender erscheinen zu lassen. Die Sprache eines solchen 'Popularbuches' hat unzweideutig, klar, bestimmt, faßlich, simpel und anschaulich zu sein.[45] Wissenschaftliche Ausdrücke seien auf jeden Fall zu vermeiden. Inhaltlich hat man sich an die 'Negativmittel' zu halten.

„Man würde den Bauern blos von ihren Krankheiten diejenigen Ursachen erklären, die sie vermeiden können; man würde ihnen vorzüglich zeigen, was in Krankheiten schaden kann."[46]

Neben dem Kalender setzte Zimmermann auf die Pfarrer, deren Funktion er als Vermittler zwischen gelehrter Welt und Volk sah. Seine Meinung von der Kompetenz der Bauern im Lesen war nicht eben hoch - und aus heutiger Sicht kann man sagen, wohl richtig -, weshalb er semiorale oder semiliterarische Vermittlungswege wie etwa die Predigt oder das mündliche Gespräch der Lektüre durch die Bauern selber vorzog. Er schreibt:

„Mir deucht, man müsse außerhalb dem Kalender vielmehr mittelbar als unmittelbar für das Landvolk schreiben. Ein Unterricht für diejenigen, die Einfluß auf das Landvolk haben, ist weit nützlicher als der Unterricht für das Landvolk selbst. Unsere Bauern lesen überhaupt mehr nichts als den Kalender; etwa wenn es donnert in einem Betbuch, und alle Festtage einmal in der heiligen Schrift. Wer also mit den Bauern in Absicht auf ihre Gesundheit durch ein Buch reden will, kömmt mir fast eben so vor, wie der sächsische Dorfmagister, der in der Hofnung die Vernunft in seiner Kirchgemeinde anzupflanzen, seinen Bauern im Zorne von der Kanzel rieth, Wolfs Logick zu lesen.“[47]

Der mündliche Unterricht errege „bey gemeinen Köpfen die meiste Aufmerksamkeit“[48]. Indem man den Landpredigern „in Absicht auf ihre künftige Landpredigerspflichten, die Anfangsgründe der Physiologie, der Pathologie, und der Diätetik“[49] beibrächte, wären sie weit mehr als Ärzte in der Lage, „diese große Quelle der Entvölkerung [...] zu stopfen“.[50] Aus den gleichen Bedenken heraus, der Landmann sei nicht in der Lage, die an ihn gerichteten volksaufklärerischen Schriften zu lesen, hatte Martin Planta in der Helvetischen Gesellschaft in Schinznach einen anderen semioralen Vermittlungsmodus, das Lied, in Vorschlag gebracht. Er sagte:

„Der Pöbel aber bleibt versäumt. Diesem weit zahlreichern Haufen eines Staates, dem durch die Herausgabe guter Bücher und nützlicher Schriften nicht geholfen werden kann, weil viele kaum lesen können und fast keine Zeit dazu haben, könnte durch Mitteilung guter Lieder viel geholfen werden.“[51]

## Anmerkungen

1 Lettre sur le Messager Boîteux. In: *Le Conservateur Suisse*; édition augmentée IV (1814), S.348-359, hier S.348.

2 Ebd.

3 *Habermas, Jürgen*: Strukturwandel der Öffentlichkeit. Untersuchungen zu einer Kategorie der bürgerlichen Gesellschaft. Frankfurt a.M.: Suhrkamp (1962) 1990, S.258.

4 *Engelsing, Rolf*: Zur Sozialgeschichte deutscher Mittel- und Unterschichten. Göttingen: Vandenhoeck & Ruprecht $^{2}$1978 (1973) (Kritische Studien zur Geschichtswissenschaft; Bd. 4), S.133.

5 *Jährlicher Hauß-Rath, Oder Neu und alter Calender*, Auf das Jahr MDCCXXXIX. Nach dem Eydgenößisch- und Zürcherischen Meridiano gerichtet. Durch H.[ans] H.[einrich] V.[ogel] Matth. Künsten Liebhabern. Zürich / zu haben in dem Buchladen unter dem Kindlein. Gedruckt in der Heideggerischen Druckerey, o.P.

6 Heß, J[ohann] W.[ahrmund]: Geschichte des Schulwesens der Landschaft Basel bis 1850. In: *Beiträge zur vaterländischen Geschichte*. Herausgegeben von der Historischen und Antiquarischen Gesellschaft zu Basel XIV, NF 4 (1896), S.123-304, hier S.246).

7 [Kaufmann, Barbara:] Lebenserinnerungen einer hundertjährigen Toggenburgerin. Nach ihren mündlichen Mittheilungen aufgezeichnet von Dr. M.[aurus] [Karl]

A.[ugust] Feierabend. In: *Illustrierter Kalender für die Schweiz.* 1851. St. Gallen: Scheitlin und Zollikofer, S.150-162, hier S.152.

8 *Tanner, Bartholome*: Speicher, im Kanton Appenzell. Versuch einer geographischen, historischen und statistischen Beschreibung der Gemeinde seit dem ersten Kirchenbau bis auf die Gegenwart (1614-1850). Trogen: Druck J. Schläpfer 1853, S.511.

9 Pfarrer Matthias Bänziger. Ed. von Titus Tobler. In: *Appenzellisches Monatsblatt*, Nr. 11/12 (1832), S.161-176 u. 177-190, hier S.167.

10 Baumgartner, H.[einrich]: Ein Blick auf die Schule und die Schulbestrebungen im Kanton Zug am Ende des letzten und im Anfang unseres Jahrhunderts. In: *Zuger Neujahrsblatt für das Jahr 1896*, S.3-37, hier S.8.

11 Ebd.

12 *Senn, Jakob*: Ein Kind des Volkes. Schweizerisches Lebensbild von J. S. Aus dem Nachlaß herausgegeben von O.[tto] Sutermeister. Bern: Rud. Jenni's Buchhandlung (Heinrich Köhler) (1888), S.23.

13 [Rengger, Albrecht:] Vorschlag eines National-Kalenders. In: *Verhandlungen der Helvetischen Gesellschaft in Olten im Jahr 1786*. O.O., S.57-68, hier S.60; vgl. *Im Hof, Ulrich*: Die Entstehung einer poltischen Öffentlichkeit in der Schweiz. Struktur und Tätigkeit der Helvetischen Gesellschaft. Die Helvetische Gesellschaft, Bd. 1. Frauenfeld/Stuttgart: Huber 1983, S.176.

14 Geiser, Karl: Wie die gesetzgebenden Räthe der helvetischen Republik den Kalender verbesserten. In: *Berner Taschenbuch* 38/39 (1889/90), S.191-217, hier S.198.

15 Zitiert nach *Pfister, Christian*: Agrarkonjunktur und Witterungsverlauf im westlichen Schweizer Mittelland 1755-1797. Liebefeld/Bern: Lang 1975 (Beiheft 2 zum Jahrbuch der Geographischen Gesellschaft von Bern), S.36.

16 *Tobler, Johannes*: Sämtliche Erbauungs-Schriften. 3 Bde. Zürich: Orell, Geßner, Füeßlin & Comp. 1776, Bd. 1, S.109.

17 *Bräker, Ulrich*: Tagebuch 1791-1797, transkribiert nach der Handschrift im Staatsarchiv St. Gallen, Signatur: AA8.

18 Vgl. Fäßler, Oscar: Die St. Gallische Presse. Zeitungen, Zeitschriften und einige andere Periodica. 1. Teil: Bis zur Mitte des 19. Jahrhunderts. 66. *Neujahrsblatt*. Hg. vom Historischen Verein des Kantons St. Gallen. St. Gallen 1926, S.7.

19 *Christliches Jahrbuch*. St. Gallen 1790.

20 Vgl. Jacob, Ad.: Zur Geschichte der Zensur im alten Zürich. In: *Zürcher Taschenbuch* NF 30 (1907), S.229-242, besonders S.231 u. 238-239.

21 Vgl. *Dütsch, Adolf*: Johann Heinrich Tschudi und seine „Monatlichen Gespräche". Frauenfeld/Leipzig: Huber 1943 (Wege zur Dichtung, Zürcher Schriften zur Literaturwissenschaft; Bd. XLI).

22 Zitiert nach dem Wiederabdruck in: *Jährlicher Haus-Rath* 1757.

23 *Anhorn, Bartholomaeus*: Magiologia. Christliche Warnung für dem Aberglauben vnd Zauberey: Darinnen gehandlet wird Von dem Weissagen / Tagwellen und Zeichendeuten / von dem Bund der Zauberer mit dem Teufel: von den geheimen Geisteren / Waarsagen / Loosen vnd Spielen: [...] Der fürwizigen Welt zum Ekel / Schewsal vnd Vnderweisung fürgestelt Durch B. A. / Pfarrer der Evangelischen Kirchen und Germeind zu Bischoffzell. Basel: Johann Heinrich Meyer 1674, S.194.

24 *Jährlicher Haus-Rath* 1757.

25 Ebd.

26 *Warncke, Carsten-Peter*: Sprechende Bilder - sichtbare Worte. Das Bildverständnis in der frühen Neuzeit. Wiesbanden: Harrassowitz 1987 (Wolfenbütteler Forschungen; Bd. 33), S.60.

27 Ebd., S.60.

28 Ebd., S.61.

29 *Jährlicher Haus-Rath* 1757; Vgl. *Grosses vollständiges UNIVERSAL LEXICON Aller Wissenschafften (= Zedler)*, Bd. 2. Halle/Leipzig: Johann Heinrich Zedler 1732, Sp. 1959 (Art. 'Astrologia'): „Es ist artig zu lesen, wenn ein Stern blos deswegen, weil er von denen Heyden *Saturnus* genennet worden ist, einen widrigen Einfluß in die menschlichen Geschäfte haben soll [...]. Ein Knäblein im Zeichen der Wage gebohren muß billig und gerecht werden."

30 *Jährlicher Haus-Rath* 1757.

31 Ebd.

32 Ebd.; Autor dieses 1710 erschienen Büchleins ist Tschudi selber; vgl. *Heer, Gottfried*: Diaeta des Chronisten Joh. Heinr. Tschudi von Schwanden. Vortrag gehalten in der glarner. [ischen] naturforschenden Gesellschaft. Glarus: Buchdruckerei Glarus 1895.

33 *Appenzellisches Monatsblatt* 1828, S.149.

34 *Appenzellisches Monatsblatt* 1826: S.123-124.

35 Vgl. zum Folgenden: Messerli, Alfred: „mit wahrem und nüzlichem Zeüg das Vacuum ergänzet". Vorschlag Elias Balbers aus dem Jahre 1754, den Zürcher Kalender von allen abergläubischen Irrtümern zu befreien. In: *Zürcher Taschenbuch* 1993, S.129-142.

36 Ebd., S.135.

37 Ebd., S.136.

38 Ebd., S.137-138.

39 Ebd., S.138.

40 Ebd.

41 Ebd., S.141-142.

42 *Jährlicher Haus-Rath* 1757.

43 *Astronomisch- Politisch- Historisch- und Kirchlicher Kalender für Zürich*. Erster Theil. Zürich, bey Johann Kaspar Ziegler. 1774, S.178.

44 *Zimmermann, Johann Georg* : Von der Ruhr unter dem Volke im Jahr 1765, und denen mit derselben eingedrungenen Vorurtheilen, nebst einigen allgemeinen Aussichten in die Heilung dieser Vorurtheile. Zürich: Füeßli und Compagnie 1767, S.269.

45 Vgl. Von Herrenhausen, F. Ehrhart: Wünsche für Landleute, die Verbesserung ihrer Hauskalender betreffend. In: *Ephemeriden* 1783, S.156-161. Punkt 4 und 5: 'Kürze und Verständlichkeit.' und 'Deutliche und einfache Sprache.')

46 *Zimmermann* 1767, S.279.

47 Ebd., S.278.

48 Ebd., S.281.

49 Ebd., S.290.

50 Ebd., S.300..

51 Zitiert nach *Geiger, Paul*: Volksliedinteresse und Volksliedforschung in der Schweiz vom Anfang des 18. Jahrhunderts bis zum Jahre 1830. Diss. Basel. Bern: Buchdruckerei Büchler & Co. 1911, S.23.

## 10

# Eine medizinische Schweizer Zeitschrift im Dienst der Aufklärung: Johann Heinrich Rahns *Gazette de Santé*

*Hanspeter Marti*

Es gehört zum Handbuchwissen, dass im deutschsprachigen Bereich in der Zeit der Aufklärung zahlreiche Zeitschriften entstanden sind[1]. Dies gilt auch für das Gebiet der Alten Eidgenossenschaft. Mit Stolz vermerken schon 1682 die Gründer der damals europaweit berühmten Leipziger *Acta eruditorum* in der ersten Vorrede an den Leser, wie viel leichter als früher das gelehrte Publikum nun zum Augenzeugen des wissenschaftlichen Fortschritts werde, dessen Gipfelpunkt man tagtäglich näherkomme.[2] Weil die Zeitschrift eine grosse Anzahl weit voneinander entfernt lebender Adressaten rasch mit einer Fülle von Nachrichten und Erkenntnissen versorgt, entspricht sie nicht nur dem Bestreben der gelehrten Fortschrittsapologeten, die wissenschaftlichen Errungenschaften chronologisch genau zu registrieren. Die Journale tragen, im Vergleich mit dem gelehrten Briefwechsel etwa, auch dazu bei, die Kommunikation effizienter zu gestalten und so den gewünschten Multiplikatoreffekt zu erzielen. Zusammen mit dem Lehrgedicht und der Fabel gehört die Zeitschrift in ihren mannigfaltigen Erscheinungsformen zu den im 'siècle des lumières' besonders beliebten Literaturgattungen.

Die Schweizer Zeitschriften der ersten Hälfte des 18. Jahrhunderts sind schon seit längerer Zeit dank bibliographischen Vorarbeiten gut bekannt, bis jetzt aber nicht als wichtige Quellendokumente im Rahmen einer Geschichte der Aufklärung in der Schweiz systematisch ausgewertet worden.[3] Der demnächst erscheinende *Index deutsch- und lateinsprachiger Schweizer Zeitschriften von den Anfängen bis 1750* erschliesst wenigstens die frühen Schweizer Periodika nun auch inhaltlich.[4]

Mit der Wahl meines Tagungsgegenstandes, der Präsentation einer medizinisch-aufklärerischen Schweizer Zeitschrift aus der Zeit des ausgehenden

Ancien Régime, war unausgesprochen ein überzeugtes Plädoyer für die dringend notwendige Ausdehnung des begonnenen Indizierungsvorhabens auf die Schweizer Periodika der Spätaufklärung verbunden. Denn diese übertreffen ihre Vorgänger aus der ersten Jahrhunderthälfte nicht nur an aufklärerischem Pathos, sondern auch an epochenspezifischer Aussage- und Wirkungskraft.

Die *Gazette de Santé*[5] ist eine der verschiedenen Schweizer Zeitschriften, die ein möglichst breites Publikum zu erreichen hofften und daher für ein besseres historisches Verständnis der Volksaufklärung in der Alten Eidgenossenschaft exemplarische Bedeutung besitzen.[6]

Johann Heinrich Rahn, Hauptrepräsentant der medizinischen Aufklärung in der Schweiz, und einige gleichgesinnte Berufskollegen haben bekanntlich mit dem am 28. April 1782 in Zürich eröffneten Medizinisch-chirurgischen Institut den Grundstein für die Professionalisierung des ärztlichen Nachwuchses in einem grossen Teil der Alten Eidgenossenschaft gelegt.[7] Bereits im Januar des Gründungsjahres hatte Rahn ein breites Publikum zur finanziellen Unterstützung dieses ganz von privater Initiative getragenen Vorhabens, im besonderen zur Subskription einer Zeitschrift, der *Gazette de Santé*, aufgerufen.[8] Der Erlös aus diesem gemeinnützigen medizinischen Periodikum sollte

> „einzig zur Bildung, Aufmunterung und Unterstützung junger Aerzte und Wundärzte auf unserer Landschaft, und zur Errichtung einer nützlichen Privat=Anstalt für Arme Kranke angewendet werden".[9]

In einem öffentlichen Rundschreiben vom 3. November 1783 bedankt sich Rahn für die zahlreich eingegangenen Spendengelder und bittet für die folgenden drei Jahre um einen weiteren jährlichen Unterstützungsbeitrag.[10] Von der *Gazette de Santé* sind im Zeitraum von 1782 bis 1786 vier Jahrgänge zu je sechs Nummern, der letzte auf zwei Jahre verteilt, in der verhältnismässig hohen Auflage von durchschnittlich etwa 250-300 Exemplaren erschienen.[11] Zwar waren die Gesundheitsregeln der Zeitschrift vor allem für die bäuerliche Landbevölkerung oder dann, ohne ständische Einschränkung, ganz allgemein für Hausväter und -mütter bestimmt.[12] Das unmittelbare Zielpublikum waren jedoch, trotz der volksaufklärerischen Absicht der *Gazette*, nicht die Bauern, sondern die Mittelsmänner der Aufklärung wie Ärzte, Geistliche, vor allem Landpfarrer, an der politischen Herrschaft Beteiligte sowie andere Angehörige der gebildeten bürgerlichen Oberschicht. Sowohl im benachbarten Deutschland als auch in den katholischen Gebieten der Alten Eidgenossenschaft war das medizinische Magazin verbreitet.[13] Noch 1836, also genau fünfzig Jahre nach dem Erscheinen der letzten Nummer, wird der Zeitschrift als eines „in jeder Beziehung wohlthätigen Werks"[14] gedacht. Abgesehen von den Zeitschriftenbibliographen haben aber die folgenden Generationen von der *Gazette de Santé* kaum noch Notiz genommen.[15] Sie teilt dieses Schicksal mit dem Leben und dem übrigen Werk ihres Herausgebers Johann Heinrich Rahn, der bis jetzt von der Aufklärungsforschung übergangen wurde. Daran ändert eine schmale Dissertation über ihn wenig.[16] Auch im Hinblick auf unsere Zeitschrift bleibt dieses Manko vorderhand bestehen. Denn ihr Porträt soll kurz sein.

Die *Gazette de Santé* behandelt eine schwer überblickbare Fülle von Einzelfragen, die irgendwo im universalen Themenbereich von Medizin, Anthropologie, Naturwissenschaft, Psychologie, Pädagogik, Ethik, Politik und Religion anzusiedeln, aber aufs engste mit den verschiedenen Bereichen des menschlichen Alltagslebens verknüpft sind. Da geht es um die Propagierung der Pockenimpfung und des natürlichen Abgangs der Nachgeburt, um die Verhinderung des Kindsmords und die Senkung der Kindersterblichkeitsrate, um die Gesundheitserziehung der Kinder, die Bekämpfung der Quacksalberei sowie aller Schattierungen medizinischen und anderen Aberglaubens, um die Notwendigkeit einer auf genauer Beobachtung und Beschreibung beruhenden Diagnose und Behandlung der Krankheiten, um die von der göttlichen Autorität geduldete Einführung des Blitzableiters, um die Empfehlung von Bade- und Molkenkuren, um einen Wesensvergleich von Mensch und Tier, um die Berufskrankheiten, um den schädlichen Einfluss der Einbildungskraft und der Schnürbrüste, um vorbildliche gesundheitspolitische Massnahmen, gefährliche Epidemien, den prophylaktischen Aspekt der Krankheitsbekämpfung sowie um das Berufsbild des wissenschaftlich geschulten Arztes und sein geringes Sozialprestige. Der Leser wird mit Meldungen über vorbildliche Entwicklungen im Gesundheitswesen des In- und Auslands versorgt und erhält dank längeren Textauszügen Kenntnis von der jüngst erschienenen medizinischen Fachliteratur.

Nehmen wir also einige nicht ganz unerhebliche Einbussen in der Differenziertheit der Argumentation in Kauf und fragen sogleich nach den philosophisch-ideologischen Voraussetzungen, d.h. nach der allgemeinen gedanklichen Ausrichtung der Aussagen unserer Zeitschrift, um so zu einer genaueren Bestimmung ihres gesundheitspolitischen Standpunkts zu gelangen. Die meisten Beiträge der *Gazette* stammen von Johann Heinrich Rahn sowie vom

Diessenhofner Arzt Johann Melchior Aepli[17]; für die Auswahl der auszugsweise mitgeteilten Literatur war der Herausgeber Rahn verantwortlich. Daher fällt vorerst die Heterogenität der behandelten Themen weniger in Betracht als das den beteiligten Autoren gemeinsame Bekenntnis zur Aufklärung. Die Basis der von ihnen vertretenen Doktrin bildet die in der Nachfolge Jean-Jacques Rousseaus vorgetragene Dekadenz- und Zivilisationskritik.[18] Sie nimmt Anstoss am verderblichen Einfluss der Roman- und Komödienlektüre, an den Theaterbesuchen, an der Kultivierung des Geschmacks und an den verfeinerten städtischen Sitten, an der Verzärtelung der Kinder, an den sitzend ausgeübten protoindustriellen Tätigkeiten und an den vom Luxus geprägten Lebensformen auch ländlicher Bevölkerungskreise. Die Palette der Degenerationsgrade reicht von einzelnen fehlerhaften Verhaltensweisen wie dem Kaffeegenuss oder der als Kapitalverbrechen gebrandmarkten Onanie bis zur empfindsamen Grundhaltung, einer Verweichlichung, die sich aus dem Zusammenwirken verschiedener schädlicher Komponenten der fortgeschrittenen Zivilisation ergibt. Als Aufklärer übernimmt der Arzt die Rolle eines Treuhänders der zurückgedrängten Natur. In prophylaktischer Absicht erteilt er Ratschläge, wie in der von der 'ars' beherrschten Gegenwart ein möglichst naturkonformes Leben zu führen sei, um die eines Besseren Belehrten nicht von den gefürchteten Zivilisationskrankheiten[19] heilen zu müssen. Die Natur ist aber auch die unbestrittene therapeutische Autorität, weil sie dem sachverständigen Arzt den Weg zur Heilung aller Krankheiten zuverlässig anzeigt und in ihrer Funktion als Apotheke gleich noch die wirksamen Heilmittel zur Verfügung stellt. Die nach rückwärts gerichtete Zivilisationskritik Rousseauscher Prägung verbindet sich in der *Gazette de Santé* mit dem prospektiven Vertrauen in die Leistungskraft des medizinischen Fortschritts zu einer merkwürdigen Synthese fortschrittlichen Rückschritts. Diese spannungsgeladene Harmonie von Natur und medizinischer Kunst wird dann an einer Stelle der *Gazette* mit einem einseitigen Lobpreis der technisch-kulturellen Errungenschaften und der Macht des Menschen über die Natur grundsätzlich in Frage gestellt:

> „Heute ist jenes dürre Land, jene Einöde ein Lustgarten; Auen, Kanäle, mit Bäumen besetzte Wege, mächtige volkreiche Städte, reiche Einwohner. Diess alles ist ein Werk des Menschen."[20]

Das widersprüchlich ausgestaltete, jedoch durchgängig nur schwach angedeutete geschichtsphilosophische Konzept spiegelt das fehlende Interesse der

Zeitschriftenautoren an geschlossenen Denksystemen und philosophischen Entwürfen, an Theorien, wider. Man will sich auf die Erfahrung berufen, wendet sich daher der Physiognomik zu und räumt ein, dass man gesichertes Fachwissen nur in der fragmentarischen Form empirischer Einzelerkenntnisse besitze. Man schenkt deshalb den einzelnen Krankengeschichten grosse Beachtung, ohne freilich das Postulat eines Regelkanons auf empirischer Grundlage ganz aus dem Auge zu verlieren. Mit grossem Respekt begegnet man der unverwechselbaren Individualität. Es liegt alles daran, schreibt Johann Melchior Aepli, wo er den natürlichen Abgang der Nachgeburt abzuwarten empfiehlt, dass wir bestimmte wahre Grundsätze und Regeln bekommen und ihre Anwendung auf jeden besondern Fall passend kennenlernen. Nur aus der Kenntnis einer Vielzahl von Einzelfällen, meint er, liessen sich allgemeine Regeln gewinnen, deren Applizierbarkeit auf weitere Einzelfälle wiederum fortwährend empirisch geprüft, bestätigt oder widerlegt werden müsse.[21] Rahn druckt längere Textauszüge aus Montaigne in der *Gazette* ab und gibt damit seine Sympathie mit dem Franzosen zu erkennen, der wegen der unendlichen Vielfalt der Erscheinungen und Erfahrungen an der Möglichkeit einer Erkenntnis aufgrund allgemeiner Regeln überhaupt zweifelt:

> „Wo bleibt diejenige lange und an einander hängende Reihe, von Glücks= und andern Zufällen, die man, eine Regel zu machen, nöthig hat?"[22]

Die beobachtbare, nur genauer Beschreibung zugängliche Individualität ist nun aber, wenn man den Autoren der *Gazette de Santé* folgt, ein Produkt der fortgeschrittenen Zivilisation, eine, ja vielmehr *die* aus dem nur vage skizzierten geschichtsphilosophischen Prozess hervorgegangene, doch jedermann ins Auge fallende Gegebenheit. Von ihr muss die über den notwendigen Gang der Dinge aufgeklärte medizinische Fachwissenschaft ausgehen. Auf den universalgeschichtlich-teleologischen Prozess der Zivilisation, der die Ungleichheit unter den Menschen und damit allmählich auch das menschliche Individuum hervorgebracht hat, ist die auf induktivem Weg zu gewinnende medizinische Erfahrungserkenntnis abgestimmt. Daher ist medizinische Aufklärung, im Sinne Rahns und Aeplis, Aufklärung über die schädlichen Begleiterscheinungen und Folgen der Zivilisation, Aufklärung aber auch über die Begrenzung ihrer Schäden. Das medizinische Expertenwissen soll den der Natur entfremdeten Menschen dieser näherbringen, obwohl der ursprüngliche

Gesundheitszustand des natürlichen Menschen des goldenen Zeitalters durch ärztliche Kunst freilich nie wieder 'hergestellt' werden kann.

Beide Autoren fordern vom aufgeklärt-absolutistisch organisierten Staat eine aktive Gesundheitspolitik und möchten auch die Repräsentanten der kirchlichen Autorität, vor allem die Landpfarrer, für ihre Zwecke einspannen. Sie rufen, mit anderen Worten, nach einer Reform des Gesundheitswesens von oben, nach einer Konzentration des aufklärerischen Kräftepotentials in der Hand der politischen und gelehrten Eliten. Die Chancen einer derartigen 'policeylich' verordneten und begleiteten medizinischen Aufklärung werden sogar von ein- und demselben Repräsentanten ganz unterschiedlich bewertet. Begeisterter Optimismus macht einem gedämpften Platz und dieser mündet, bevor er sich wieder erholt, vorerst in einen abgrundtiefen Pessimismus, der an den erfahrenen Misserfolgen zu verzweifeln scheint:

> „Durch die Erfahrung vieler Jahre von dem unbezwinglichen Widerstand dieser unzähligen Bollwerke des Volks überzeugt, kann ich in meiner Lage nicht den Arzt, sondern nur den Arzneykrämer machen und nichts beobachten, als des Pöbels dumme Denkungsart.“[23]

Aeplis offenes Bekenntnis zu den Grenzen der medizinischen Aufklärung im thurgauischen Landstädtchen Diessenhofen und seiner Umgebung ist das Vermächtnis eines vom Wechselspiel des aufklärerischen Prozesses betroffenen und dessen Erfahrung verarbeitenden Zeitgenossen. In Tat und Wahrheit nie am Scheitern seiner Bestrebungen verzagend, setzt er, offenbar nur illusionsloser als früher, in den späteren Nummern der Zeitschrift seine aufklärerische Tätigkeit unverdrossen fort. Und für Johann Heinrich Rahn markiert die *Gazette de Santé* sogar den Anfang einer sehr ausgedehnten journalistischen Aktivität.[24] Sein Erstling bleibe als Dokument der medizinischen Aufklärung in der Zeit des ausgehenden Ancien Régime, das den Blick auf einen weiten medizin-, kultur- und sozialhistorischen Forschungshorizont freigibt, nicht vergessen.

## Anmerkungen

1 Sauder, Gerhard: Moralische Wochenschriften, in: *Grimminger, Rolf (Hrsg.)*: Deutsche Aufklärung bis zur Französischen Revolution 1680-1789. Hansers Sozialgeschichte der deutschen Literatur vom 16. Jahrhundert bis zur Gegenwart. Band 3. Erster Teilband. München / Wien 1980, S.267: „Ausbreitung und Entfaltung der Aufklärung sind ohne die Hilfe und Vermittlung durch Zeitschriften nicht denkbar." - *Jørgensen, Sven Aage/ Bohnen, Klaus/Ohrgaard, Per*: Aufklärung, Sturm und Drang, frühe Klassik 1740-1789. München 1990, S.87-89. - *Möller, Horst*: Vernunft und Kritik. Deutsche Aufklärung im 17. und 18. Jahrhundert. Frankfurt a.M. 1986, S.286ff.

2 *Acta eruditorum* anno 1682 publicata [...] Lipsiae 1682: „Quemadmodum seculo nostro eam iure optimo gratulamur felicitatem, quod artes omnes scientiaeque, & literarum quarumcunque studia, summum ad fastigium enituntur, illudque indies propius attingunt: ita magno omnium, quotquot literis operantur commodo, ipsa rei literariae historia, diversarum gentium studio, non ita pridem tradi sic coepit, ut multo faciliori nunc, quam olim, negotio, quid in quovis fere Europae angulo eruditorum ingenia moliantur atque praestent, cognosci cuique possit." (unpag.).

3 *Lang, Carl Ludwig*: Die Zeitschriften der deutschen Schweiz bis zum Ausgang des 18. Jahrhunderts (1694-1798). Leipzig 1939. - *Blaser, Fritz*: Bibliographie der Schweizer Presse mit Einschluss des Fürstentums Liechtenstein. 2 Halbbände. Basel 1956/1958. - Candaux, Jean-Daniel: Les gazettes helvétiques. Inventaire provisoire des périodiques littéraires et scientifiques de langue française publiés en Suisse de 1693 à 1795, in: *Couperus, Marianne (Hrsg.)*: L' étude des périodiques anciens. Colloque d'Utrecht. Paris 1972, S.126-171 (Document 4). Über die Schweizer Zeitschriften des 18. Jahrhunderts bereite ich eine ausführliche Untersuchung vor, die alle gattungsgeschichtlichen Aspekte sowie die Entstehungs- und Wirkungskontexte der Periodika berücksichtigt.

4 Marti, Hanspeter: Schweizer Periodika in der Zeit der Aufklärung - ein Forschungsprojekt (Index analytique des périodiques suisses des débuts à 1789) in: *Bulletin, Schweizerische Akademie der Geisteswissenschaften, Schweizerische Naturforschende Gesellschaft* XII, 1987/3, S.8-11. - *Marti, Hanspeter*: Die Schweizer Zeitschrift in der ersten Hälfte des 18. Jahrhunderts. Gelehrtes Raritätenkabinett oder Plattform der Aufklärung? Referat an der Internationalen Tagung 'Tradition und Emanzipation' vom 30.6 - 3.7. 1991 in Vianden/Luxemburg; Druck in Vorbereitung. Es sei auch auf den von Jean-Daniel Candaux im Rahmen desselben Nationalfondsprojekts erstellten Index der Zeitschriften der Romandie des 18. Jahrhunderts hingewiesen.

5 Ausführlicher Titel des ersten Jahrgangs: *GAZETTE DE SANTÉ: // Oder // gemeinnütziges medicinisches // Magazin // für Leser aus allen Ständen // und // zum Besten einer Privat=Anstalt // für Arme Kranke. // Herausgegeben // von // Joh. Heinrich Rahn, M.D. // Erster Jahrgang. // Erstes und zweytes Stück. // Zürich. // Bey Joh. Caspar Füeßly. // 1782.* - Die Titelblätter der folgenden Bände

verzichten auf Präzisierungen hinsichtlich des Zielpublikums und des wohltätigen Zwecks der Rahnschen Zeitschrift.

6 In diesem Zusammenhang vgl. auch Böning, Holger: Medizinische Volksaufklärung und Öffentlichkeit, in: *Internationales Archiv für Sozialgeschichte der deutschen Literatur* 15, 1990, 1. Heft, S.1-92. Die beigefügte Bibliographie verzeichnet auch die 'Gazette de Santé' und machte für deren ersten Jahrgang als Standort die Stadtbibliothek Lübeck ausfindig. - *Böning, Holger/Siegert, Reinhart*: Volksaufklärung. Biobibliographisches Handbuch zur Popularisierung aufklärerischen Denkens im deutschen Sprachraum von den Anfängen bis 1850. Band I. Stuttgart 1990.

7 *Leisibach, Moritz*: Das Medizinisch-chirurgische Institut in Zürich 1782-1833. Vorläufer der Medizinischen Fakultät der Universität Zürich. Zürich 1982.

8 Ankündigung eines in Zürich neu errichteten Medicinischen und Chirurgischen Jnstituts vom 24.1.1782; als Faksimile veröffentlicht im Anhang der Arbeit von *Moritz Leisibach*.

9 Selbständig veröffentlichte Werbeschrift: *Gazette de Santé: // oder // gemeinnütziges medicinisches // Magazin // für Leser // aus allen Ständen // und // zum Besten einer Privat=Anstalt // für Arme Kranke. // Herausgegeben // von // Joh. Heinrich Rahn, M.D. // Zürich. // Bey Joh. Caspar Füeßly, Sohn. // 1782*. Exemplar der ZB Luzern, Signatur 580.8$^{0}$.

10 *Rahn, Johann Heinrich*: Anfrage an das Publikum, und besonders an die Subscribenten auf das gemeinnützige medicinische Magazin. Zürich 1783.

11 Die Auflagenhöhe beruht auf einer Schätzung; der genaue Subskriptionspreis (Werbeschrift, S.7, 2 fl.20 ß) und der ungefähre Jahreserlös des ersten Jahrgangs (Anfrage, S.15, '400-500 Gulden') sind bekannt. Auch wenn man Rahns Erfolgsmeldungen mit Vorsicht aufnimmt, ist wohl mit einer etwas höheren Durchschnittsauflage zu rechnen, als die obigen Zahlen ergeben.

12 Da die Bedeutung von Johann Heinrich Rahns Wirken für die medizinische Aufklärung und auch die hier angedeuteten, von der 'Gazette de Santé' behandelten Schlüsselthemen in einer Monographie ausführlich gewürdigt werden, verzichte ich in dieser ohnehin stark zusammenfassenden, auf Hauptaspekte ausgerichteten Darstellung in der Regel auf detaillierte Quellennachweise.

13 Das von mir benutzte Exemplar aus dem Kapuzinerkloster Rapperswil befindet sich heute in der Zentralbibliothek der Schweizer Kapuziner in Sursee (Signatur: 29.1.2.3.).- Als Zweitexemplar stand mir dasjenige der ZB Zürich zur Verfügung; Dr. Urs Leu danke ich für seine einmal mehr wertvolle Hilfe. - Auch die ZB Luzern besitzt die Zeitschrift, allerdings nicht vollständig. Dass die 'Gazette' auch in Süddeutschland gelesen wurde, geht aus der Zuschrift eines Augsburger Arztes an Rahn hervor; vgl. 'Gazette', Vierter Jahrgang, Zürich 1786, S.560

14 [Lavater, Karl:] An die lernbegierige Zürcherische Jugend auf das Neujahr 1836, in: *Von der Gesellschaft von der ehemaligen Chorherrenstube*. Acht und fünfzigstes Neujahrsblatt, S.1-20.

15 Ausser der Kurzbeschreibung bei *Lang* (vgl. Anm. 3): *Lustenberger, Fridolin*: Schweizerische medizinisch-naturwissenschaftliche Zeitschriften von 1751-1871, ihre Bedeutung und ihre Ziele, Zürich 1927, S.7/8, mit einer dürftigen Charakteristik der 'Gazette'. - *Meyerhans, Johann*: Die medizinischen Verhältnisse Zürichs im 18. Jahrhundert, wie sie sich in der periodischen Presse der Zeit wiederspiegeln. Diss. Zürich 1929, S.25, wo die 'Gazette' nur ganz beiläufig als Zeitschrift erwähnt wird, „die trotz ihrem medizinischen Inhalte [!; M], doch für ein weiteres Publikum berechnet war."

16 *Schulthess, Ursula von*: Medicin-Doctor und Chorherr Johann Heinrich Rahn 1749-1812. Ein Beitrag zur Medizingeschichte der schweizerischen Aufklärung. Winterthur 1959.

17 Moser, E.: Dr. med. Johann Melchior Aepli aus Dießenhofen, ein thurgauischer Landarzt aus dem Ausgang des 18. Jahrhunderts, in: *Gesnerus* 3, 1946, S.174-192; *Gesnerus* 4, 1947, S.43-59. - *Ort-Wädensweiler, Lisbeth*: Johann Melchior Aepli: Zur Verbesserung des Medizinalwesens in der Schweiz (1783/88). Zürich 1984.

18 Rousseau wird zwar in der 'Gazette' verhältnismässig selten zitiert (z.B. 1. Jahrgang, 1782, S.75f), ausführlich aus zweiter Hand, nämlich aus Johann Peter Franks Standardwerk 'System einer vollständigen medicinischen Policey': Vergleich des Bürgers mit dem Wilden aus dem 'Discours sur l'origine et les fondemens de l'inégalité parmi les hommes' (*Rousseau, Jean-Jacques*: Oeuvres complètes III, Bibliothèque de la Pléiade, Paris 1964, Note IX, S.203ff.); 2. Jahrgang, 1783, S.76/77, wo es um das Stillen geht (Emile, Livre I, Oeuvres complètes IV, S.256); im 4. Jahrgang, in Aeplis Stellungnahme zu den Schnürbrüsten (Emile, Livre V, S.705). Dennoch darf sein Einfluss auf die federführenden Repräsentanten der medizinischen Aufklärung in Zürich und dessen Einzugsbereich nicht unterschätzt werden. Die bisherige Literatur (*Stutzer, Walter*: Jean-Jacques Rousseau und die Schweiz. Basel 1950. - *Speerli, Leonore*: Rousseau und Zürich. Brugg 1941. Die beiden letzten bibliographischen Hinweise verdanke ich dem leider ungedruckten Aufsatz 'Gibt es einen Weg, der von Sokrates zu Pestalozzi führt?' von Dr. P. *Robert Bürcher*. - *Brändli, Sebastian*: „Die Retter der leidenden Menschheit". Sozialgeschichte der Chirurgen und Ärzte auf der Zürcher Landschaft (1700-1850). Zürich 1990, allgemeiner Hinweis, S.38) gibt über diesen Aspekt der Rousseaurezeption zu wenig genau Aufschluss. Von der grundsätzlich sehr kritischen Haltung Rousseaus zur Medizin im 'Emile' darf nicht auf die Bedeutungslosigkeit seiner Lehren für die Medizingeschichte geschlossen werden.

19 Hierin zeigt sich die stillschweigende ideologische Solidarität zwischen den Herausgebern der 'Gazette de Santé' mit dem zivilisationskritischen Rousseau: „Quand on songe à la bonne constitution des Sauvages, au moins de ceux que nous n'avons pas perdus avec nos liqueurs fortes, quand on sait qu' ils ne connoissent presque d'autres maladies que les blessures et la vieillesse, on est très porté à croire qu'on feroit aisément l'histoire des maladies humaines en suivant celle des Sociétés civiles." ('Discours sur l'origine et les fondemens de l'inégalité

parmi les hommes', in: *Rousseau, Jean Jacques*: Oeuvres complètes III, Paris 1964, S.[109]-223).

20 Gazette de Santé, Dritter Jahrgang, Zürich 1784, S.97.

21 Gazette de Santé, Dritter Jahrgang, Zürich 1784, S.61.

22 Gazette de Santé, Dritter Jahrgang, Zürich 1784, S.391.

23 Gazette de Santé, Zweyter Jahrgang, Zürich 1783, S.536.

24 Rahn hat von 1787 bis 1791 das 'Archiv gemeinnütziger physischer und medizinischer Kenntnisse', 1792 das 'Gemeinnützige Wochenblatt physischen und medizinischen Inhalts', 1795/96 die 'Medizinisch-praktische Bibliothek' und 1799-1801 das 'Magazin für gemeinnützige Arzneikunde und medizinische Polizei' herausgegeben.

# 11

## La santé dans l'Encyclopédie de Diderot

*Gerhard Rudolph*

> *„La santé, le plus grand des biens,*
> *File tous les jours de ma vie [...]"*
> *Epitre VI, François-Joachim de Bernis*
> *(1715-1794).*

### A la recherche d'une définition

„Personne ne s'occupe moins de penser à la santé que celui qui la possède: c'est que la santé est notre état normal; et en fait de tout état normal, on en jouit ou on le regrette, mais on ne s'en occupe pas. La philosophie seule s'occupe de tout, même de ce qu'elle possède."[1]

Dès l'Antiquité la santé a préoccupé la pensée médicale: „Scopus et finis medicinae est, de eo cogitat, ut praesentem tueatur, absentem restituat", comme l'avait exprimé Galien (v.130-v.200).[2]

Est-ce qu'il existe un état normal, identique pour tout le monde, une santé parfaite? „Nulla datur in orbi sanitas generalis" avait affirmé Albrecht von Haller (1708-1777).[3] Au XX<sup>e</sup> siècle la WHO (Organisation mondiale de la Santé, 1946) avance une définition de portée générale: „Etat de complet bien-être physique, mental et social et qui ne consiste pas seulement en une absence de maladie ou d'infirmité." Là on doit se demander, suivant Diderot (1713-1784), s'agit-il des choses qui sont ou des choses que nous concevons?[4] L'acceptation d'une telle définition n'entraînerait-elle pas des revendications injustifiées? La nature humaine s'y refuserait. Et le pouvoir de la médecine? „La nature manque-t-elle? La médecine est tout-à-fait inutile."[5]

„La santé n'est qu'un nom" avait assuré Bossuet (1627- 1704). „Bonne et mauvaise santé fait notre philosophie" reconnût l'Abbé de Chaulieu (1639-1720), lors de la „première attaque de goutte".[6] Au XIX<sup>e</sup> siècle, jouissant de l'héritage des Lumières et préparant la médecine moderne, Emile Littré sort une explication laconique: „Exercise libre et facile des fonctions."[7] C'est une santé individuelle, subjectivement sentie ou objectivée par le diagnostic médical, et opposée à une idée de santé absolue.

A la même époque, l'ouvrage du lexicographe Amédée Dechambre procède à une différentiation plus poussée[8] :

> „La santé absolue ou l'état physiologique existe, quand l'organisme humain présente toutes les qualités matérielles qui lui sont nécessaires, qu'il est parfaitement adapté au milieu où il doit vivre, et que du point dynamique il offre une régularité harmonique de toutes les fonctions en concordance parfaite avec le milieu ambiant."

> „Cet état de santé absolue n'est que très rarement réalisé, ou s'il l'est ce ne saurait être pour longtemps. La dépendance dans laquelle se trouve l'organisme quant au milieu ambiant, l'influence que lui ont imprimée les organismes qui lui ont donné naissance, et surtout l'incessante évolution dont il est le théatre s'y opposent. On pourrait donc affirmer que dans un organisme donné l'état de santé n'est jamais que relatif, et que l'état physiologique individuel présente des cas qui conduisent par des nuances infinies jusqu'à l'état pathologique [...]." La santé „ignore les frontières figées."[9]

La grande question au XVIII$^{e}$ siècle „sanitas quid?", posée par les commentateurs de Boerhaave (1668-1738), Gerhard van Swieten (1700-1772)[10], Albrecht von Haller[11] et leur suite, reste donc toute présente au XIX$^{e}$ siècle jusqu'au déclin intellectuel de l'époque moderne. Une position-clef dans la discussion de la santé revient à l'*Encyclopédie* de Diderot, la „véritable colonne vertébrale du mouvement philosophique dans la deuxième moitié du siècle" selon un mot heureux de Naville.[12]

**Le savoir des Encyclopédistes. Leur champ sémasiologique**

Il est légitime d'appeler l'*Encyclopédie* comme témoin privilégié de l'essor de la médecine et des sciences médicales dans la seconde moitié du siècle des Lumières[13] qui, entre autres, voit se développer la méthode Hallerienne en physiologie expérimentale[14] et les succès de l'immunisation antivariolique, terminant l'histoire d'un des plus grands fléaux de l'humanité. Cette importance de l'*Encyclopédie* ressort d'un jugement ultérieur du prix Nobel (1913) Charles Richet (1850-1935):

„C'est en 1751, écrit-il, que commence à paraître cette Encyclopédie qui inaugure une nouvelle manière de penser. A la déclamation des rhéteurs, à la fausse logique des scolastiques, à la foi traditionnelle des théologiens, les auteurs de l'Encyclopédie opposèrent le fait précis, et une exacte technique. On peut résumer d'un seul mot l'esprit de l'Encyclopédie, en disant c'est un livre de science. Grande nouveauté, même en 1751, que de tout soumettre à la doctrine scientifique, et par conséquent de n'admettre comme vrai que ce qui a été démontré."

Une vue simplifiante peut-être, mais qui marque l'intérêt que devait avoir a l'époque cette extraordinaire entreprise, aussi pour les sciences médicales et ceux qui y étaient concernés. La conviction positiviste du médecin Richet y trouvait son reflet:

„La science seule en domptant la matière, en expliquant tant bien que mal, quelques-uns des mystères inclus dans les choses, pourra affranchir le corps et l'esprit de l'homme."[15]

La partie médicale, considérable quant à son volume, sa substance, le nombre et la qualité des collaborateurs, laisse apparaître, comme nous avons pu montrer[16], trois courants médico-scientifiques représentant les Universités de Paris, de Montpellier et de Leyde, dont les doctrines fusionnent grâce à l'esprit ouvert et raisonnablement sceptique des Encyclopédistes. D'un intérêt particulier pour notre sujet est l'influence de Boerhaave et de son école qui se manifeste jusque dans les articles du Supplément signés par Haller.[17] L'auteur le plus représentatif qui avait fait ses études à Leyde, est Louis de Jaucourt (1704-1780). L'*Encyclopédie* conserve les débris d'une œuvre immense perdue dans un naufrage. De Jaucourt a fourni, à lui seul, 17.000 articles au Dictionnaire de Diderot, dont un quart de médecine[18], et parmi ces articles l'importante contribution 'Santé' (1765).[19]

De Jaucourt donne une définition précise:

„C'est l'état le plus parfait de la vie; l'on peut par conséquent le définir: la disposition convenable des parties du corps vivant, d'où s'ensuit que l'exercise de toutes ses fonctions se fait, ou peut se faire d'une manière durable avec la facilité, la liberté, et dans toute l'étendue dont est susceptible chacun de ses organes, selon sa destination, et relativement à la situation actuelle, aux différents besoins, à l'âge, au sexe, au tempérament de l'individu qui est dans cette disposition et au climat dans lequel il vit."

Des expressions comme 'la disposition convenable des parties', 'relativement à la situation actuelle', laissent entendre que l'apport personnel ('privé' selon les Boerhaaviens) est essentiel pour la santé de l'individu. A un moindre degré importe le péristasique[20], l'environnement dans lequel il peut vivre sans heurts.

Et déjà, dans cet article, commence ce jeu admirable des renvois encyclopédiques qui introduit le lecteur dans tout un réseau d'explications, de corrélations, d'interdépendances:

> „Voyez: VIE, FONCTION, AGE, SEXE, TEMPERAMENT, CLIMAT, et toute une suite de renvois secondaires, tels VIEILLESSE, CONSTITUTION, HUMEUR, QUALITE, ELEMENT, DEGRE, IDIOSYNCRASE, REGIME, NON-NATURELLES".

Un autre procédé d'interroger l'*Encyclopédie* sur le sujet de la santé serait l'utilisation d'une sorte de clef offerte par la littérature médicale post-encyclopédique. Là se présentent les auteurs de la transition du XVIII$^{e}$ au XIX$^{e}$ siècle qui, encore proche de l'esprit des Lumières et repoussant le romantisme scientifique (la nébuleuse philosophie de la nature à l'allemande), ouvrent la voie aux conceptions des temps futurs, tels Pierre Nicolas Gerdy (1787-1856)[21] ou Léopold Deslandes (1797-1852)[22].

Gerdy recherche „l'action des différentes Influences, soit individuelles soit étrangères à l'individu" sur sa disposition matérielle, sur l'exercise des fonctions, pour arriver à cet „art de conserver la santé" qu'il appelle „hygiène positive" ('Hygiologie'). Il développe un vaste vocabulaire, des items, dont on retrouve l'essentiel dans l'*Encyclopédie*. Abstraction faite d'une systématisation plus rigoureuse, de quelques connaissances supplémentaires de chimie, de physiologie, de pharmacologie ou de géographie médicale, tout prouve une continuation des idées fondamentales. Sur le plan méthodique et intellectuel l'*Encyclopédie* est restée valable, même si une certaine pudeur cache cette parenté. La santé résulte donc de la constitution des êtres vivants et des mécanismes, en jeu libre, de leurs fonctions. On pourrait ajouter, selon Bergson, qu'une santé intellectuelle „se manifeste par le goût de l'action et la faculté de s'adapter".

L'article 'Vie'[23], qui implique le drame de la vieillesse, porte aussi la signature de Jaucourt.

> „Je la définis, écrit-il, un mouvement continuel des solides et des fluides de tout corps animé. De ce double mouvement continuel et réciproque naît la nutrition, l'accroissement auquel succède le décroisse-

> ment et la mort [le lecteur est invité à voir ces mots]. C'est assez de dire que de ce mouvement résulte la dissipation des parties acqueuses, mobiles, fluides, le reste devient impropre à circuler, et fait corps avec le tuyau qu'il bouche. Ainsi l'épaississement des humeurs, l'ossification des vaisseaux, sont les tristes mais nécessaires effets de la vie. La physiologie démontre comment la machine se détruit par nuances, sans qu'il soit possible de l'empêcher par aucun remède."[24]

L'auteur médical se montre toujours soucieux de la théorie (mécaniciste) des phénomènes. Il la présente de nouveau sous le terme 'Vieillesse'.[25]

En excellent connaisseur des Anciens et des Modernes, de Jaucourt déroule dans ce contexte un tableau de philosophie morale tiré du *Théophraste* de la Bruyère[26], une pièce de cabinet d'une consultation médicale:

> „Irène se transporte à grands frais en Epidaure, voit Esculape dans son Temple, et le consulte sur tous ses maux. D'abord elle se plaint qu'elle est lasse et recrue de fatigue, et le Dieu prononce que cela lui arrive par la longueur du chemin qu'elle vient de faire. Elle dit qu'elle est le soir sans appétit, l'Oracle lui ordonne de dîner peu. Elle ajoute qu'elle est sujette à des insomnies, et il lui prescrit de n'être au lit que pendant la nuit. Elle lui demande pourquoi elle devient pesante, et quel remède? L'Oracle répond qu'elle doit se lever avant midi et quelquefois se servir de ses jambes pour marcher. Elle lui déclare que le vin lui est nuisible, l'Oracle lui dit de boire de l'eau; qu'elle a des indigestions, et il ajoute qu'elle fasse diète. Ma vue s'affaiblit, dit Irène: prenez des lunettes, dit Esculape. Je m'affaiblis moi-même, continue-t-elle, je ne suis ni si forte, ni si saine que j'ai été: c'est, dit le Dieu, que vous vieillissez. Mais quel moyen de guérir de cette langueur? Le plus court, Irène, c'est de mourir, comme ont fait votre mère et votre ayeule. Fils d'Apollon s'écrie Irène, quel conseil me donnez-vous? Est-ce là toute cette science que les hommes publient, et qui vous fait révérer de toute la Terre? Que m'apprenez-vous de rare et de mystérieux; et ne savais-je pas tous ces remèdes que vous m'enseignez? Que n'en usiez-vous donc, répond le Dieu, sans venir me chercher de si loin, et abréger vos jours par un long voyage?"

## Le fondement théorique du diagnostic de la Santé, sa Sémiologie

L'*Encyclopédie* prend soin d'exposer, et ceci à un niveau bien élevé, les vues théoriques de la biologie médicale, de la physiologie, pour faire comprendre quels sont les mécanismes déterminant les phénomènes qui caractérisent la vie. Un exemple sera le volumineux article 'Fibre'[27], précurseur en quelque sorte d'une théorie cellulaire, désignant „les premiers principes de la structure du corps humain", par Arnulphe d'Aumont (1720-1782). En défendant un langage simple, accessible à tous, les Encyclopédistes guidés par d'Alembert (1717-1783) prouvent que la science de la nature n'est pas ésotérique.[28]

„La santé est une condition qui réside dans tout l'assemblage de tout le corps, qui est composé de solide et de fluide" selon l'Aphorisme (DCCCLXXXIX) de Boerhaave, traduit par La Mettrie[29]. La conclusion: „Chaque homme a donc sa santé particulière". L'article qui tend à expliquer le comportement de la matière vivante et des fonctions, se trouve sous le mot 'Tempérament'[30]. Il suit la tradition galénique. A l'époque elle était toute courante et seule susceptible de donner une certaine lueur à des processus biologiques cachés.

En commentant l'aphorisme de Boerhaave, van Swieten (1747) a désigné le rôle du 'tempérament' pour la santé et a donné le principe de son diagnostic. Sa version latine, globalisante, est d'une admirable concision:

> „[...] Sanitas unicuique homini privata sua est, unde diversissima in solidis et fluidis partibus corpora quamvis fuerint, tamen singula sana esse poterunt, haec vocatur sanitas temperiei, ad quam ergo quam maxime attendendum est. Calidam enim et frigidam, humidam et siccam, biliosam, sanguineam, phlegmaticam, atrabilariam temperiem, propriis signis distingunt Medici [...]"[31].

'Temperies', 'temperamentum', du vocabulaire de Galien, signifie donc mélange. Tempérament est cette habitude ou disposition du corps, qui résulte de la proportion des quatre qualités primitives et élémentaires dont il est composé.

> „Tempérament en médecine s'entend plus particulièrement de la constitution naturelle du corps de l'homme, ou de l'état des humeurs dans chaque sujet."

Le schéma quaternaire de quatre éléments et quatre propriétés qui se combinent en proportions variables, était tout familier à l'homme cultivé du XVIII<sup>e</sup> siècle. Un simple dessin, assez répandu, emprunté à Erwin Ackerknecht[32], rend cette position intelligible.

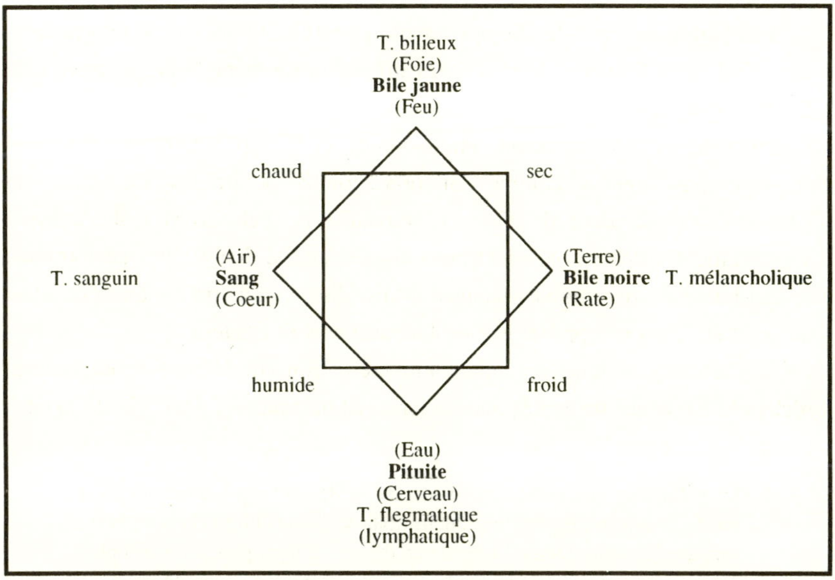


Fig. 1: Ensemble des principes constitutifs du corps humain: Quatre humeurs et leurs organes d'origine, correspondant aux quatre 'éléments' de la nature inanimée, et quatre propriétés (vertus), se combinant en proportions différentes (Dessin emprunté à E.H. Ackerknecht). „Le corps de l'homme a en lui sang, pituite (phlegme), bile jaune et bile noire; c'est là ce qui en constitue la nature et ce qui y crée la maladie et la santé. Il y a essentiellement santé quand ces principes sont dans un juste rapport de crase, de force et de quantité et que le mélange en est parfait; il y a maladie quand un de ces principes est, soit en défaut, soit en excès, ou, s'isolant dans le corps, n'est pas combiné avec tout le reste."[33]

„Comme les différences des tempéraments ne sont autre chose que les différences de proportion dans la quantité des liquides, lesquelles proportions peuvent varier à l'infini; il peut y avoir par conséquent une infinité de tempéraments, quoique les auteurs n'en aient supposé que quatre [...]. La médecine d'aujourd'hui [critiquant la doctrine de Galien comme incertaine] regarde seulement les tempéraments comme des diversités dans le sang de différentes personnes, qui rendent ce liquide plus capable dans un corps que dans un autre à de certaines combinaisons, c'est-à-dire de tourner vers la bile, le phlegme etc."

Et l'auteur de l'article 'Tempérament' cite John Quincy et le très intéressant Archibald Pitcairne (1652-1713) qui, à un moment, a été le maître de Boerhaave à Leyde.

Les articles 'Tempérament (Philosophie)' et 'Tempérament en médecine' ne sont pas signés, comme un bon nombre d'articles médicaux de l'*Encyclopédie* à partir de 1765. L'Inventaire de Schwab et Coll.[34], assez sophistiqué d'ailleurs, s'abstient pour la médecine d'essayer des attributions, ce qui laisse de regrettables lacunes. Mais, dans ce cas précis on peut, avec une certaine raison supposer que de Jaucourt en soit l'auteur.

La théorie galénique, répondant à l'observation quotidienne et ubiquitaire, réclame l'existence de santés particulières. Et de Jaucourt (Art. 'Santé', suite) insiste sur ce point:

> „Il résulte de cette idée circonstanciée de la santé que quiconque est dans cet état, jouit par conséquent de la vie; mais que l'on peut vivre sans être en santé; ainsi l'idée de ce dernier état en particulier est plus étendue, renferme plus de conditions que celui de la vie en général.“

Il suffit pour l'existence de la vie, que le corps animé soit susceptible d'un petit nombre de fonctions: 1° mouvement du coeur et de la respiration, 2° continuation de cet exercise de la manière la plus parfaite dont l'individu soit susceptible de sa nature (fonction réglées).

> „On ne peut pas regarder comme en santé quiconque ne peut pas exercer les fonctions convenables à son sexe, à son âge et à la circonstance [...]. La perfection de la santé ne suppose pas une même manière d'être dans les différents individus [...]. L'exercise des fonctions dans chaque sujet a quelque chose de commun à la vérité, pour chaque action en particulier, mais il est susceptible de bien de différences, non seulement par rapport à l'âge, au sexe, au tempérament [...], mais encore par rapport aux sujets de même âge, de même sexe, de même tempérament, selon les différentes situations, les différentes circonstances où ils se trouvent; ainsi chacun a sa manière de manger, de digérer, quoique chacun ait les mêmes organes pour ces fonctions.“

> „Ainsi on ne peut dire en général d'aucune espèce de nourriture qu'elle convient pour la santé préférablement à toute autre, parce que chacun a une façon de vivre, de se nourrir qui lui est propre et qui diffère plus ou moins de celle d'un autre [...]. Le concours des qualités dans les organes et les humeurs propre à chaque individu rend un échange impratiquable[35] [...] des mêmes aliments il ne résulte pas des humeurs absolument semblables, lorsqu'ils sont travaillés et digérés dans deux corps différents.“

„La santé ne consiste donc pas dans un point précis de perfection commune à tous les sujets, dans l'exercise de toutes leurs fonctions, mais elle admet une sorte de latitude d'extension, qui renferme un nombre très-considérable et indéterminé de combinaisons, qui établissent bien des variétés, dans la manière d'être en bonne santé, comprise entre l'état robuste de l'athlète le plus éloigné de celui de la maladie, et l'état qui approche le plus de la disposition où la santé cesse par la lésion de quelque fonction."

Et l'auteur réaffirme avec une redondance qu'on dirait calculée et qui se découvre à plusieurs endroits dans l'*Encyclopédie*:

„Il suit de là qu'il n'existe point d'état de santé qui puisse convenir à tout le monde; chacun a sa manière de se bien porter, parce que cet état dépend d'une certaine proportion dans les solides et les fluides, dans leurs actions et leurs mouvements qui est propre a chaque individu, comme on ne peut trouver deux visages parfaitement semblables [...]."

Cependant:

„La différence des constitutions, des tempéraments n'empêche pas [...] qu'il n'y ait des signes généraux auxquels on peut connaître une bonne santé [...]. La différence réelle n'est pas assez caractérisée pour se rendre sensible [...] par le moyen des signes visibles on ne fait que juger en gros de l'état des choses."

On juge de la disposition par l'examen de l'état actuel; le passé laisse pressentir l'avenir.

„Il suit de là que les signes par lesquels on peut présager une vie saine et longue, sont aussi ordinairement les marques d'une santé actuelle bien affermie. Les hommes d'une complexion maigre, mais charnue, sont les plus disposés à une bonne santé; les personnes avec assez d'embonpoint en apparence, sont d'une complexion délicate, ont des muscles grêles, peu compactes, perdent aisément par de très-petites indispositions, cette apparence de santé, qui ne dépend que de la graisse qui se ramasse sous les téguments."

La santé délicate des 'gens de lettres', leur apparence physique, a trouvé un observateur attentif en Samuel Auguste Tissot (1728-1797) qui parle aussi de l'aspect de la santé dans sa Correspondance avec l'encyclopédiste Haller[36]. Dans son étude (1768)[37] Tissot a dénoncé les deux causes de sa fragilité:

„les travaux assidus de l'esprit et le continuel repos du corps [...]. Les effets de la vie trop sédentaire sont de détruire la force des muscles, et de les mettre, par la désuétude, hors d'état de supporter le mouvement; la circulation privée d'un secours considérable et abandonnée aux seules forces du coeur et des vaisseaux, s'affaiblit [...]".

Il faut donc „cultiver les sciences d'une façon sage" et reconnaître la „nécessité de l'éducation".

Y-a-t-il une corrélation entre signes morphologiques (fonctionnels assurément) et prédestination à une bonne santé? Le texte de Jaucourt fait apparaître l'idée d'une relation entre structure corporelle et fonction. Du fond du siècle semble se dégager la notion d'une typologie morphopsychologique bien avant Kretschmer[38] comme en témoignent les „deux hommes bien différents" décrits par Voltaire[39] avec une notable référence à Rabelais:

„L'un, gras, rond, gros, court, séjourné,
Citadin de Papimanie,
Porte un teint de prédestiné,
Avec la croupe rebondie.
Sur un front respecté du temps,
Une fraîcheur toute nouvelle [...]
(lui) donne une jeunesse éternelle.
L'autre dans Papefigue est né,
Maigre, long, sec et décharné
N'ayant eu croupe de sa vie, [...]
Mais peut-être [...] maudit
Puisqu'il aime et qu'il versifie."

Auquel des types reviendrait une santé plus durable? Voltaire penche-t-il pour une apparence qui donne envie?

N'oublions pas, le XVIII<sup>e</sup> siècle est aussi le siècle de la 'Physionomie'[40], „art prétendu qui enseigne à connaître l'humeur, le tempérament et le caractère des hommes par les traits de leur visage" (de Jaucourt). „Une sotte physionomie est celle qui n'exprime que la complexion, comme un tempérament robuste, etc. Mais il ne faut jamais juger sur la physionomie" (Diderot). Pour de Jaucourt cette „science imaginaire" est une „espèce de préjugé", car „la forme du nez, de la bouche ne fait pas plus au naturel de la personne que la grosseur des membres à la pensée".

Mais, il existe une vraie „science des signes"[41]. Son importance sera soulignée par l'article 'Séméiotique' ou 'Séméiologie'[42] dont l'auteur est resté dans l'anonymité. Encadré de deux courts articles signés de Jaucourt, 'Séméiotique' semble provenir de la même plume. L'objet est

„l' exposition des signes propres à l'état de santé et aux différentes maladies. De là naît la division de cette partie en séméiotique de la santé et séméiotique de la maladie. Elles ne sont l'une et l'autre que les corollaires qui devraient être déduits à la suite des traités de pathologie et de physiologie. Ce n'est en effet que par la connaissance exacte de l'homme sain que l'on peut connaître la santé présente et déterminer si elle sera constante."

„Il n'est point de partie dans le corps humain qui ne puisse fournir à l'observateur éclairé quelque signe [diagnostique, prognostique et anamnestique]; toutes les actions, tous les mouvements de cette merveilleuse machine sont à ses yeux comme autant de miroirs, dans lesquels viennent se réfléchir les dispositions intérieures [...]. Plus loin, le séméioticien instruit [...] voit d'un oeil assuré les changements divers qui doivent arriver dans la santé ou les maladies; il tient la chaîne qui lie tous les événements et les premiers chaînons qui sont sous sa main lui font connaitre la nature de ceux qui viennent après, parce que la nature n'a que les dehors variés, et qu'elle est dans le fond toujours uniforme, toujours attachée à la même marche."[43]

Les auteurs classiques ont distingué trois principales sortes de signes: 1° fonctions (pouls, respiration), 2° excrétions (qu'il est arbitraire de les séparer des fonctions), 3° observation des changements dans les qualités (couleur, chaleur etc.). „Cette division mal-entendue peut toujours servir [...] voyez: POULS, RESPIRATION, SUEUR, URINE etc."

„Pour ce qui regarde la Séméiotique de la Santé, elle paraît au premier coup d'oeil assez bornée, parce qu'on se représente la santé comme un point, dont les signes doivent par conséquent être en petit nombre bien constatés et invariables. Mais cette idée métaphysique de la santé est bien éloignée de ce que l'observation nous découvre; en la consultant plutôt que le raisonnement; en sortant de son cabinet, en promenant ses regards sur l'ensemble des hommes, le médecin verra qu'il y a presque autant de santés différentes, qu'il y a de sujets différents; qu'elle varie d'une manière plus sensible dans les divers tempéraments; que par conséquent les signes de santé ne sont pas les mêmes dans un homme mélancholique et dans un pituiteux, dans un sanguin et un bilieux; on les trouverait même différents dans Pierre, Jean, Joseph etc., en un mot dans chaque individu; car chacun a sa santé particulière qu'on a exprimé sous le nom [...] idiosyncrasie."

„On pourra bien en général décider que la santé est bonne, si toutes les fonctions s'exercent ou peuvent s'exercer avec facilité, alacrité et constance. Peuvent s'exercer, parce que comme il est facile de s'appercevoir, l'exercise continuel de toutes les fonctions, non seulement n'est pas nécessaire pour la santé, mais même est impossible; il suffit qu'il y est de l'aptitude [...]. Il y a d'autres fonctions qui sont succédanées, qui ne peuvent être exercées que les uns après les autres; telles sont la veille et le sommeil, la digestion, la sanguinification et certaines excrétions [...] toutes les personnes dans qui on observe ces qualités, dans l'exercise des fonctions, jouiront d'une santé parfaite. Mais, il n'y a point de mesure générale pour s'assurer de leur présence dans tous les tempéraments, et tous les sujets."

Mais,

„il ne suffit pas de décider si la santé présente est bonne, il faut déterminer si elle sera constante, si le sujet peut, à l'abri des accidents, se promettre de longues années. Pour résoudre ce problème, il faut non seulement examiner la manière dont les fonctions s'exercent à l'état actuel; mais sur-tout tirer des signes ultérieurs de la manière dont la personne a vécu, soit dans sa jeunesse, soit dans son enfance; si elle a été sujette à différentes maladies qui en font craindre pour la suite [...]."

„Il faut porter plus loin les recherches, faire attention au temps de sevrage, à l'alaitement, à la naissance et au temps qui l'a précédé; examiner en conséquence, si le sevrage a été trop précipité ou trop retardé; si la nourrice était bonne; si on n'avait aucun vice capital à lui reprocher; si le nourisson n'a point eu d'incommodités extraordinaires; si l'accouchement a été naturel; si l'enfant n'a point souffert en naissant, s'il est venu à terme; si sa mère a eu une grossesse heureuse; si enfin, aussi-bien que le père, elle jouissait d'une bonne santé; s'ils ne portaient, ni l'un ni l'autre, le germe de quelque maladie héréditaire; s'ils n'étaient ni trop jeunes ni trop vieux; s'ils ne s'adonnaient pas avec excès aux plaisirs de l'amour, etc."

„On peut aussi tirer quelques lumières de la saison où il a été formé; on a observé que le printemps de l'année, de même que celui de la vie, étaient les saisons les plus favorables à la formation de l'enfant. On pourrait présager une longue vie, si l'on ne trouvait rien à redire sur tous ces articles; si en même temps toutes les fonctions s'exerçaient comme il faut, et que le corps fut bien constitué [...] selon l'observation d'Hippocrate."

Théophile de Bordeu (1722-1776) de l'Ecole de Montpellier, l'ami de Diderot, l'auteur de l'article 'Crise'[44], rejoint les disciples de Boerhaave dans la définition de la santé[45] :

„Il est une série de mouvements et de fonctions propre à chaque âge et a chaque sexe. Ces diverses séries forment la vie particulière de chaque individu: elles produisent la santé, lorsqu'elles sont secondées par une distribution louable du suc alimentaire; car la santé est une modification de la vie sujette à varier même dans un sujet déterminé".

„Comme la santé n'est pas constante et uniforme, il n'en est pas non plus de parfaite, c'est-à-dire qu'il n'existe pas un état parfait des parties et de leurs nouvements. Cet état se conçoit seulement comme on conçoit le mouvement perpétuel, ou [...] la privation absolue de frottement en mécanique, [...] le point sans étendue en mathématiques; d'où vient qu'on peut le regarder comme l'objet idéal de la médecine."

„La vie ou la santé particulière dont chaque homme jouit, laquelle s'éloigne ou s'approche de la santé parfaite, selon l'action plus ou moins énergique de certains organes, établit les divers tempéraments ou les divers ordres de fonctions."

„Ces tempéraments divers forment les diverses santés particulières; ils ont tous des rapports mutuels, et les différences qui s'y rencontrent ne les empèche pas de subsister chacun dans leur espèce."

## L'art de conserver la Santé. Hygiène et Education

De Jaucourt, dans son article 'Santé', rappelle une expérience quotidienne:

„La force de la faculté qui constitue la vie, se dissipe chaque jour plus ou moins par l'exercise des fonctions; mais dans la santé la nourriture et le sommeil réparent cette perte par la formation et le nouvel approvisionnement qui se fait du fluide nerveux: la vie se soutient tant que la nature a des forces suffisantes pour surmonter les résistances de la machine animale [...]. Plus les forces sont supérieures aux résistances, avec une plus grande masse à mouvoir, plus les forces vitales[46] sont considérables, et propres au maintien de la santé."

„Plus la nature a des forces et moins elle en dépense, plus la santé est ferme et durable. Dela dépend: 1° la facilité, l'agilité, la promptitude dans l'exercise des fonctions; 2° le contentement intime, la joie de l'âme qui sont l'effet du sentiment qu'elle éprouve de la conscience qu'elle a de cette disposition [...]; 3° l'ordre bien réglé, tranquille et durable des différentes actions de l'individu. Trois conditions [...] essentiellement nécessaires pour le maintien de la bonne santé. C'est un très bon signe à sa faveur lorsque chaque jour à la même heure à peu près on se sent porté à satisfaire aux principaux besoins de la vie, que l'on se sent de l'appétit pour manger et pour boire; que l'on le satisfait convenablement; que la digestion ainsi que l'excrétion des matières fécales, et de l'urine ont aussi chacune leur temps réglé; et que le sommeil revient à la même heure environ, et dure ensuite environ le même temps."

„Les moyens propres à conserver la santé consistent dans le bon usage des choses non-naturelles que l'on doit observer pour cet effet le plus qu'il est possible, de la manière prescrite dans les articles HYGIENE, NON-NATURELLES, choses, REGIME."

L'important article Choses 'Non-naturelles'[47] est également sans nom d'auteur. Ce terme de médecine assez impropre, mais reçu dans les écoles, „demande toujours un commentaire pour être entendu". Selon la tradition galénique il y a sept choses naturelles (éléments, humeurs, tempéraments, parties du corps, facultés, esprits) „qui concourent à former le physique de notre être".

Les non-naturelles (plutôt 'inévitables', selon une proposition d'Etienne Tourelle, 1756-1800) sont:

„l'air que nous respirons[48], la matière des aliments et de la boisson, le mouvement et le repos, le sommeil et la veille, ce que nous retenons dans notre corps et ce qui en sort; et enfin les affections de l'âme [...]. Ces choses sont toutes celles dont on ne peut pas éviter l'usage ou les influences, et qui servent essentiellement à la conservation de la santé, lorsqu'elles sont bien disposées et que l'on en fait un bon usage; mais qui font un effet contraire lorsqu'elle sont mal disposées par elles-même, ou qu'on en use pas bien, elles donnent naissance [...] aux choses dites contre-nature, les maladies, leurs causes et leurs symptômes. Voyez les articles PHYSIOLOGIE, PATHOLOGIE, HYGIENE."

„Les choses non-naturelles ne peuvent être regardées comme salutaires ou nuisibles que relativement à leurs effets dans l'économie animale. Cette influence est différente selon la différence de l'âge, du sexe du tempérament des individus; selon la différente saison de l'année, la différente température et différent climat, et surtout les différentes habitudes que l'on a contractées." [rôle de l'expérience]

„Les actions de l'homme sur lui même sont de deux espèces; ou elles sont l'effet de la liberté lorsqu'elles sont déterminées par l'entendement et la volonté; ou elles sont [...] automatiques lorsqu'elles sont produites, comme machinalement par l'instinct et la cupidité. Voyez VOLONTE, LIBERTE, NATURE, INSTINCT, CUPIDITE."

„La volonté et la cupidité sont toujours portées au bien, ou à ce qui parait être un bien; la première tend toujours au bien intellectuel; la seconde au bien sensible, par conséquent à la conservation de la santé. Cependant, lorsque la volonté ne distingue pas facilement un bien réel d'avec un bien apparent, il lui arrive souvent de se tromper et de donner la préférence au dernier, d'où s'ensuit [...] que les actions qu'elle produit nuisent à la santé [...]."

„Ces considérations établissent la nécessité d'une science qui prescrive à l'entendement des règles, pour distinguer ce qui est utile ou ce qui est nuisible à l'économie animale, et qui, en secondant la nature, en soutienne et en dirige les opérations relativement à ce qui convient à chaque individu, selon la circonstance où il se trouve [...]. Un art, qui en prescrivant la manière d'user les choses non-naturelles [Physiologie appliquée, Hygiène, Diététique, Sport] fournit les préceptes et les moyens pour conserver la santé, pour prévenir ce qui peut l'altérer, pour la rétablir [...] et pour prolonger la vie autant qu'il est possible en écartant, en corrigeant les causes qui peuvent l'abréger, la détruire avant son terme naturel; ensorte qu'elle ne finisse que conformément aux lois de la nature par les effets de la vieillesse la plus reculée, qui amène inévitablement la cessation du mouvement qui constitue la vie; par conséquence la mort n'est autre chose que cette cessation, et qui est, dans ce cas seul, véritablement naturelle. Voyez MEDECINE[49], VIE, SANTE, VIEILLESSE, MORT."

L'abondance de la matière, dont l'auteur présente des extraits, est telle qu'on aimerait suivre en détail tous les arguments étalés, pour rendre plus précise encore l'image médico-culturelle d'une passionnante époque. Les renvois des différents chapitres en disent long: (1.) De l'air:'Atmosphère', 'Chaleur', 'Froid', 'Vieillesse', 'Transpiration', 'Thermomètre', 'Baromètre', 'Hygromètre', 'Ventilateur' (2.) Des aliments et de la boisson: 'Nutrition', 'Flatuosité', 'Végétal', 'Gymnosophiste', 'Pythagoricien', 'Régime', 'Eau' (Diète), 'Irritabilité', 'Vin', 'Ivresse', anecdotique: la sobriété de Cornaro; (3.) Du mouvement et du repos: 'Exercise', 'Mouvement', 'Travail', 'Repos', 'Oisiveté', 'Hygiène', 'Régime'; (4.) De la veille et du sommeil: 'Veille', 'Sommeil'; (5.) De ce qui doit être retenu dans le corps et de ce qui doit en être porté dehors: 'Constipation', 'Déjection' et 'Diarrhée', 'Excrément', 'Sécrétion', 'Urine', 'Transpiration', 'Morve', 'Mucosité', 'Narine', 'Crachat', 'Lait', 'Semence', 'Salive'. „La conservation de la santé exige absolument que l'on ne fasse point usage, pour quelque raison que ce soit, de remèdes, de médicaments [...] que dans le cas où l'on a véritablement besoin du conseil du médecin. Voyez REMEDES, MEDICAMENTS, HYGIENE." (6.) Des affections de l'âme: DEBILITE, PASSION, Morale. „Voyez les conseils admirables de Sénèque [...]."

L'article se termine, on dirait, sur un air habituel à la manière de Jaucourt:

> „Telle est la triste condition du genre humain, que la disposition nécessaire pour rendre la santé parfaite autant qu'il soit possible [...] ne peut pas être long-temps exercée sans se détruire elle-même. Ainsi, quelque soin que l'on prenne pour ne faire que le meilleur usage des choses non-naturelles et pour écarter toutes les affections contre nature, qui peuvent résulter de leurs mauvaises influences, il reste démontré qu'il est très difficile de conserver une bonne santé, et de se préserver de maladie pendant une longue vie". [Le seul contre-poids: le bon sens éclairé des lumières de la science] Voyez MEDECINE, MEDECIN, CHIMIE, CHIMISTE".

> „C'est l'expérience qui apprend à connaître ce qui est utile et ce qui est nuisible, et au raisonnement que l'on peut faire en conséquent; qu'il appartient à déterminer, et même seulement par approximation, relativement aux différences génériques des individus et des circonstances, les conditions qui indiquent le bon ou le mauvais usage des choses" qui dépendent de la régulation par la volonté. „Le bon sens éclairé des Lumières de la Physique peut bien servir pour connaître ces conditions [...]."

> „Ainsi la partie de la science médicinale qui peut être la plus avantageuse au genre humain, est donc sans contredit l'HYGIENE[50] en tant qu'elle a pour objet la durée de la vie saine, le bien de ce monde qu'il importe le plus à conserver, qui est le plus facile à perdre, et le plus difficile à recouvrer."

Au centre de cet article on retrouve les sept préceptes ('lois') proposées par Friedrich Hoffmann (1660-1742), l'un des plus remarquables médecins et théoriciens de son temps. Ces préceptes, largement commentées, se résument ainsi:

1. Il faut éviter tout excès en quelque chose que ce soit. Voltaire n'avait-il pas invoqué, en philosophe, Hygiée, la fille d'Asclépios: „O désse de la Santé, Fille de la Sobriété, Et mère des plaisirs du sage [...] ?"[51]
2. On ne doit pas faire des changements précipités dans les choses qu'on a accoutumées. „L'habitude est une seconde nature."
3. Il faut se conserver ou se procurer la tranquillité de l'esprit et se porter à la gaieté autant qu'il est possible; un des moyens des plus sûrs

pour se maintenir en santé; les peines d'esprit, les chagrins et la tristesse entravent la distribution du fluide nerveux (la circulation cérébrale).

4. Il faut tâcher, autant qu'il est possible, de vivre dans un air pur et tempéré; éviter les variations subites de pesanteur, de chaleur, d'humidité.
5. Dans le choix des aliments, on doit préférer ceux qui sont le plus conforme au tempérament et à l'usage ordinaire. Cette expérience raisonnée doit fournir les règles d'après lesquelles chaque homme sensé doit être le médecin de soi-même. Voyez: 'Régime'[52] „qui peut être considéré comme conservatif, comme préservatif ou comme curatif [...] il n'y a pas de différence entre vivre de régime et pratiquer la diète, qui n'est autre chose qu'une manière de vivre, d'user de la vie réglée, conforme à ce qui convient à l'économie animale. Pour ce qui regarde la santé, le régime varie selon la différence des tempéraments, de l'age, du sexe, des saisons, des climats" (voir ces topiques).
6. On doit établir une relation raisonnable entre la quantité des aliments que l'on prend et celle du mouvement. „Il faut que la dépense soit égale à la recette pour se préserver de la surabondance." (poids stable, bilan d'énergie, élaboré de Santorio à Lavoisier) Voyez 'Exercise'[53] qui exprime

   > „l'action du corps à laquelle on se livre volontairement et sans une nécessité absolue, pour la distinguer du travail, qui est le plus souvent une action du corps à laquelle on se porte avec peine, qui nuit à la santé et qui accélère le cours de la vie, par l'excès qui en est souvent inséparable." (L'utilité de l'exercise)

7. On ne saurait trop s'éloigner de ceux qui conseillent le fréquent usage des remèdes, parce que rien n'est plus contraire à la santé que de causer des changements dans l'économie animale, de troubler les opérations de la nature, lorsqu'elle n'a pas besoin de secours. Conseils des médecins suisses Wepfer (1620-1695) et Brunner (1653-1727): Divers auteurs en médecine ont exhorté à se livrer à la médecine aussi rarement qu'on le peut, car les principales règles de l'Hygiène sont renfermées dans un distique:

„Si tibi deficiant Medici, Medici tibi fiant
Haec tria, mens hilaris, requies moderata, diaeta."

Il est évident que l'éducation (surtout l'auto-éducation) joue le rôle primordial dans l'application des règles de l'Hygiène[54] ce que l'*Encyclopédie* laisse entrevoir partout où il est question d'une conscience de la santé. Ceci s'affirme aussi dans les parties historiques: 'Médecins anciens' (Médecine) (de Jaucourt). Il n'est pas par hasard que le siècle du renouvellement de l'Hippocratisme redécouvre les Préceptes de Plutarque[55]. De la Renaissance au XVIII^e^ siècle il y a une filiation des idees éducatrices de Michel de Montaigne (De l'institution des enfants, de l'exercitation, 'jouir loyalement de son être') aux principes de „se connaitre et de se cultiver" de Pierre Charron[56] jusqu'au *Traité de l'Education* de John Locke (1632-1704)[57]. „Ce n'est pas assez, pour être heureux, que de jouir d'un bon esprit, il faut encore avoir le corps sain. Voila ce qui détermina Locke à composer son Traité" nous a expliqué Diderot, et „l'homme serait toujours ce qu'il est, jugé par le bon et le mauvais usage de ses facultés"[58].

Ce thème ne varie guère de Pierre-Nicolas Gerdy (1827), „l'art de l'éducation est l'art d'apprendre à faire l'usage le plus avantageux de ses organes et de ses facultés", à l'humanisme de Jean-Paul Sartre (1905-1980): „L'homme se crée et est responsable de ses actes". Mais, „c'est un long travail que celui de se perfectionner soi-même" (Diderot, dans son article 'Perfection').

Dans ce contexte de l'éducation hygiénique, il faut penser à un autre collaborateur de l'*Encyclopédie* ('Musique'): Jean-Jacques Rousseau (1712-1778) qui écrit dans son *Emile* (1762)[59]:

> „C'est l'abus de nos facultés qui nous rend malheureux [...]. Quand on a gâté sa constitution par une vie déréglée, on la veut rétablir par des remèdes; au mal qu'on sent, on ajoute celui qu'on craint; la prévoyance de la mort la rend horrible et l'accélère; plus on veut fuir, plus on la sent, et l'on meurt de frayeur durant toute sa vie, en murmurant contre la nature des maux qu'on s'est faits en l'offensant."

Et, dans son *Discours sur l'origine et les fondements de l'inégalité parmi les hommes* (1754) on peut lire:

> „L'extrème inégalité dans la manière de vivre (qui dépasse celle dictée par la différence des constitutions), l'excès d'oisiveté dans les uns, l'excès de travail dans les autres, la facilité d'irriter et de satisfaire nos appétits et notre sensualité, les aliments trop recherchés des riches, qui

les nourissent de sucs échauffants et les accablent d'indigestions, la mauvaise nourriture des pauvres, dont ils manquent même le plus souvent, et dont le défaut les porte à surcharger avidement leur estomac, dans l'occasion, les veilles, les excès de toutes espèces, les transports immodérés de toutes les passions, les fatigues et l'épuisement de l'esprit, les chagrins et les peines sans nombre qu'on éprouve dans tous les états [...] voilà les funestes garants que la plupart de nos maux sont notre propre ouvrage et que nous les aurions presque tous évités en conservant la manière de vivre simple, uniforme et solitaire qui nous était préscrite par la nature."

## Les articles personnels de Diderot

Les problèmes de la santé ne restent pas restreints aux seuls articles encyclopédiques qui s'en occupent expressément ('Vie', 'Santé', 'Hygiène', Choses 'Non-naturelles', 'Médecine'). La 'Table' (1780) promet un grand nombre de renseignement supplémentaires: „il faut se défier d'une santé excessive", „Proportion nécessaire entre les sels qui sont dans l'homme pour constituer la santé", „Conseils de Celse", „De l'usage du cheval", „Effets du chant sur la santé", „Considérations sur les plaisirs de l'amour relativement à la santé", „Soins qu'exige la santé des enfants" etc.

Il fallait se borner aux contributions essentielles. Mais, l'idée de la santé et ce qui la touche est évoquée dans maints articles qui ne laissent pas le prévoir au premier abord. Nous avons regardé les articles écrits par le metteur en scène Denis Diderot qui est particulièrement intéressant, parce que son intérêt pour la physiologie[60], pour la médecine en général[61], est largement connu, de sorte qu'on peut attendre qu'une partie de ses articles contiennent des remarques relatives à ces matières. Schwab dans son Inventaire[62] mentionne 5.656 articles portant l'astérisque de Diderot ou reconnus par lui, et un grand nombre (les items dans Vol. VI de l'Inventaire, pp. 93-96) attribués à Diderot par la compétence de Lough, Proust et Schwab. Nous avons consulté les cinq volumes du *Dictionnaire Encyclopédique*, édition critique par J. Assézat et M. Tourneux, faisant partie des Oeuvres complètes de Diderot[63]. Abstraction faite du 'Prospectus', où il est question de la division des sciences, la médecine incluse, soixante-onze articles, au moins, portent l'empreinte du 'biologiste' Diderot, d''Abstinence', 'Affliction' (un premier jet d'hygiène mentale) jusqu'à 'Résurrection', 'Suicide', 'Théosophes'. Un certain nombre s'occupent de problèmes de nourriture, d'aliments, de boissons, mais aussi de plantes médicinales. Diderot prend soin, surtout pour des vues nouvelles, de citer ses sources scientifiques. Un auteur de confiance est Julien Offray de la Mettrie. Les huit volumes de Commentaires de Boerhaave, en partie copiés sur le texte latin de Haller, sont soigneusement consultés. A plusieurs reprises Diderot le prend pour garant, ce qui paraît étonnant quand on connaît sa position ultérieure dans l'*Essai sur les règnes de Claude et de Néron* (1778-82).

Sa définition des mots 'Faim' et 'Appétit'[64] montre combien Diderot s'approche des notions de physiologie et des vérités hygiéniques, même dans une question, modestement déclarée grammaticale ou linguistique:

> „L'un et l'autre désignent une sensation qui nous porte à manger. mais la faim, n'a rapport qu'au besoin, soit qu'il naisse d'une longue abstinence, soit qu'il naisse de voracité naturelle, ou de quelque autre cause. L'appétit a plus de rapport au goût et au plaisir qu'on se promet des aliments qu'on va prendre. La faim presse plus que l'appétit; elle est plus vorace; tout mets l'appaise. L'appétit plus patient, est plus délicat; certain mets le réveille. Lorsque le peuple meurt de faim ce n'est jamais la faute de la Providence; c'est toujours celle de l'administration. Il est également dangereux pour la santé de souffrir de la faim, et de tout accorder à son appétit. La faim ne se dit que des aliments; l'appétit a quelquefois une acceptation plus étendue; et la morale s'en sert pour désigner la pente de l'âme vers un objet qu'elle s'est représenté comme un bien, quoiqu'il n'arrive que trop souvent que se soit un grand mal."

## Conclusion:

1. Contre toute formule de santé absolue, exigible comme un droit ou une dette, le XVIII$^e$ a préconisé une définition scientifique du terme, qui écarte toute tentative de nivellement des particularités structurales et fonctionnelles de l'individu. La santé s'est révélée comme conditionnée par la constitution humaine; elle n'est que secondairement modifiée par des influences péristasiques. Ce principe reste valable jusque dans la recherche actuelle.
2. L'importance de l'hygiène (exercice, diététique, régime), dans le cadre de l'*Encyclopédie*, son facteur d'éducation, ses règles reconnues comme essentielles, laissent prévoir l'étendue qu'elle gagnera bientôt au XIX$^e$ siècle.
3. Au delà des articles consacrés à son étude, les problèmes de la santé sont présents dans d'autres parties de l'*Encyclopédie*, notamment dans les contributions personnelles de Diderot.

## Notes

1 *Raspail, François Vincent* (1794-1878): Histoire naturelle de la santé et de la maladie, 3e éd., Paris-Bruxelles 1860, T.III, p.5.

2 *Galeni, Claudii (Pergameni)*: Opera omnia, curavit Carl Gottlob Kühn, 20 vols., Lipsiae 1821-1833, passim. Ses assertions 'varios gradus habet', seront reprises et vérifiées au XVIIIe s. par les expériences de Boerhaave, van Swieten et Haller.

3 *Haller, Albertus*: Hermanni Boerhaave Praelectiones academicae in proprias Institutiones rei medicae (ouvrage dédié à son ami Werlhof), Taurini 1742-1745, T. V., passim.

4 *Encyclopédie ou Dictionnaire raisonné des sciences, des arts et des métiers*, par une Société de Gens de Lettres. Mis en ordre par M. Diderot, par M. d'Alembert, Paris et Neuchâtel 1751-1765; D. Diderot: Art. 'Stoicisme' (Hist. de la phil.), T. XV ( 1765), p.527.

5 *Boerhaave, Herman:* Institutions de Médecine, trad. par J.O. de La Mettrie, Paris 1740, T. II, p.157.

6 *Chaulieu, Guillaume de*: Sur la première attaque de goutte que j'eus en 1695 („Le temps [...] sape sans bruit le fondement de notre fragile machine"), dans: Oeuvres et Poésie diverses, Amsterdam 1740, T. I, p.28-30.

7 *Littré, Emile*: Dictionnaire de Médecine , 21e éd., Paris 1908. Sa formule est le condensé de la définition de Boerhaave (Institutiones medicae, 1708 ): „Qui actiones hominis exercere valet cum facilitate, oblectamento et quadam constantia, sanus habetur; atque haec ejus conditio sanitas solet appellari."

8 *Dechambre, Amédée* (dir.): Dictionnaire des Sciences médicales, Article de L. Hecht: 'Maladie', T. 56, 1871, p.234.

9 *Leonard, Jacques*: Archives du corps - La santé au XIXe siècle, Ouest-France 1986, p.9.

10 *Van Swieten, Gerardi*: Commentaria in Hermanni Boerhaave Aphorismos in cognoscendis et curandis morbis (1742), 5 tomes, (A-E), Paris 1771-1773: 'Sanus perfecte difficilis inventu', A, 1; 'Sanitas cuique homini privata sua est', A, 284.

11 Voir note 3.

12 *Naville, Pierre*: D'Holbach et la philosophie scientifique au XVIIIe siècle, 2e éd., Paris 1967, p.73.

13 *Ackerknecht, Erwin H.*: Geschichte der Medizin, 3. Aufl. (Kap. 'Die Medizin des 18. Jahrhunderts'), Stuttgart 1977.

14 Rudolph, Gerard: La Méthode Hallérienne en Physiologie, *Dixhuitième siècle*, Revue annuelle n° 23, 1991, p.75-84.

15 *Richet, Charles*: Abrégé d'Histoire générale, 2e éd., Paris 1922, pp.271-272; p.II.

16 Rudolph, Gerard: Rayonnement de l'Ecole de Médecine de Montpellier à travers l'Encyclopédie de Diderot, *Actes du 30e Congrès International d'Histoire de la*

*Médecine*, Düsseldorf 1986, 455-460. Sur la contribution languedocienne à l'Encyclopédie, voyez: *Proust, Jacques*: L'encyclopédisme dans le Bas-Languedoc au XVIIIe siècle, Montpellier 1968.

17 Hintzsche, Erich: Albrecht von Hallers Tätigkeit als Enzyklopädist, *Clio Medica* 1, 1966, 235-254.

18 Schwab, Richard N., Rex, Walter E., Lough, John: Inventory of Diderot's Encyclopédie, *Studies on Voltaire and the eighteenth century* (éd. Th. Besterman, Haydn Mason) The Voltaire Foundation, Oxfordshire. Vols. 80 (1971), 83 (1971), 85 (1972), 91 (1972), 92 (1972), 93 (1972), 223 (1984).

19 'Santé' (Oeconomie animale), *Encyclopédie* T. XVI (1765) p.628-630 (par Louis de Jaucourt). Pour les articles Schwab (voir note 18) donne une 'length designation' mesurée en colonnes et en dixièmes de colonnes, soit pour l'article 'santé' une longueur de 4.0. Orthographe des citations modernisé.

20 'Péristase', 'péristasique': néologisme proposé, de περίστασις espace autour, air ambiant, circonstances extérieures.

21 *Gerdy, Pierre Nicolas*: Analyse détaillée de l'histoire de la santé et des influences qui la modifient, Paris 1827.

22 *Deslandes, Léopold*: Manuel d'hygiène publique et privée ou Précis élémentaire des connaissances relatives à la conservation de la santé et au perfectionnement physique et moral des hommes, Paris et Montpellier 1826. Voir aussi son article 'Régime' dans *Dict. de Méd. et Chir. prat.* T.14, Paris 1835.

23 'Vie' (Physiologie) *Encyclopédie*, T. XVII (1765) p.249, (0.6), (par de Jaucourt).

24 De là: „Sanitas senis non absoluta sanitas est" (*Galien*, De sanitate tuenda, lib. 6, voir note 2). Peut-être la plus importante étude du XVIIIe s. sur la physiologie et la psychologie de la vieillesse: *Van Swieten, Gerhardi*: Oratio de senum valetudine tuenda, Viennae 1778 (édition allemande avec commentaire, Leipzig 1964).

25 'Vieillesse' (Physiologie), *Encycl.* T. XVII (1765) 259 (2.3):
„C'est l'âge où les humains sont morts pour les plaisirs,
Où le coeur est surpris de se voir sans désir [...]." Voltaire.

26 Les caractères de Théophraste, avec les caractères ou les moeurs de ce siècle, par *M. de la Bruyère*, T. II (De l'homme), Amsterdam 1759, pp. 27-28.

27 'Fibre' (Economie animale, Médecine), *Encycl.* VI (1756) 662-675 (par Arnulphe d'Aumont, (25.3).

28 Voyez: 'Elements des sciences' (Philosophie) *Encycl.* V (1755) pp.491-497 (11.6) (par d'Alembert), p.494: „Les termes scientifiques n'étant inventés que pour la nécessité [...]."

29 voir note 5.

30 'Tempérament' (Philos.), 'Tempérament' en médecine, *Encycl.* XVI (1765) 56 (0.6; 1.0) (articles non signés).

31 voir note 10.

32 voir note 13.

33 *Daremberg, Charles*: Histoire des Sciences médicales, Paris 1870, T. I, p.136-137.

34 voir note 18.

35 Voyez l'important article 'Transfusion' (13.3) par Menuret de Chambaud (1733-1815), *Encycl.* XVI (1765) 547-553.

36 Albrecht von Hallers Briefe an Auguste Tissot (Hrsg. *Hintzsche, Erich*), Bern 1977.

37 De la Santé des Gens de Lettres par *Mr. TISSOT*, D. et P. en médecine, Lausanne 1768, passim.

38 *Kretschmer, Ernst:* La structure du corps et le caractère. 1921.

39 *Voltaire*: 'A.M. le Prince de Vendôme' (1717) - Lettres en vers et en prose, Oeuvres complètes en 60 vols., nouvelle édition, T. 12, Paris 1821, p.250.

40 'Physionomie' (Morale) par Diderot (0.2); 'Physionomie' (Sci. imaginaire) par de Jaucourt (0.5) ] *Encycl.* XII (1765) 538.

41 'Signe' (Médecine séméiotique), *Encycl.* XV (1765) 188-189 (1.2) (anonyme).

42 'Séméiotique' (Médecine séméiotique), *Encycl.* XIV (1765) 937-938 (2.4) (anonyme).

43 On voit comme Descartes a influencé le développement de la médecine.

44 'Crise' (Médecine), *Encycl.* IV (1754) 471-489 (35.8) („par Mr. de Bordeu, docteur de la faculté de Montpellier, et médecin de Paris").

45 *Bordeu, Théophile de*: 'Recherches sur les maladies chroniques' (1775), dans Oeuvres complètes, éd. Anthelme Richerand, Paris 1818, T. II, p.830.

46 'Forces' au pluriel! Pour bien juger ce 'vitalisrne matérialiste' voir: Temkin, Owsei: Materialism in French and German Physiology of the early Nineteenth Century, *Bull. Hist. Méd.* 20 ( 1946) 322-327.

47 'Non-naturelles', Choses (Médecine), *Encycl.* XI (1765) 217-224, (14.0) (anonyme).

48 Plus géneralement la 'péristase', la somme des influences extérieures. Voyez: *Hippocrate*: Des airs, des eaux et des lieux.

49 Les articles 'Médecine' (Art et Science) *Encycl.* X (1765) 260-275 (30.9) et 'Médecine', parties de la (Science) ibid. 275-276 (1.1 ), les deux ayant pour auteur Louis de Jaucourt, fournissent de précieux renseignements supplémentaires. 'Médecine' se termine par une analyse des qualites du médecin: médecins éclairés par les lumières des sciences et médecins praticiens de routine. Seules les sciences déscriptives et experimentales sont appelées à former la médecine.

50 'Hygiène' (Médecine), *Encycl.* VIII ( 1965) 385-388 (5.5) (anonyme, peut-être par de Jaucourt, l'auteur de l'article précédant 'Hygièe'). A la fin, on souhaite que Haller accomplisse par son commentaire l'Hygiène de Boerhaave.

51 *Voltaire*, Lettre LXXXI 'A M. le président Henault' (1744) dans Lettres en vers et en prose (voir 39, 390).

52 'Régime' (Médecine, Hygiène et Thérap.), *Encycl.* XIV (1765) 11-15 ( 10.4) (anonyme).

53 'Exercise' (Médecine, Hygiène), *Encycl.* VI (1756) 144-247 (5.2) (par d'Aumont). L'influence du travail sur la santé a été étudiée, systématiquement, par *Ramazzini, Bernardino* (1633-1714) dans son 'Essai sur les maladies des artisans' (lat. De morbis artificium diatriba, 1701), trad. par de Fourcroy (1778). Cette étude tient également compte des influences chimiques et toxiques de l'environnement.

54 Rudolph, Gerard: Santé publique et éducation - Notions d'hygiène sociale au XVIIIe et au XIXe siècle. *Actes XXVIIe Congr. international d'Hist. de la Médecine*, Paris 1982 (A 23) 146-150.

55 'Les Règles et Préceptes de Santé de *Plutarque*' traduits du Grec par Jacques Amyot, avec les observations par M.F.N. Simonet, Docteur-Régent de la Faculté de Médecine de Paris, 1785.

56 'De la Sagesse par *Pierre Charron*, pour servir de suite aux Essais de Montaigne, suivant la vraye copie de Bourdeaux', 2 T., Londres 1769.

57 Education des Enfants, trad. anglaise de *M. Locke* par M. Coste, 8e éd., 2 tomes, Paris 1767.

58 'Locke, Philosophie de' (Hist. de la philos. mod.), *Encycl.* IX (1765) 625-627 (3.5) (sans nom d'auteur; par Diderot); l'article est réédité par Naigeon dans l'*Encyclopédie Méthodique* (Philosophie Ancienne et Moderne) T. III, 127-130, Paris, An 2 de la République (1793).

59 Collection complète des Oeuvres de *J.J. Rousseau*, 25 tomes, Genève 1782.

60 Rudolph, Gerard: Diderots Elemente der Physiologie, *Gesnerus* 24 (1967), Heft 1/2, 24-45.

61 Kornfeld, Hermann (Samuelo): Diderot als Mediciner, *Dt. Arch. Gesch. Med.* 3 (1880) 68-73.

62 voir note 18.

63 *Diderot*, Oeuvres complètes (publiées par J. Assézat et M. Tourneux) 20 vols., Paris 1875-1877; *Dictionnaire encyclopédique*, édition critique par J. Assézat, 5 vols., aussi séparément dans 'Chefs-d'oeuvre de la littérature', Garnier, Paris, ici: T. III (de F à Logique), p.3.

64 Dans l'*Encyclopédie*, Vol. VI, cet article (Gram. Syn.) (0.3) précède le long article 'Faim' (Physiol.) (4.6) du Chevalier de Jaucourt.

# 12

## Krankheit als Metapher.[1] Neue Überlegungen zu einer alten Querelle: Julien Offray de la Mettrie und Albrecht von Haller

*Ursula Pia Jauch Staffelbach*

### Eine Salongeschichte

> „Es genügt nicht, dass ein Gelehrter die Natur und die Wahrheit erforscht; er muss auch wagen, sie auszusprechen zugunsten der kleinen Zahl derjenigen, die denken wollen und können. Denn was die andern betrifft, die freiwillig Sklaven der Vorurteile sind - ihnen wird es nicht mehr gelingen, die Wahrheit zu erreichen, als den Fröschen zu fliegen."[2]

Derjenige, der diese Sätze niedergeschrieben hat, heisst Julien Offray de La Mettrie, und mit der Metapher des Frosches, der nie fliegen lernen wird, ist Albrecht von Haller gemeint. Weswegen La Mettrie Albrecht von Haller die Ehre antut, ins Reich flugunfähiger Frösche aufgenommen zu werden, werde ich im zweiten Teil entschlüsseln. Zunächst aber möchte ich die Salongeschichte einer - für Schweizer Verhältnisse - berühmten literarischen Querelle zwischen zwei Ärzten, dem Exilfranzosen La Mettrie und dem Auslandschweizer Haller kurz in Erinnerung rufen. Und zwar von derjenigen Seite her, die ich besser kenne; von der La Mettries.

„Es genügt nicht, dass ein Gelehrter die Natur und die Wahrheit erforscht [...]." Das nämlich ist auch der selten zitierte Anfang eines dafür viel geschmähten Bändchens, das 1747 fast mit einer Sturzgeburt in die Welt drängt. Sein Titel - *L'homme machine* - wird in seiner genialen Verkürzung bald zum geflügelten Wort und, nomen est omen, zm Spottnamen für seinen Verfasser. Das Bändchen selbst ist Albrecht von Haller gewidmet, wenn auch die Widmung bei genauerem Hinsehen einige ironische Widerhaken hat. Julien

Offray de la Mettrie (oder 'Monsieur Machine', wie er sich bald selbst bezeichnet) ist eine eher seltene Verbindung von spekulativem Geist, autoritätsrenitentem Scharfsinn und fast ins Groteske auswachsenden Ironiebedürfnissen. Einige Theologen laufen gegen den *Homme Machine* Sturm. Bald darauf wird ein Autor, der nicht nur nachgedacht, sondern gewagt hatte, seine Gedanken auch öffentlich auszusprechen, mit dem üblichen Atheismusverdacht durch halb Europa gejagt. Friedrich II., immer hellhörig, wenn er von entlaufenen Genies auf Anstellungssuche erfährt, gewährt dem Verfolgten politisches und denkerisches Asyl. Am 7. Februar 1748 kommt La Mettrie in Berlin an. Er erhält eine ansehnliche Pension, einen Sitz in der Akademie, eine Bibliothek, Zeit zum Schreiben, eine Mätresse, viele Freunde, grosses Heimweh, einigen Ärger und unzählige heimliche Neider. Schnell noch wirft er der Welt einige Schriften vor die irritierten Augen, darunter *L'Homme plante*; *L'homme plus que Machine; Les Animaux plus que Machines*; *Le petit Homme à longue Queue*. Dem entstehenden Ärger, der letztlich nichts anderes ist als in menschlichen Kleingeist gewendetes Unverstehen, entzieht sich der Arzt La Mettrie durch seinen berühmten Pastetentod, so geschehen am 11. November 1751 zu Potsdam. Doch auch hier verbirgt sich die Wahrheit hinter der Posse. Die Welt verhöhnt La Mettries Tod genüsslich als das adäquate Ende einer Maschinenexistenz. Doch der vermeintliche Vergiftungstod ist ein Selbstmord in Raten. Das Gift frass an der Seele; die Krankheit hiess Melancholie. „Entre la gaiété et la tristesse, qui n'a pas éprouvé combien est mince la barrière qui la nature y a mise?“[3], so La Mettrie 1748, nach wenigen Monaten im goldenen Käfig Potsdam, „dans une solitude & un ennui mortel.“[4] Heimweh, Melancholie, aber vor allem das Unverständnis seiner 'aufgeklärten' Umgebung haben den ehemals 'lachenden Philosophen' vom Lebenwollen entfernt. Nach dem kulinarischen Unfall kuriert sich der erfahrene Arzt mit einer Unzahl von Aderlässen. Er verblutet regelrecht. Ich würde meinen: Es gibt gute Gründe, von einem Selbstmord in Raten zu sprechen. Die 'Krankheit an der Seele' als Metapher für die Folgen der ihn umgebenden 'alten Vernunft', des Unverständnisses und der offenen Feindschaft. Wo das Denken nur noch in den geometrisch optimierten Bahnen eines emotional geläuterten Rationalismus daherkommen darf, zieht sich die Wärme des Denkens in den Körper selbst zurück, entfacht 'Krankheitsherde', Fieber, Hitze; und gewiss gilt das, was Kierkegaard fast 100 Jahre später zur Formel von der 'Krankheit zum Tode' verdichtet, auch schon für La Mettrie.

Sei es nun toxisches oder seelisches Gift: Der Tod La Mettries hat Viele erleichtert. Am meisten vielleicht Albrecht von Haller. Auch hier: Die Salonversion seines Streites mit La Mettrie ist bekannt; dennoch zwei, drei Erinnerungsstützen. Zu Beginn seiner - übrigens erfolgreichen - Karriere als Arzt hatte La Mettrie einige Werke Boerhaaves, des Leidener Iatromechanikers übersetzt, der sowohl Lehrer Hallers als auch La Mettries war. Seit 1745 behauptet Haller, der neben sich keinen andern Boerhaave-Meisterschüler dulden kann, nun, alle Werke La Mettries seien samt und sonderlich Plagiate - und zwar nicht von Boerhaave -, sondern von ihm, Haller. La Mettrie lässt zwei Jahre ohne Antwort vergehen. Schliesslich tut er 1747 etwas, was Haller anfänglich gar nicht wahrnimmt. La Mettrie widmet - ganz im Sinne der Rhetorik ironischer Überhöhung - seinen *Homme Machine* Albrecht von Haller. Im Widmungsschreiben lobt er Haller als „zweifachen Sohn Apolls", als „berühmten Schweizer", als gelehrten Arzt und noch grösseren Dichter über allen Klee, nur um ihm schliesslich, ebenfalls in ironischer Absicht, mitzuteilen, dass er, Haller, ein Vorzeigeexemplar jener Pedanten sei, die „nach einem halben Jahrhundert nächtlicher Studien mehr von der Last der Vorurteile als von der des Alters gebeugt sind", und die „alles gelernt zu haben scheinen, ausser zu denken".[5] Haller ist bekanntlich ohne jedes Sensorium für die Geometrie der höheren Anspielung. Freunde müssen ihn erst darüber aufklären, dass La Mettrie ihn nicht lobte, sondern provozierte. Verspätet reagiert Haller. In der Folge entwickelt sich bis zu La Mettries Tod ein reger, fast sportiver Austausch von Polemik und Gegendarstellung zwischen zwei Geistern, die ungleicher nicht sein könnten:

Auf der einen Seite der fromme, pedantische und gegen aussen hin sittenstrenge Haller. Ich sage bewusst: gegen aussen hin. Denn damals bestanden die Zeerlederschen Archive noch nicht und demzufolge hatte noch niemand über Hallers Jahre als Salzdirektor in Roche einen Satz formulieren können, wie es 1947 Rüdiger Robert Beer in seiner Haller-Biographie tut:

> „Hier war es, wo eine Tochter dieses saftigen Bodens ihm die Wärme gab, die er bei der Gattin entbehren musste. Es war wohl so, dass seine kraftvolle, eben jetzt sich zu ihren vollen Möglichkeiten rundende Natur dieser Ergänzung bedurfte."[6]

Auf der einen Seite also der als sittenstreng gehandelte Haller, der sensualistisch gestimmte Leibnizianer, der mit seinem Gedicht *Vom Ursprunge des Übels* die Beweismomente der Theodizee ins Poetische überträgt; auf der andern Seite der philosophische Haudegen La Mettrie, Bonvivant, abgesprungener Regiments- und Hospitalmedikus mit bewegtem Lebenslauf, gehandelt als Erzmaterialist, fröhlicher Maschinist und immer bereit für eine Pointe, wenn sie nur den Geist kitzelte und im Land der gelehrten Stubenhokker einigen Staub aufwirbelte.

„[...] croyez que la bonne plaisanterie est la pierre de touche de la plus fine raison“[7], heisst es in La Mettries doppeldeutiger *Epitre à mon Esprit*, die er, für Haller allerdings höchst verwirrlich, an sein eigenes alter ego adressiert, übrigens noch bevor Diderot die Doppelung des schreibenden Subjekts zum literarischen Prinzip erhoben hatte. Kurz: Für La Mettrie ist die Ironie gewissermassen der Königsweg der Wahrheit. Die grossen Einsichten werden in Bilder gegossen; die Metapher ist für La Mettrie die gängige Darstellungsform einer verschleierten Wahrheit. Haller hingegen versteht sich weder auf literarische Verstellungen noch interessiert ihn die Kunst des Quidproquo. Dem letzten Streich La Mettries in der süss-sauren Querelle ist Haller völlig hilflos ausgesetzt; er kann ihn nicht dechiffrieren. Ich meine die Schrift mit dem schillernden Titel *Le petit homme à longue queue*. Was wird damit angezeigt? Einmal ist da die Deutungsmöglichkeit, dass La Mettrie, der tatsächlich von kleiner Statur war, sich selbst als 'an der langen Leine Friedrichs II.' beschreibt, was eine durchaus realistische Anspielung auf den Goldenen Käfig Potsdam und die damit verbundene Halbfreiheit La Mettries ist. Für damalige Leser ist aber die - wie Lessing sagen würde - porneutische Deutung viel naheliegender: Der grosse Haller wird von La Mettrie zu einem 'kleinen Mann' von - sagen wir - grossem 'sexuellen Appetit' gemacht, der sich in Göttingen gelegentlich in der Gesellschaft leichter Damen amüsiert habe.[8] Aber wir verlassen hier diese nicht unamüsante Titelhermeneutik und kehren ins Jahr 1751 zurück.

Die Salonversion der Querelle La Mettrie - Haller endet im allgemeinen mit der Notiz, dass der genervte Haller schliesslich Moreau de Maupertuis in dessen Eigenschaft als Präsident der Berliner Akademie bittet, dem frechen Akademiemitglied La Mettrie endlich den Mund zu stopfen bzw. die Druckerpresse zu verbieten. Das wäre so einfach nicht gewesen. Doch La Mettrie macht der Geschichte den Gefallen, sich just in diesem Moment aus der Welt zu verabschieden. „La Mettrie est fini, la machine s'est détraquée, il laissera desormais le monde en repos“, notiert Samuel König junior, ebenfalls ein Exilschweizer, am 23. November mit sichtlicher Freude in einem Brief an

Haller.[9] Haller wird das Ableben der 'Maschine' La Mettrie gewiss in seine private Theodizee eingebaut haben, als ob sich Gottes himmlische Güte in der Höllenfahrt des bretonischen Spötters manifestiert hätte. - Jeder hat seine privaten Gottesbeweise ...

## Philosophie der Metapher

Soweit die Salonversion der Querelle. Natürlich geht es zwischen Haller und La Mettrie nicht um literarische Stile. Wer einen Schritt hinter den Paravent der Gazetten wagt, steht mitten in einer Auseinandersetzung über das Wesen von Wissenschaft, über die Möglichkeit von Fortschritt und menschlicher Erkenntnis. Wo Haller an einen von oben, von einer spiritualistischen Gottheit direkt unterstützten Fortschrittsgang der datensammelnden, positivistisch-rationalistischen Aufklärung glaubt, steckt La Mettrie seine Aufklärungskritik, seinen Skeptizismus und seine Absage an die Rechenkünste der 'kalten Vernunft' in eine Unzahl von Schriften, ironischen Aperçus und leicht zu dekantierenden Metaphern.

Zur Erinnerung: Wie stark sich La Mettrie vor allem zwischen 1735 und 1747 als Sozialmediziner und Medizinalreformer eingesetzt hatte, wie sehr er die Notwendigkeit einer grundsätzlichen Reform des 'Gesundheits-wesens' - wenn man diesen modernen Begriff hier schon anwenden darf - immer wieder betont hat, dafür zeugen seine frühen, vor der 'Maschinenphase' geschriebenen Schriften; seine *Lettres sur l'art de conserver la santé* (1738), die *Observations de Médecine pratique* (1743), seine *Politique du Médecin de Machiavel* (1746), eine Kritik am korrupten, nur noch am ökonomischen Fortschritt interessierten Medizinalwesen, und schliesslich die höchst erfolgreiche Satire *L'Ouvrage de Pénélope* (1748), wo er nochmals, nun aber mit den verklausulierten Spielen der Ironie, den medizinischen Machiavellismus geisselt. Als Verdichtung seiner Intentionen nur zwei Zitate:

„Il ne suffit pas faire chanter les morts, il faut guérir les vivants"[10], so La Mettries Kritik an einer akademischen Medizin, die sich für den menschlichen Leib erst interessiert, wenn er auf dem Seziertisch der Anatomie liegt. Oder:

> „La Médecine est une Marchandise dont tout le monde a besoin et que personne ne connait, de sorte que celui qui la débite, seul en fait le prix [...]."[11]

Die Bilder sprechen für sich: Die Ärzte sind 'commerçans' und 'pülverchenverkaufende charlatans'; die Heilkunst ist 'négoce'; ein einziger, gewinnorientierter Handel, kurz: das Gesundheitswesen selbst ist krank, was für La Mettrie eine Metapher und eine Wahrheit zugleich ist - für die es aber schwerlich eine Therapie gibt, denn „le peuple veut être trompée".[12] Daraus, meine ich, resultiert La Mettries tiefe Aufklärungsskepsis.

## Haller als Frosch und Vivisekteur

Und das hat viel mit Haller zu tun. Denn die zentrale, aufklärungsskeptische Metapher La Mettries findet sich - ich habe schon darauf hingewiesen - zu Beginn des *Homme Machine*. Der flugunfähige Frosch ist, auch darauf habe ich schon hingewiesen, Albrecht von Haller. Wo Metaphern zum Einsatz kommen, geht es meist darum, jenen Bedeutungsüberschuss, der sich zu einem Bild verdichtet hat, wieder zu entschlüsseln. „Die Wahrheit der Metapher ist eine *vérité à faire*", eine durch die hermeneutische Begriffsarbeit zu rekonstituierende, zu entschlüsselnde Wahrheit, so Hans Blumenberg in seinen *Paradigmen zu einer Metaphorologie.*[13] Haller als Frosch, der nicht fliegen kann - was meint das Bild?

Im Bauplan des mitteleuropäischen Frosches ist - zumindest im 18. Jahrhundert - die Flugfähigkeit nicht vorgesehen. Der Frosch sitzt demzufolge auf der Erde und macht dort seine kleinen Luftsprünge, ohne sich je übermässig in die Höhe zu schwingen; genauso, wie Albrecht von Haller in seiner Studierstube sitzt oder am Seziertisch steht, dort tagtäglich und mit zugegebenermassen grossem Eifer seine wissenschaftlichen Verrichtungen erledigt, ohne je aber zu wirklich neuen Einsichten zu kommen. La Mettrie hat das Fliegen-Können und das Denken-Können analogisiert; das eigene Körpergewicht hindert den Frosch am Fliegen; das Gewicht der eigenen Vorurteile, ein gleichsam ontogenetischer Ballast, hindert Haller am wirklichen Denken; er wird nie etwas anderes tun, als kleine Sprünge zu machen, das heisst in etwa: Daten sammeln, notieren, extrapolieren, exzerpieren. (Und wer etwa einen Blick in Hallers Geschichte der Anatomie und Physiologie wirft, wer in seiner *Formation du coeur dans le Poulet* blättert, kann vielleicht nachvollziehen, woran La Mettrie gedacht hat).

Doch weit gefehlt, wer meint, Haller sei für La Mettrie nun ein besonders verwerflicher Forscher, da er weder denken kann, noch wirklich denken will. Ich meine vielmehr: An Haller demonstriert La Mettrie seine These von der Unmöglichekeit einer Aufklärung, in der das Denken wirklich zum Fliegen kommt. Noch mehr: Der 'grosse' Haller selbst gilt La Mettrie als Metapher, denn er ist nicht vorurteilsfreier, nicht wagemutiger und nicht unvoreingenommener im Denken des Neuen als die meisten seiner Zeitgenossen. Haller ist im 'Kleinen', d.h. in den Vorurteilen seiner Kindheit steckengeblieben. Er hat weder den methodischen Willen zum Neuen wie Descartes, noch hat er den freien Geist eines Bayle. Er ist kein Übermensch der *ratio*, sondern ein eher braver, kurzsichtiger, trotz allem Fleiss nicht weiterkommender - wissenschaftlicher Buchhalter. Soweit eine mögliche Übersetzung von La Mettries Froschmetapher, die - meines Erachtens aber zu Unrecht - als eine der vielen Lamettrieschen Frechheiten verstanden werden könnte. Gegen eine solche Fehlinterpretation spricht zudem die Abgrenzung gegen die negative Seite: Haller ist auch kein besonders blamables, da aufklärungsrenitentes Subjekt. La Mettries Polemik scheint sich gerade deshalb so wortreich und so verbissen zu gebärden, weil sie es mit dem Gewöhnlichen zu tun hat, dort, wo es eigentlich um Aussergewöhnliches gehen sollte. Haller ist einfach: aufklärerischer Durchschnitt, wenn auch fleissiger, reiz- und irritierbarer als vielleicht andere seiner Zeitgenossen. Haller steht zwar im Rampenlicht einer akademisch-literarischen Öffentlichkeit, aber das will nicht besagen, dass er in den Angelegenheiten der rationalen Steuerung seiner selbst, seiner Wünsche, seiner Einsichten und auch: seiner Eitelkeiten, besser oder aussergewöhnlicher ist als das durchschnittliche Subjekt, mit dem es die 'Aufklärer' bei ihrem Unternehmen zu tun haben.

La Mettrie sagt es deutlich, durch die Polemik vielleicht etwas überspitzt: Was seine Fähigkeit und seinen Willen zur 'Selbstaufklärung' betrifft, so ist Haller nicht der 'Grosse', sondern schlicht - 'le petit homme', wenn auch 'à longue queue' (was hier übrigens mit gutem Grund auch so gelesen werden kann, dass Haller einen Rattenschwanz an Publikationen hinter sich her zieht ...). In diesem Bild von der aufklärerischen Flugunfähigkeit Hallers - die ja gewissermassen genetisch bedingt ist - verdichtet sich meines Erachtens La Mettries Kritik an der falschen, da hypostasierten philosophischen Anthropologie der Aufklärer, die dem Menschen, 'wie er ist', nicht gerecht wird. Wasserköpfig sei die Vernunft der Aufklärer, „une raison, si peu à la portée de la plûpart des hommes, que ceux qui l'ont le plus cultivé, peuvent seuls en sentir l'importance et le prix!“[14] Die Aufklärung ist unmöglich, weil die 'Falten der Vorurteile' aus den Kindertagen niemals ausgebügelt werden können, trotz diesem „Sturzbach von *lumières*, den die Philosophie heutzutage mit vollen Händen“ über die Köpfe der Leute schüttet.[15]

## Bei lebendigem Leibe

Was hat dies alles mit Gesundheit zu tun? Vieles. Denn hinter der Querelle La Mettrie - Haller steckt weitaus mehr als nur jene Rivalität, die sich - als wär's ein Naturgesetz - immer dann einstellt, wenn ein akademisches Subjekt einem anderen den Erfolg missgönnt. Ich meine: Es steht nicht die Eitelkeit medizinischer Primadonnen zur Debatte, sondern zwei fundamental differente Konzeptionen von Gesundheit, Sein, Existenz, letztlich menschlichem Glück. Ich möchte dies aufzeigen an der Frage der Vivisektion bzw. danach, was einen Körper veranlasst, seine 'Geheimnisse' preiszugeben.

Folgt man Hallers Erkundungen des Körpers, so erhält man nicht den Eindruck, dass der Körper 'spricht'; weder durch Gesundheit, noch durch Krankheit, noch durch seine rein physische Materialität. Der Körper ist ein Geheimnisträger, und jede dieser verdeckten, im Dunkeln des Organischen schlummernden Botschaften muss dem Körper abgerungen werden. Sektion und Vivisektion sind die Mittel, die einen Körper zum Sprechen bringen. Das Baconsche Wort von jener Natur, die vom Wissenschafter schlechterdings auf die Folter gespannt werden *muss*, damit ihr von einer Wissenschaft, die stählern und unbeirrt ihren Fortschrittsgang zelebriert, jene bis anhin noch vorenthaltenen Geheimnisse abgepresst werden können, dieses Wort aus dem 17. Jahrhundert also, gilt mutatis mutandis auch für den längst im 18. Jahrhundert stehenden Albrecht von Haller. Wo Bacon - mitten in der positivistischen Aufbruchseuphorie der Naturwissenschaften des 17. Jahrhunderts und damit wenigstens wissenschaftshistorisch nachvollziehbar - sagt: „Wir müssen die Natur auf die Folter spannen"[16], lautet Hallers Credo:

> „Wir müssen die Natur im Körper stellen; wir müssen sie sezieren, sie in Teile zerlegen, sie mitten bei ihren Verrichtungen überraschen, wir müssen sie, lebendig oder tot, zur Preisgabe ihrer Geheimnisse zwingen."

Das scheint vielleicht übertrieben; der gottgläubige Poet, der empfindsame Verfasser der *Alpen*, als invasiver, für medizinethische und naturphilosophische Fragen eigentümlich unsensible Schlächter, der - zumindest bei Tieren - das Leben vornehmlich als Ausgangspunkt für einen wissenschaftlich aufschlussreichen Tod nimmt?

Werfen wir einen Blick in Albrecht von Hallers Irritabilitätslehre, die er in einer zweiteiligen Vorlesung im Frühjahr 1752, gute fünf Monate nach La

Mettries Tod, in Göttingen gehalten hat. Ich folge der deutschen Übersetzung von Carl Christian Krause, Leipzig 1756. Freimütig eröffnet Haller:

> „Ich habe bei lebendigen Thieren von allerley Art und Alter denjenigen Theil, von dem die Frage war, entblösset und so lange gewartet, bis das Thier ruhig ward, und zu schreien aufhörte. Alsdann habe ich dem ruhigen und nicht winselnden Thiere den erwehnten Theil durch Einblasen, durch Wärme, mit Brandtwein, mit dem Messer, mit dem Höllensteine [Ätzstein], mit Vitriolöle, mit Spiessglasbutter vexieret, und Acht gehabt, ob das Thier bey der Berührung, beym Einschneiden, beym Zerschneyden, beym Versengen, bey der Zerreissung des Theiles aus seiner Ruhe und Stille komme, ob es sich schüttle und rüttle, ob es das Glied an sich ziehe oder der Verwundung entreisse. Den oft wiederholten Erfolg hiervon habe ich in das darüber geführte Buch eingetragen, er mochte ausfallen, wie er wollte. Denn was liegt mir dran, ob die Natur auf diese oder jene Art empfindet!“[17]

Man muss sich genau vergegenwärtigen, was Haller tut: Er hat eine *idée fixe*, nämlich die, dass es im menschlichen Körper eine klare Grenze zwischen schmerzloser mechanischer Reizbarkeit und empfindlicher Sensitivität gibt, deren Schmerz - wie Haller es selbst formuliert - ‘der Seele vorgestellt wird’. Die Materialität des Leibes und die empfindlich gedachte, metaphysische Seele scheiden sich irgendwo im Körper, und zwar an einem geometrisch genau bestimmbaren Ort, den hingegen zu bestimmen weder Alltagserfahrung noch Krankheitsanalyse in der Lage sind, sondern nur das Öffnen der Tiere bei lebendigem Leibe. Neben seiner *idée fixe* hat Haller methodische Probleme. Wie kann ich objektive Aussagen über die Leiden des leidenden, des schreienden, des winselnden oder des vielleicht - trotz Schmerzen - apathisch schweigenden Tieres machen? Was für methodische Probleme stellen sich mir bei der Vivisektion, wenn ich - wie Haller - die Existenz einer Tierseele aus theologischen Gründen bestreite, den Schmerz aber gleichzeitig als Modalität der Seele bezeichne, und wenn ich schliesslich aus der systematisch durchgeführten Tierquälerei vor allem Analogieschlüsse vom Tier auf den Menschen ziehen will, denn schliesslich heisst mein, also Hallers Thema: ‘Von den empfindlichen und reizbaren Theilen des *menschlichen* Leibes’.

Haller ist ganz eigentümlich unempfindlich gegenüber solchen Einwänden. Im Blutrausch der kalten Vernunft hat er sich längst schon an den methodischen Beweis seiner Theorie ex negatione gemacht; d.h.:

> „Ich nenne denjenigen Theil unempfindlich, welcher, so er versenget, eingeschnitten, gestochen, bis zur Zerstörung zerfetzt wird, kein Zei-

> chen des Schmerzes, keine Zuckung, keine Veränderung der Lage des ganzen Leibes nach sich zieht."[18]

Also schneidet, quält, zerstört Haller mit der unempfindlichen Systematik der datensüchtigen Naturwissenschaft. Einer Katze füllt er „das Schenkelgelenk voll Vitriolöl", er schüttet Vitriolöl „in die Gebärmutter einer Hündin", er führt mit „Spiegelglasbutter präparierte Stäbchen" von allen Seiten in tierische Körper ein; er verbrennt „Kniescheibenbänder" und andere Körperteile bei lebendigen Katzen, Hunden, Schafen - nur um schliesslich den menschlichen Körper - d.h. eigentlich den tierischen - in vier Kontinente kartographiert zu haben: Empfindliche Teile / unempfindliche Teile / reizbare Teile / nicht reizbare Teile. Und dennoch, trotz aller blutigen Sezierarbeit, bleibt ein fünfter, dunkler, unbekannter Kontinent, in welchem sich Empfindliches und nur Reizbares unterschiedslos vermengen und dem distinktiven Auge des Göttinger Professors jede weitere Einteilungsinformation verweigern. Es sind dies

> „die Muskeln; das Herz; der ganze Kanal der Verdauungswerkzeuge; das Zwergfell; die Harnblase; die Gebährmutter; die Mutterscheide; die Zeugungstheile."[19]

Hallers Versuchsanordnungen haben von anderer Seite schon das Etikett 'methodischer Sadismus' erhalten. Ich halte dies für falsch; schliesslich bewegen sich die Werke des Marquis de Sade im Bereich literarischer Fiktion, während Hallers zu Erkenntniszwecken zum Schreien gebrachte Tiere höchst real sind. Zudem: Die Vivisektion gilt vielen Naturwissenschaftlern des 17., aber auch des 18. Jahrhunderts geradezu als Ausweis wissenschaftlicher Seriosität.

Was also ist das Problem? Das Problem ist nicht einfach nur die Grausamkeit des Christen Albrecht von Haller, der auch noch am 24. Dezember 1750 einem Hund, also einer Kreatur Gottes, den Brustkorb aufschneidet und genau erfasst, nach wie langer Zeit und mit wie intensivem Jaulen das Tier verendet. Das Grausame ist die völlig abwesende Erkenntniskritik bei Haller selbst. Wo es um Gesundheit oder Krankheit, um das Wesen geglückter Existenz geht: Für Haller ist das Messer das oberste Erkenntnisinstrument. Sensible Urteilskraft und einfühlsamer Verstand, ausgehend von Alltagsbeobachtungen am schon kranken - nicht am willentlich verletzten, krank gemachten Körper - führen ein vernachlässigbares Dasein. Kurz: Für Haller ist die Vivisektion der Königsweg der Erkenntnis über den Körper. Der Körper ist erst interessant, wenn er auf dem Weg zum Tod ist. In der Krankheit liegt kein Heilungsauftrag, sondern eine Erkenntnisverheissung. Der (tierische) Tod ist ein durchaus kulanter Preis, den die Naturwissenschaft für ein Körperdatum zu zahlen bereit ist; Grausamkeit hin oder her.

> „Man muss demnach die Tiere zergliedern. Es würde aber dazu keineswegs hinlänglich sein, dass man nur tote zerlegt, sondern man muss auch lebendige öffnen. [...] Es hat die ganze Physiologie mit der inneren und äusseren Bewegung des belebten Körpers zu tun. Folglich kann man [...] niemals etwas Fruchtbareres erreichen, ohne eine Menge lebendiger Tiere um das Leben zu bringen. [...] Diese Grausamkeit hat aber auch einer wahren und zuverlässigen Physiologie mehr wirklichen Nutzen verschafft, als fast von allen übrigen Künsten zu erwarten ist, unter deren Beistand unsere Wissenschaft zugenommen hat."[20]

Und schliesslich Hallers fast erschütternder Glaube an die geometrische Durchnumeriertheit alles Organischen: Es gibt keinen Zweifel daran, dass die Korrelation zwischen Schmerz und Schrei sich im Verhältnis 1:1 abspielt. Haller, andernorts poetisches Sprachrohr wortloser Natur, kann das stumme, zeichenlose Leiden der Kreatur nicht mehr erkennen, sobald er am Seziertisch steht.[21]

La Mettrie hat - auch hier wieder der stumme, direkt an Haller gerichtete Diskurs - in der parallel zum *Homme Machine* erscheinenden *Pénélope* schon fast resignierend auf die Brutalität der Naturwissenschaftler im Umgang mit dem Lebendigen hingewiesen:

> „Vous vous contonterez de mesurer la dilatation des corps par le feu; [...] vous vous amuserez à étoufer des Oiseaux dans le vuide de Boyle, [...] vous ouvriez des chiens en vie, après les avoir cruellement régalés, pour voir les Veines Lactées, & le nouveau Chyle, [...] vous empâlerez les Insectes sur la pointe d'une aiguille, [...] pour avoir l'honneur d'observer avec le nouveau Microscope Anglois leurs 1400 yeux [...]."[22]

Und vielleicht hat La Mettrie das auch noch gemeint, neben den vielen andern Bedeutungsebenen, die im Titel *Homme Machine* liegen: Albrecht von Haller ist der *Homme Machine*, er ist der unsensible Automat, der mit der routinierten Grausamkeit einer Maschine seine tödlichen Übungen an lebendigen Leibern verrichtet.

## La Mettrie als Anwalt des lebendigen Leibes

Meine These war, dass zwischen Haller und La Mettrie sich mehr als nur eine kontingente, wenn auch unterhaltsame Querelle abgespielt hatte. Der stumme Diskurs um diametral differente Erkenntniswege spielt sich vor den Augen der akademischen Öffentlichkeit ab. Allerdings: Man muss die Texte genau lesen und - aufeinander beziehen. Wo Haller seziert, also trennt, sagt La Mettrie: Körper und Seele schlafen zusammen ein; es gibt keine Trennung von Geist und Materie, keine Trennung zwischen Mensch und Tier. Was leidensfähig ist, ist aus dem gleichen Teig gemacht.

Für La Mettrie steht auch beim kranken Menschen, und sei's nur ein krankes Bein, immer die Totalität menschlicher Existenz im Blick; Haller aber ist der Sezierer, der positivistische Physiologe, der mit einer merkwürdig kühlen - er würde vielleicht sagen: objektiven - Beobachtungshaltung das sich in der Krankheit manifestierende Leiden analysiert, seziert, und schliesslich, als wär's ein neutrales Datum, völlig vom leidenden Menschen detachiert. Er ist der eigentliche Materialist, der den an der 'Krankheit' leidenden Menschen zum kranken Körperteil umdefiniert, zur funktionsgestörten Materie reduziert und so, mit der Brille der Erkenntnisbeschränkung, menschliche Existenz mit einem organischen Baukastensystem analogisiert. Wo Haller bei seinen unzähligen Sektionen und Vivisektionen dem Körper als idealer, da von Gott optimal zusammengebauter Maschine begegnet, da bezieht sich der Erkenntnisskeptiker und Rationalismuskritiker La Mettrie fast immer auf die holistische Variante einer antiken Konzeption vom Körper, vom Leib und von der Krankheit des Körpers.

Die Krankheit des Körpers ist für La Mettrie - man kann es immer wieder nachlesen, sei es in der *Pénélope*, sei es in den anderen, kleinen medizinischen Schriften - die Erscheinungsform einer kurzfristig verirrten Natur, die im Körper zwar einen Umweg durchläuft, der aber als in der Logik der Natur liegend verstanden wird. Der vorurteilslose Denker - dazu zählt sich La Mettrie ohne Zweifel, und ebenso klar ist, dass er in Haller einen der borniertesten der gelehrten Köpfe des Jahrhunderts sieht - der vorurteilslose und methodologisch gewitzte Denker also belegt die in der Krankheit verirrte Natur mit einem negativen Erkenntnisvorzeichen und zieht nun munter seine Schlüsse über die Natur der Krankheit und, noch wichtiger: über das Wesen der Natur.

Denn die Natur selbst kann nicht krank sein. Sie kennt weder gut noch böse, weder gesund noch krank; sie kennt nur verschiedene Aggregatszustände, verschiedene Äusserungsformen ihres materialen Selbst. Und es liegt am Menschen, aus diesen differenten Gärzuständen des in der Euphorie fast körperlosen, ja ekstatischen Leibes und des in der Krankeit fast in sich selbst versteinerten Körpers die richtigen Schlüsse zu ziehen. Durch den kranken Körper redet die Natur. Die Krankheit ist für den medizinischen - und noch mehr: für den philosophischen - Laien zunächst zwar eine Fremdsprache, aber eine, die sich durchaus erlernen lässt. Der Körper wird verstanden als Reagenzglas der Natur, worin sich 'Krankheit' wie ein chemischer Prozess entfaltet, den der Arzt weder stören, noch beseitigen, sondern allenfalls katalytisch etwas beschleunigen darf. Denn die Heilungsmodalitäten des kranken Körpers liegen in der Körpermaschine selbst. Die Metapher der Maschine ist nicht so sehr ein Indiz für eine mechanistische, ja unsensible Perzeption menschlicher Existenz, sondern immer ein Hinweis auf eine inneliegende Kraft, eine Entelechie, die sich in der Metapher des Automaten verdichtet und von dorther - für diejenigen, die Metaphern decodieren können - eine Sinnmarke für die autopoietische Kraft des Körpers, der Materie darstellt. Kurz: Nach La Mettrie löst der Körper die ihm gestellten Aufgaben alleine, unabhängig vom Bewusstsein, welches zuweilen, wie ein dem gärenden Körper nachhinkender Schatten, aufscheint und auf die Wirkungen, die im Fleisch stattfinden, hinweist. Von daher also La Mettries gesteigerte, ja fast manische Aufmerksamkeit auf die Zeichen des kranken Leibes.

1752, nach dem Tod La Mettries, wird Friedrich der Grosse in seiner *Eloge du Sieur de La Mettrie*, ganz beiläufig formulieren:

> „Für den Philosophen ist eine Krankheit eine Körperschule; er glaubte zu erkennen, dass das Denkvermögen nichts anderes sei, als eine Folge der Organisation der Maschine."[23]

Die Krankheit als Schule des Denkens; als Lehrstätte für die Erkenntnis des Körpers; die Krankheit schliesslich - dies eine letzte Metapher - als Hohe Schule der Natur.

*

Soweit die Umkehrung - wenn man so will - des Materialismus-Vorwurfes in der Querelle Haller - La Mettrie. Zur Verdeutlichung nicht nur der wissenschaftlichen, sondern auch der lebensweltlichen Differenz zwischen den beiden Kontrahenten eine letzte Bemerkung: Wenn man - mit Hans Blumenberg - Philosophie als die Kunst der Resignation bezeichnet, so wäre La Mettrie unter den Philosophen ein König. Mit stoischer Ruhe hatte Haller seziert. Die Seele hat er dennoch nicht gefunden. Gegen die stoische Brutalität im Umgang mit dem Lebendigen aber wendet La Mettrie in seinem ebenfalls 1748 erscheinenden *Discours sur le Bonheur* ein:

> „Que nous serons Anti-Stoiciens! Ces Philosophes sont tristes, sevères, durs; nous serons gais, doux, complaisants. Tout Ame, ils font abstraction de leur corps; tout corps, nous ferons abstraction de notre Ame. Ils se montrent inaccessibles au plaisir et à la Douleur; nous nous ferons gloire de sentir l'un et l'autre."[24]

Auch das: ein stummer Kommentar zu Haller.

## Anmerkungen

1 Titel angelehnt an: *Sontag, Susan*: Krankheit als Metapher. München 1980

2 *La Mettrie, Julien Offray de*: L'homme machine. Hamburg 1990, p.21.

3 *La Mettrie, Julien Offray de*: Ouvrage de Pénélope ou Machiavel en Médecine. Tome premier. Berlin 1748, p.125.

4 Ebenda.

5 L'Homme Machine, p.19.

6 *Beer, Rüdiger Robert*: Der grosse Haller. Säckingen 1947, p.96.

7 *La Mettrie, Julien Offray de*: Epitre à mon Esprit. In: Oeuvres Philosophiques de Mr. de la Mettrie. Nouvelle Edition Corrigée & augmentée. A Berlin 1774. Tome II, p.193 [Nachdruck Hildesheim 1988].

8 Man verstehe mich nicht falsch: Es liegt mir gar nichts daran zu beweisen, dass La Mettries Ironikum bezogen auf Hallers Leben durchaus seine Berechtigung hatte - Richard Toellner hat schon 1971, wenn auch in Fussnotenformat, auf entsprechende Diskrepanzen in der 'Einheit im Denken des letzten Universalgelehrten' hingewiesen. Im übrigen ist es gut möglich, dass Hallers Leben doch etwas geselliger verlaufen ist, als dies die bisherigen Darstellungen wahrhaben wollen. Es fehlt hier noch immer eine kritische Haller-Biographie, die den 'letzten grossen Universalgelehrten' in angemessener Grösse - und das hiesse: auch unter Einschluss seiner Kleinlichkeiten - zeigen würde.

9 Brief vom 23. Nov. 1751, Haller-Korrespondenz, Briefsign. 541/29, Burgerbibliothek Bern.

10 Ouvrage de Pénélope où Machiavel en Médecine, aaO., Vol. I, p.18.

11 Ebenda, Vol. II, p.146f.

12 Ebenda, Vol. II, p.235.

13 Blumenberg, Hans: Paradigmen zu einer Metaphorologie. In: *Archiv für Begriffsgeschichte*, Band 6, Bonn 1960, p.21.

14 *La Mettrie, Julien Offray de*: Discours préliminaire. In: Oeuvres philosophiques Vol. I, Fayard, Paris 1987, p.13.

15 Ebenda, p.20 et passim.

16 *Bacon, Francis*: De dignitate et augmentis scientiarium. In: Works, Bd. 4, p.20, 298 et passim.

17 *Haller, Albrecht von*: Abhandlung des Herrn von Haller von den empfindlichen und reizbaren Theilen des menschlichen Leibes. Verdeutscht und geprüft von Carl Christian Krausen. Leipzig 1756, p.4.

18 Abhandlung des Herrn von Haller [...], aaO., p.3.

19 Abhandlung des Herrn von Haller [...], aaO., p.40.

20 Zitiert nach *Rothschuh, K.E.*: Physiologie. Freiburg 1968, p.149.

21 Hallers 'Irritabilitätslehre' ist schon von den Zeitgenossen alles andere als widerspruchslos aufgenommen worden. Ich habe die 'Irritabilitätslehre' bewusst in der Übersetzung von Carl Christian Krause zitiert. Krause fügt seiner Übersetzung einen langen, höchst aufschlussreichen, da sehr kritischen Kommentar bei. Dass Tierversuche schon im 18. Jahrhundert keineswegs widerstandslos hingenommen wurden, führt Krause im § 13 seiner Anmerkungen aus: „Ferner entstehet die Frage, ob man nur durch Versuche an Thieren ausmachen könne, ob gewisse Theile der Empfindlichkeit fähig oder unfähig sind, wie Hr. V. Haller S. 3 zu meynen scheint, oder ob nicht die Begebenheiten an thierischen oder an menschlichen Leibern, welche uns die Natur selbst oder auch der Zufall darreichet, wenigstens ebenso geschickt wo nicht geschickter dazu sind? Aus dem bisherigen ist klar, dass, was die mit Fleiss an Thieren angestellten Versuche betrifft, die Zweydeutigkeit in Ansehung der meisten Theile unvermeidlich ist. Zu jenen Gründen kommt noch der Unterschied der Thiere selbst. Man schliesst nemlich die Gegenwart oder Abwesenheit der Empfindung und des Schmerzens aus dem Geschrey oder Stille, aus der Ruhe oder Bewegung der Thiere. In diesem Stücke aber sind die Thiere einander unähnlich. Ein Schwein z.E. schreyet fast allemahl, als wenn es am Spiess gestecket würde, wenn ihm gleich nur Arzney in Hals gegossen, oder äusserlich appliciret wird, gleichsam als ob es durch eine Diviniation wüsste, dass es zu nichts andern als zum Abschlachten auferzogen und gemästet werde, und dahero bey ieder fürchterlichen Anstalt dem Tode entgegensehen müsse. Hingegen ein Schaaf thut kaum das Maul auf, wenn es der Schlachter auf die Schlachtbank bindet. Und diesem sind die dummen Ziegen ziemlich ähnlich. Was thut empfindlicher wehe als Haare ausraufen? Die Federn des Federviehs stecken aber gewiss nicht weniger tief und feste, als die Haare, und doch liegen die meisten Gänse ziemlich gedultig, und schreyen kaum denn und wenn einmahl, wenn man ihnen die Federn über dem ganzen Leib ausrupfet. Diejenigen Thiere, so weniger gedultig sind, werden das Zucken und Schütteln bey einem mittelmässigen Schmerze auch deswegen unterlassen, weil dieses nicht ohne Vermehrung des schon anderweitigen ihnen verursachten Schmerzens geschehen kann. Weit gefeh-

let also, dass dergleichen Versuche einen Vorzug vor andern Erfahrungen haben sollten, dass vielmehr diejenigen, welche die tägliche Praxis an menschlichen Leibern an die Hand giebt, solcher Ungewissheit nicht unterworfen sind. Daher ich mich kaum genugsam wundern kann, wie man dergleichen Erfahrungen vor ungewiss und vage ausrufen kann, da ja diese alltägliche Wahrnehmungen nicht nur sicherer sind, sondern es auch allein sind, welche den unterschiedenen Grad der Empfindlichkeit gesunder sowohl als kranker Theile, die Umstände, bey welchen sie empfindlich sind, und die jedem Theile eigene Art der Empfindlichkeit lehren." (p.57f.).

22 Ouvrage de Pénélope où Machiavel en Médecine, aaO., Vol I, Teil 2, p.137.

23 *Friedrich II.*: Eloge de M. Julien Offroy de la Mettrie, prononcé par S. M. le Roi de Prusse, dans son Académie, à Berlin, 1752, p.5; Übersetzung von mir, upj.

24 La Mettrie, Julien Offray de: Discours sur le Bonheur. Critical edition by John Falvey. In: *Studies on Voltaire and the Eighteenth Century*. Vol. CXXXIV, S. 122.

# 13

## Orgueil national et santé privée

*Antoinette Emch-Dériaz*

Quelle relation peut-il bien exister entre l'orgueil national et la santé privée? Et cela au XVIII<sup>e</sup> siècle où il ne s'agit pas pour les états de s'enorgueillir d'un système médical national qui prendrait soin d'une façon individuelle de la santé de ses habitants. La possibilité d'une telle relation se trouve ailleurs, à la confluence possible de deux domaines en pleine mouvance au XVIII<sup>e</sup> siècle: la médecine et la politique. En médecine, l'iatromécanisme, né de la révolution scientifique, force les anciennes théories humorales des tempéraments à se chercher de nouveaux champs d'application; et en politique, la recherche des lois dites naturelles (là aussi la révolution scientifique se fait sentir) et l'étude de l'évolution des liens sociaux mettent en question la société structurée en ordres, donc le pouvoir royal ou ... national. Dans les deux cas, la sémiotique, chère au XVIII<sup>e</sup> siècle, est d'importance primordiale: pour le médecin, il s'agit de lire les signes du corps humain pour découvrir la maladie et le tempérament; pour le philosophe, il faut lire les signes du corps social pour connaître le groupe et la mentalité. Dans une culture qui juge avant tout sur les apparences, la poursuite d'une codification, donc d'une lecture du signifiant et du signifié, est essentielle pour l'avancement de la connaissance, d'où nosologie pour la médecine et sociologie pour la politique. Le penseur qui essayerait de maîtriser les deux ou d'employer l'une au profit de l'autre pourrait, entre autre, mettre en évidence la relation sémiotique entre la santé privée et l'orgueil national. C'est l'exemple d'un tel penseur qui est la source de mon exposé.

Le médecin-philosophe suisse Johann-Georg Zimmermann (1728-1795) entreprit d'explorer cette confluence; il publia en 1758 à Zurich le fruit de ses réflexions sous le titre *Vom Nationalstolze*. Prenant ce livre comme base de mon étude, j'expliquerai, dans la première partie de cet article, comment et pourquoi Zimmermann transforma les données de l'analyse médicale de son temps, conçues pour l'examen du corps pathologique privé, en un instrument à observer le corps moral public; il devint ainsi un des participants à la construction de la science nouvelle du XVIII$^{e}$ siècle - la sociologie; puis, dans la deuxième partie, je parlerai des constatations et réflexions que Zimmermann a faites sur les formes diverses d'orgueil national qu'il avait rencontrées dans ses voyages, étudiées dans ses lectures, ou bien encore découvertes chez ses amis et dans le profond de son âme. Il se voulait descriptif de l'orgueil national et non pas normatif, conscient qu'il analysait des données aussi bien objectives que subjectives.

Tout d'abord, il convient de brosser rapidement le tableau médico-intellectuel qui servait de toile de fond à la pratique du XVIII$^{e}$ siècle. L'influence du milieu en général, l'importance du tempérament individuel, l'observation des symptômes au chevet des patients et leur analyse médicale intégrée pour arriver à un diagnostic avaient été remises à l'honneur par certains médecins dits néo-hippocratiques. Concurremment, la tradition galénique d'attribuer au genre de vie une place de choix dans la prévention aussi bien que dans l'aggravation des maladies gardait toute son importance pour une médecine qui ne séparait pas le corps de l'esprit. Une médecine qui se cherchait aussi une nouvelle physiologie basée sur l'observation des phénomènes de la nature, à la manière des 'mécaniciens', disciples de Newton.

C'est dans un tel climat que, en 1747, Zimmermann décida d'étudier la médecine et choisit de le faire à Goettingue, auprès d'Albert de Haller (1708-1777), l'un des maîtres à penser d'une nouvelle physiologie scientifique. Dans ses expériences physiologiques entreprises en vue d'obtenir son titre de docteur, Zimmermann explora, systématiquement, le phénomène de l'irritabilité que son mentor avait récemment mis en évidence dans l'organisme vivant. Zimmermann avait été immédiatement fasciné par le lien entre le système nerveux et le tempérament d'un être vivant que les propriétés d'irritabilité et de sensibilité permettaient de supposer, même de justifier. Quand, plus tard, Zimmermann, en disciple d'Hippocrate, constata dans sa pratique médicale l'importance que l'environnement physique et intellectuel du malade a sur son système nerveux, il devint de plus en plus convaincu de l'importance du lien entre nerfs et caractères. Zimmermann fut très rapidement tenté d'extrapoler du tempérament individuel au caractère général ou national et de voir dans l'environnement géographique et culturel d'un peuple une influence critique et décisive sur son tempérament. Enfant des Lumières, Zimmermann vit dans les individus les maillons de base de la société qui, groupés à l'image de la grande chaîne des êtres de la Création, formaient la nation à la fois une et disparate.

Ainsi, Zimmermann soumit le comportement des sociétés et la mentalité des nations au même regard néo-hippocratique qui affirme qu'il existe un lien non négligeable entre d'une part l'environnement et le climat d'un lieu géographique et d'autre part la santé et le tempérament des êtres humains qui l'habitent. Il examina, dans le temps et dans l'espace, différents milieux politiques et culturels pour déterminer si le passé comme le présent d'un peuple et la situation d'une contrée influencent son tempérament manifesté, en particulier, dans son orgueil national. Le résultat de cette analogie ne pouvait pas être dépourvu de jugements de valeur, explicites ou implicites, puisque tiré de l'art médical conçu pour trier le sain du malsain. Zimmermann chercha ensuite un équivalent nosographique transposable de l'individu au groupe afin de pouvoir appliquer l'étude des symptômes caractéristiques de maladies physiques à la lecture des signes révélateurs (heureux ou malheureux) des comportements sociaux.

Pour Zimmermann, lui-même très sensible au fait que son état moral influençait profondément sa santé physique, les passions ou les affections de l'âme, plus que n'importe laquelle des autres non-naturelles de Galien (l'air, les aliments et les boissons, le sommeil et la veille, le repos et l'exercice, les rétentions et les évacuations) méritaient d'être étudiées systématiquement à des fins aussi bien médicales que philosophiques et, pourquoi pas, politiques! Mettant en oeuvre conjointement son expérience physiologique, clinique et humaine, Zimmermann espéra déduire et expliquer faits et conséquences politiques. Ainsi, il utilisa, dans la conception et la rédaction de son livre *Vom Nationalstolze*, transpositions, extrapolations et métaphores médicales, de l'organe à l'organisme, de la personne à la société, du physique au mental et de la culture à la politique. C'est-à-dire que Zimmermann posa, comme les penseurs médicaux et sociaux du XVIII^e^ siècle, que les passions personnelles - bonnes ou mauvaises - se déduisaient et se construisaient à partir de la passion fondamentale: l'amour propre. La joie, la haine, la colère, la vanité, la honte, etc., nées du désir de l'être humain s'enchaînent les unes aux autres au gré de l'amour-propre qui tend toujours à son plaisir et à sa survie. Puis Zimmermann fit un transfert: l'amour-propre, qui est aussi digne respect de soi-même, de son corps et de son esprit, devint amour corporatif, qui est aussi respect du pays, de son histoire et de sa culture.

Ayant analysé dans le cas de Zimmermann, le comment du passage de l'observation médicale à l'étude politique, il me faut maintenant expliquer le pourquoi de son choix du thème de l'orgueil national, plutôt que de celui de la religion dominante, de la création artistique ou du génie philosophique dans le sens complet du XVIII$^e$ siècle, comme point d'ancrage de sa réflexion sur les tempéraments des peuples.

Aujourd'hui, personne ne met en doute que le concept de nation (opposé à celui de société d'ordres) a été d'une importance capitale dans le développement de la Révolution française. La définition de nation (et celle de souveraineté), débattue lors des joutes oratoires des assemblées révolutionnaires, exportée à la pointe des baïonnettes napoléoniennes, raffinée par la nostalgie médiévale des romantiques, sera lourde de conséquences dans l'histoire européenne du dix-neuvième siècle, mondiale du vingtième - et, à l'aube du vingt-et-unième, la définition de nation tient encore le devant de la scène. Mais il ne faut pas oublier que les débats des patriotes français n'étaient pas nés du néant, ni n'avaient été créés de toutes pièces par l'occasion; ils étaient issus de la glorification du roi-état ou de l'état-roi, elle-même engendrée par la montée de l'Absolutisme, qui mettait à son service la puissance coloniale, la richesse matérielle, les oeuvres artistiques, et même les découvertes et théories scientifiques pour éveiller chez leur peuple un orgueil lié aux succès de l'état. A l'époque le phénomène n'avait pas échappé ni à la critique et ni à l'étude; ainsi les arguments des révolutionnaires reposaient-ils sur une tradition solidement établie par de nombreux textes dont les plus connus sont de Henry Bolingbroke (1678-1751), de David Hume (1711-1776), du Baron de Montesquieu (1689-1755), de Jean-Jacques Rousseau (1712-1778), de Monsieur de Voltaire (1694-1778), et du Chevalier de Jaucourt (1704-1779) dans l'*Encyclopédie*. Tous ces auteurs s'accordaient pour dire que l'idée de définir une population comme une nation, et non pas comme les habitants d'un territoire appartenant à un monarque vient du fait de leur passé commun, de leur culture partagée, de leurs coutumes pareilles, en bref de leur histoire, indépendamment de leur souverain actuel. L'identité nationale est donc formée par la somme des personnalités individuelles, elles-mêmes développées à partir d'un donné commun: histoire et territoire.

Alors, si la nation est constituée d'individus, est-il possible d'affirmer que le tempérament national sera de même lié au tempérament personnel? A Goettingue déjà, Zimmermann s'était posé la question de savoir s'il existait un lien entre les états d'âme individuels et l'identité nationale; s'étudiant lui-même, il constata que le 'Heimweh', dont il souffrait atrocement, était endémique chez ses compatriotes qui résidaient comme lui à l'étranger. En fait, le 'Heimweh' des Suisses était si proverbial et redouté, que des médecins se penchèrent sur le sujet pour en trouver la cause et le remède. Selon les docteurs du XVIII^e^ siècle, il faut chercher la cause du 'Heimweh', parmi d'autres, dans la différence entre l'air des montagnes suisses et celui où vit présentement le Suisse; le remède proposé n'était que d'espérer que la personne s'habituerait sans trop tarder à son nouveau milieu et pour cela qu'elle rêvât le moins possible à ses montagnes. Enfin, quand Haller écrivit l'article 'Heimweh' pour l'*Encyclopédie*, il se servit du cas de Zimmermann pour en donner la description. Aussi n'y a-t-il rien d'étonnant dans le fait que Zimmermann pensa pouvoir extrapoler du particulier au national en se basant sur l'exemple du 'Heimweh', tout au moins pour le cas de la Suisse. Mais est-ce seulement leur 'Heimweh' qui permettait aux Suisses de se définir? Dans ce cas, seuls ceux qui ont vécu à l'étranger et souffert du 'Heimweh' pourraient se sentir suisse. Evidemment, Zimmermann n'en resta pas à une définition si étroite. Il chercha plus loin ce qui pouvait et pourrait bien encore unir les Suisses, dans l'atmosphère d'un XVIII^e^ siècle très différente de celle qui existait au temps du serment du Grütli.

Zimmermann, de par ses circonstances personnelles, était très conscient des différences et ressemblances des Suisses. Né à Brugg, d'un père juriste de langue allemande et d'une mère vaudoise, il fut élevé bilingue; il ne connaissait que trop bien les qualités et défauts du régime aristocratique bernois. Il avait des amis à Bâle et à Zurich et savait parfaitement l'anglais qu'il avait appris à Goettingue. Ses études terminées, il avait voyagé en Allemagne, en Angleterre, en France et en Hollande. Sa pratique médicale lui laissant beaucoup de temps libre, il occupait ses loisirs à réfléchir et à écrire; et surtout il se voyait plus suisse que bernois.

La solitude (il allait souvent seul à cheval faire ses visites médicales aux alentours de Brugg, il avait eu l'occasion d'observer la solitude des couvents, surtout il aimait la solitude), l'orgueil national (il souffrait du manque de cohésion des cantons suisses), et l'expérience en médecine (sa carrière en dépendait) trottaient dans son esprit. Et quel lien, pensait Zimmermann, pourrait bien exister entre ces sujets disparates et le 'Heimweh' qui définissait les Suisses; est-ce que l'étude d'autres idiosyncrasies de peuples quelconques lui donnerait la clé du problème? Voilà pourquoi et comment Zimmermann déborda du cadre de la médecine pour aborder la politique dans ce qu'elle avait de plus vital pour son temps: il s'attacha donc à découvrir les sources de l'orgueil national pour arriver à élucider ce qui définit la mentalité ou le tempérament d'une nation. Ses observations sont encore actuelles, surtout en ce qui concerne les passions humaines comme base des passions nationales; la vanité a toujours cours. Déjà en 1797, son traducteur anglais relevait la valeur des propos de Zimmermann sur le fond de la nature humaine, donc des groupes humains, même après les bouleversements de la Révolution française.[1] Quant à ses typifications anglaise, chinoise, espagnole, française, italienne, etc., elles étonnent autant par leur justesse que par leurs préjugés.

Lorsqu'en 1757, Zimmermann fut prié d'écrire une préface pour une collection de portraits de Suisses célèbres, il saisit l'occasion d'exprimer ses pensées sur l'identité nationale. Le texte soumis fut jugé trop long pour les besoins de la publication, probablement une façon élégante de faire entendre que cet écrit n'était pas approprié à l'intention des éditeurs. Zimmermann avait-il cherché, à travers ces portraits, à définir un tempérament suisse, en un temps où la physiognomie n'avait pas encore été remise à l'honneur par Johann-Caspar Lavater (1741- 1801). Pas le moins du monde découragé par ce rejet, Zimmermann transforma sa préface en un livre de plus de 300 pages in octavo, consacré à l'orgueil national.

En 1758, Zimmermann, anonymement, publia à Zurich la première version de son livre *Vom Nationalstolze* qu'il dédia cependant avec une certaine audace au patricien bernois Beat Ougspurger. *Vom Nationalstolze* est en deux parties. Dans la première, Zimmermann traite de l'espèce d'orgueil national qu'il juge ridicule et méprisable. Dans la seconde, il donne ses idées sur ce qui rend un orgueil national honorable et recommandable. Il déclara que la deuxième sorte d'orgueil national se trouve plus souvent présente dans les républiques que dans les monarchies. Malgré cette déclaration, Leurs Excellences de Berne ignorèrent *Vom Nationalstolze* aussi bien que son auteur. Zimmermann se crut mal compris et décida de revoir son livre pour en clarifier les idées par une rédaction plus concise et plus convaincante du bien qu'un orgueil national authentique pourrait amener à un pays.

Certainement, la première version était trop chargée de citations et maladroitement écrite. Zimmermann corrigea rapidement ses fautes et publia deux ans plus tard un nouveau *Vom Nationalstolze* long de 220 pages. Il conserva l'essentiel de son argument qu'il n'écrasa plus d'une avalanche de citations. Dans le feu de la réduction, Zimmermann pécha peut-être par excès contraire, en puisant généreusement et sans donner de références dans les travaux de Montesquieu et de Hume. Un érudit du vingtième siècle serait accusé de plagiat pour une telle conduite, mais, au dix-huitième, les critères étaient différents. La coutume voulait que, sous peine d'insulter le savoir de ses lecteurs, un écrivain ne donne précisément que les références de ce qui pourrait être peu ou mal connu du public instruit. De nos jours, cette habitude crée pour l'historien des problèmes de filiation et de priorité d'idées qui ont trop souvent conduit à mettre en cause l'intégrité intellectuelle d'un auteur des siècles passés.

En 1768, Zimmermann publia une troisième version de *Vom Nationalstolze* dont la page de titre annonçait „corrigée et augmentée". Augmentée certainement, corrigée est discutable. Zimmermann s'était de nouveau laissé tenter par le sarcasme et emporter par la verbosité dans son ardeur à défendre ses idées sur le sain et le malsain de l'orgueil national: „L'amour du pays n'est souvent [pas] autre chose que l'amour de l'âne pour son étable"[2] ou „ils parlent de l'esprit comme un castrat parle de l'amour."[3] Malgré ses défauts, cette dernière version de *Vom Nationalstolze* reçut le plus d'attention. Elle fut traduite en français en 1769, en danois en 1773 et en anglais, une première fois en 1771 et une seconde en 1797. Il est instructif de noter que le traducteur de l'édition anglaise de 1797 se prêta aussi au jeu de l'orgueil national quand il comparait la fidélité de sa traduction à celle de la française![4] Il rapporta aussi, pour justifier son travail, que Zimmermann s'était plaint de la version anglaise de 1771 qui lui faisait dire des fadaises et passer pour un sot.[5] Catherine II mentionna dans une lettre à Zimmermann une traduction russe. La dernière édition de *Vom Nationalstolze* date de 1884.

Pour Zimmermann, l'orgueil national émane de la comparaison faite par un peuple entre les avantages qu'il possède vraiment ou croit avoir et ces mêmes avantages dont il pense que les autres peuples sont démunis.[6] En bref: nous avons - alors que vous n'avez pas - la puissance, la richesse, la culture, la beauté, etc.! Un orgueil national est malplacé ou faux, écrivit Zimmermann, quand il dépend d'avantages imaginaires: une victoire aisée sur un ennemi faible ou l'abondance des ressources due seulement à un climat favorable. Il se moque aussi des personnes qui se croient d'une très haute noblesse parce que leurs origines se perdent dans la nuit des temps.[7] L'authentique orgueil national est basé sur des réalisations véritables: des chefs-d'oeuvre en art ou des découvertes en sciences. Il se raille des

> „Français qui se croient en droit de donner des lois à toutes les Nations, parce que l'Europe entière en reçoit de leurs marchands de mode, de leurs perruquiers, de leurs tailleurs et de leurs cuisiniers!"[8]

Comme il examinerait un organe particulier du corps pour trouver la cause de la maladie du patient, le médecin Zimmermann observa la fierté individuelle pour découvrir ce qui rend un orgueil national fâcheux ou heureux; en effet il écrivit:

> „Dès que l'on connaîtrait les caractères de chaque individu, on pourrait raisonner assez juste sur leurs effets réunis dans le corps National."[9]

Zimmermann étudia aussi ce qui rend un individu fier (talents personnels mérités ou nom de famille hérité) afin de déterminer s'il existe des différences dues à leur milieu, constatant: „le bourgeois méprise le paysan, l'officier le magistrat, le magistrat le clergé, et que la Cour méprise tout".[10] Il discerna que plus la société est hiérarchisée, donc vaniteuse, plus l'orgueil est faux, donc malsain, et que plus la vision de l'individu est étroite, plus l'opinion de la nation sur la valeur des autres est restreinte.[11]

Comme je l'ai mentionné plus haut, Zimmermann a été très influencé par *L'esprit des lois* (1748) de Montesquieu. La méthode de recherche systématique du rôle du climat, de l'étendue du territoire, de la situation géographique et du chiffre de la population dans l'étude du développement des institutions d'un pays que Montesquieu employa n'était certes pas étrangère à la profession médicale. Zimmermann s'est aussi inspiré de l'*Essay on National Characters* (1748) de Hume et des *Letters on the Spirit of Patriotism* (1750) de Bolingbroke. L'influence de Rousseau est aussi marquée, même si Zimmermann n'est pas d'accord avec le Grand Antagoniste des Sciences sur leur utilité. Généralement moins connues, mais tout aussi importantes que les écrits précédents pour la pensée de Zimmermann, sont *Les lettres sur les Anglais et les Français* de Beat de Muralt (1665-1749) et *Les lettres françai-*

*ses et germaniques, ou réflexions militaires, littéraires et critiques sur les Allemands et les Français* d'Eléazar de Mauvillon (1712-1779).

A toutes ces influences, Zimmermann apporta sa propre touche, celle du médecin habitué à traiter avec des êtres faits d'un corps et d'une âme. Il appliqua son regard de clinicien à rechercher les signes pathologiques du corps politique comme il le ferait dans le corps d'un malade. Zimmermann les détecta, ces signes pathologiques, dans un orgueil national malplacé et démesuré, l'équivalent des mauvaises passions (vanité) de l'âme individuelle. Il donna alors son pronostic, son diagnostic et son traitement de cette passion qui rend malade les Nations. Si un pays ne veut pas succomber au mauvais orgueil national, il lui faut, prescrivit Zimmermann, se faire une idée exacte de ses propres mérites et surtout ne pas méconnaître ceux des autres états.[12]

La religion, pour Zimmermann, fait aussi partie de l'héritage national. Très conscient des troubles religieux graves du passé suisse aussi bien qu'européen, il joignit sa voix à celle des Philosophes pour prêcher la tolérance:

> „Les hommes ne devraient pas se damner si légèrement les uns les autres. Nous paraîtrons tous au Tribunal d'un Dieu d'amour qui nous jugera sur la sincérité et sur la fidélité avec laquelle nous l'avons servi." [13]

Et il tonna contre le fanatisme:

> „Ainsi tous les hommes se rendent mépris pour mépris, haine pour haine, damnation pour damnation, parce que chacun en particulier croit professer la seule Religion où l'on puisse être heureux et parce qu'il se regarde comme un être dont l'incorruptible pureté exclut toute espèce de partage."[14]

Son plaidoyer n'excluait pas les sarcasmes: „Il en est des hommes à l'égard de leur Religion comme à l'égard de leur montre: chacun croit à la sienne."[15]

Les Philosophes insistaient sur le fait que l'ignorance était la mère du fanatisme et que l'éducation était celle de la tolérance. Zimmermann ne pouvait qu'approuver et renchérir:

> „Chaque Nation trouve ridicules les moeurs étrangères, parce qu'elles ne sont pas les siennes."[16]

ou

> „Moins une Nation est instruite de l'état des autres, plus elle s'estime; son ignorance nourrit sa vanité, & lui impose un mépris intense pour toutes les autres."[17]

et encore

> „L'orgueil appuyé sur l'ignorance de l'état des pays étrangers prive un peuple de tous les avantages qui résultent de la connaissance des progrès et des lumières des autres."[18]

Zimmermann, tout de même, reconnut que si une nation est fière de ses réalisations en sciences, en art, en commerce, ou en toute autre chose, sans pour cela dénigrer celles des autres, alors cette sorte d'orgueil national est salutaire.[19]

Cependant Zimmermann mit en garde ses lecteurs contre un orgueil national justifié par les hauts-faits des ancêtres mais qui peut conduire à la vanité et à l'indolence, quand, au contraire, ce passé devrait stimuler les descendants à égaler, mieux même à surpasser leurs aïeux:

> „Nous ne devons jamais croire que leur réputation soit un bien héréditaire, dont nous pouvons jouir tranquillement."[20]

Dans ce passage, Zimmermann tançait ses compatriotes qui se vantaient de leur démocratie parce que: „une poignée de bergers brisa leurs chaînes".[21] Cette première victoire avait poussé les Suisses à se battre pour conserver leur liberté jusqu'au jour où ils dégénérèrent sous les flatteries de rois qui, sous prétexte d'alliance, en fait ne convoitaient que des soldats. De leurs ancêtres, ajouta Zimmermann, les Suisses n'ont gardé qu'un seul trait, leur 'Heimweh'.[22] Il constata:

> „il est plus impardonnable de ne pas suivre les grands modèles que l'on a devant les yeux, que de rester dans l'obscurité quand on n'a pas les mêmes motifs d'en sortir."[23]

Zimmermann admirait les Anglais plus que les Français; car, pensait-il, en tant qu'homme, l'Anglais n'était pas vaniteux, alors que le Français se regarde comme le seul être pensant dans l'Univers.[24] Mais quand il traitait de la nation anglaise, Zimmermann n'était plus tendre:

> „Ces fiers insulaires regardent le Droit de leur pays comme un chef-d'oeuvre. Aussi un simple doute sur sa perfection est un péché."[25]

Il jugea sévèrement l'habitude anglaise de qualifier péjorativement les autres: chien français, singe italien, boeuf hollandais, cochon allemand, mendiant écossais, impudent irlandais, etc.[26]

Après avoir pris à partie le mauvais orgueil national né de mérites exagérés ou imaginaires, comme l'Italien qui se met sur le même pied que le Romain puisqu'il habite le même territoire;[27] Zimmermann s'attaqua au manque aussi bien qu'à la perte de fierté d'une nation qui refuse de reconnaître une valeur quelconque à ses actions ou à son passé. Le médecin extrapola de l'individu sans dignité et à mentalité esclave à la nation sans orgueil qui sombre dans la bassesse. Dans ce cas-là, Zimmermann pensait aux divers états allemands, en particulier à la Prusse bien qu'il admirât son souverain Frédéric II. Un peuple qui dénigre sa culture et se moque de sa religion est perdu.[28] Admirer seulement ce qui est étranger est pire que de se vanter hors de proportion: „Celui qui est incapable de s'estimer lui-même, ne se rend pas facilement digne de l'estime générale."[29] Aucun pays, aucune personne ne peut subsister d'emprunts seulement. Il n'y a que le vrai qui dure et perdure.

Quand Zimmermann étudia les orgueils monarchique et républicain, il donna une définition de la liberté qui sonne à l'harmonie de celle du *Contrat social* (1762) de Rousseau et s'accorde plus tard à celle de *La déclaration des droits de l'homme et du citoyen* (1789), et dont on retrouve encore l'écho dans *Rights of Man* de Thomas Paine (1791):

> „La liberté ne consiste donc pas à ne reconnaître aucune autorité supérieure; mais à empêcher que cette autorité ne réside dans la personne d'un despote [...]. Quand personne n'est dispensé de se soumettre à la loi, personne n'est l'esclave d'un autre."[30]

ou

> „Ainsi, la liberté républicaine laisse à l'homme de ses droits originels autant qu'il peut en conserver, sans qu'il en résulte aucun inconvénient pour la société."[31]

Cependant, Zimmermann avertit ses lecteurs qu'il faut toujours être sur le qui-vive, car:

> „En général tout homme est en danger de devenir despote dès qu'il en a le pouvoir, parce que chacun n'aime que trop à donner sa volonté pour loi [...]. Il y aurait un despote dans chaque république, si l'on y était assez lâche pour ramper devant un des citoyens."[32]

Pour que l'organisation du corps ou de la société fonctionne sans douleur, il faut que l'intégrité de chaque organe ou individu soit respectée.

Zimmermann ne cessa pas de tempêter contre toutes sortes de vanité et fierté malplacées, car il n'en découvrait que trop aux quatre coins du monde, telles celles des Chinois „qui savent un petit peu de tout et rien à fond, et pourtant se vantent que leur civilisation a tout inventé [...] sans n'avoir jamais rien perfectionné.“[33] „On est“, déplora-t-il, „d'autant plus rarement Citoyen de l'Univers & Ami de l'Humanité, que l'on est plus particulièrement attaché à sa patrie.“[34] Zimmermann voulait que son livre fût un avertissement qui servît à-sauvegarder la paix entre les nations. En médecin éclairé, il donnait donc une mesure préventive plutôt que curative contre le poison de l'orgueil national. Alors, il prescrivit le respect de l'autre -individu ou nation; le droit à la diversité des opinions, religieuses ou philosophiques; et la tolérance de l'étrange qui surprend et apprend. Il espéra ainsi prévenir une maladie, mais n'y réussit pas. Les nations comme les êtres humains n'aiment pas écouter les conseils des médecins, puis s'étonnent de leurs souffrances.

Et pourtant, quelques Suisses, ceux qu'on appelait les patriotes de Schinznach, les fondateurs en 1762 de la Société Helvétique, essayèrent de la cure de Zimmermann qui, en fait, était l'un des leurs, pour raviver l'esprit suisse. Ils voulurent connaître le vrai passé de la Suisse pour le transmettre sans altérations. Ils voulurent s'unir vraiment dans une culture partagée. Ils voulurent ranimer la démocratie et la solidarité de la Suisse primitive. Mais vouloir n'est pas toujours pouvoir. Leur jeune ardeur ne suffit pas à secouer la torpeur aristocratique; et la tourmente révolutionnaire et napoléonienne mit la Suisse presque au tombeau; la guérison ne vint qu'en 1848.

De nos jours, le beau rêve de Zimmermann, proposant d'appliquer ce qui concourt à la santé privée pour secourir celle des nations, requiert encore notre attention, car un peuple est toujours fait d'une somme d'individus. Le sain et le malsain des affections de l'âme populaire se livrent toujours passionnément bataille sur le terrain des orgueils nationaux.

## Notes

1 *Zimmermann, Johann-Georg*: Essay on National Pride (translated from the original German) London, Dilly, 1797, p. xii.
2 *Zimmermann, Johann-Georg*: De l'orgueil national (traduit de l'allemand) Paris, Delalain, 1769, p. 161.
3 Op. cit. p. 28.
4 *Zimmermann, Johann-Georg*: Essay on National Pride (translated from the original German) London, Dilly, 1797, p. xiv.
5 Op. cit. p. xiii.
6 *Zimmermann, Johann-Georg*: De l'orgueil national (traduit de l'allemand) Paris, Delalain, 1769, p. 3.
7 Op. cit. p. 78.
8 Op. cit. p. 57.
9 Op. cit. p. 42.
10 Op. cit. p. 27.
11 Op. cit. p. 204.
12 Op. cit. p. 34.
13 Op. cit. p. 87.
14 Op. cit. p. 108.
15 Op. cit. p. 93.
16 Op. cit. p. 46.
17 Op. cit. p. 131.
18 Op. cit. p. 182.
19 Op. cit. p. 163.
20 Op. cit. p. 208.
21 Op. cit. p. 225.
22 Op. cit. p. 227.
23 Op. cit. p. 210.
24 Op. cit. p. 56.
25 Op. cit. p. 134.
26 Op. cit. p. 52.
27 Op. cit. p. 48.
28 Op. cit. p. 8.
29 Op. cit. p. 204.
30 Op. cit. p. 265.
31 Op. cit. p. 266.
32 Op. cit. p. 275.
33 Op. cit. p. 145.
34 Op. cit. p. 366.

# 14

## Medizinische Wissenstransfers im Europa des 18. Jahrhunderts

*Aloys Henning*

Medizinische Wissenstransfers in Europa sind für das gesamte 18. Jahrhundert in einem Zeitschriftenbeitrag nicht annähernd umfassend beschreibbar. Arbeitsschwerpunkte des Autors gelten der Medizingeschichte in Rußland und Preußen, dazu subspezialisiert der Geschichte der Augenheilkunde. Im 18. Jahrhundert entwickelte sich die Augenheilkunde als traditionelles Teilgebiet der Chirurgie zum eigenständigen Fach. Neben anderem widerspiegelt ihre Geschichte die erneute 'Verwissenschaftlichung' der Chirurgie. Diese hatten seit dem 12. Jahrhundert Kleriker weitgehend aus den europäischen Hochschulen verdrängt und zum Handwerk werden lassen.[1] Zur chirurgischen 'Wiedergeburt' im 18. Jahrhundert trug wesentlich die absolutistische Großmachtpolitik europäischer Staaten bei, die große stehende Heere erforderte und entsprechende Zahlen chirurgisch ausgebildeter Militärmediziner. Neben Frankreich zählten zu diesen Mächten vorzüglich das aufstrebende Preußen und Rußland.

Peter I. von Rußland besuchte 1698 auf seiner Reise nach Westeuropa – der sogenannten 'Großen Gesandtschaft' 1697/99 – auch die anatomischen Theater in Leiden und Amsterdam. In Leiden traf der Zar mit Herman Boerhaave (1668-1738) zusammen, dem bedeutendsten Mediziner der ersten Hälfte des 18. Jahrhunderts. Ihn suchte Peter vergeblich für Rußland zu gewinnen. Noch fehlten seinem Imperium – mit Ausnahme der baltischen Provinzen – Medizinalstrukturen, die westeuropäischen vergleichbar gewesen wären. In Amsterdam demonstrierte der Anatom Frederik Ruysch (1638-

1731) dem Zaren die menschliche Anatomie anhand seiner berühmten Präparatesammlung. Ruysch erklärte dem russischen Herrscher exklusiv seine geheimgehaltene Methode zur Darstellung von Blutgefäßen mittels injizierten farbigen Wachses. Nach Peters Rückkehr wurden in Moskau anatomische Demonstrationen an Leichen abgehalten; der Sekretär der österreichischen Gesandtschaft, die von April 1698 bis Juli 1699 unter dem Gesandten in Moskau weilte, Johann Georg Korb (1672-1741), schrieb darüber unter dem 7. Februar 1699 in sein Tagebuch[2]:

> „Doktor Zoppot begann im Beisein des Zaren und vieler Bojaren, die der Befehl des Zaren unerachtet ihres Ekels dazu zwang, mit anatomischen Übungen."[3]

1717 besuchte Peter in Paris das 'Theatrum anatomicum' Duverneys (Guichard Joseph du Vernais, 1648-1730) und hospitierte bei einer Starstich-Operation des seinerzeit berühmten Okulisten John Thomas Woolhouse (†1734) an einem russischen Soldaten seiner Begleitung. Auf dieser Reise ließ der Zar Ruyschs anatomische Sammlung für 30000 fl. — wenigstens 500000 SF — ankaufen und nach St. Petersburg bringen[4] als Grundstock der Naturaliensammlungen der 'Kunstkammer'. Ein großer Teil der über 2000 Präparate ist heute noch im Anthropologischen Museum in Sankt Petersburg zu bewundern.

Bereits 1692 hatte Peter I. den Sohn Petr seines Gesandten Vasilij T. Posnikov in England, Holland, Florenz und Brandenburg, zum Medizinstudium nach Padua geschickt, wo Petr Posnikov (1676-1716) als *erster* Russe 1696 zum Doktor der Medizin (und Philosophie) promoviert wurde. Wegen seiner Sprachkenntnisse diente Petr Vasilevič Posnikov nach seiner Graduierung gesandtschaftlichen Aufgaben als Dolmetscher, so in Wien und Venedig.[5] Erst 1701 wurde er als Arzt am Moskauer Apothekenamt, der damaligen obersten russischen Medizinalbehörde, angestellt mit einem Jahresgehalt von 500 Rubel (knapp 20000 SF). Zugleich bediente sich fallweise auch die Moskauer Gesandtschaftskanzlei weiter seiner Dolmetscherdienste für Übersetzungen aus dem Lateinischen, Französischen und Italienischen. 1697 wurde der Mediziner Posnikov von Venedig über Wien nach Amsterdam beordert, um sich der 'Großen Gesandtschaft' anzuschließen. Auf Weisung des Zaren kaufte er einen anatomischen Atlas[6], der erstmalig 1685 in Amsterdam erschienen war und seinerzeit ein europäisches Standardwerk darstellte: *Anatomia humani corporis*[7] von Govard (Godefrid) Bidloo (1649-1713), einem Ruysch–Schüler, der 1696 Rektor der Leidener Universität wurde. Zu jener Zeit verfügte das russische Reich über keinerlei im Land gedruckte medizinische Literatur. Die Nomenklatur zu den 105 Bildtafeln des Bidloo-Atlasses ließ der Zar vor 1707 durch eine handschriftlich in Russisch abgefaßte ersetzen (Abb. 1 und 2)[8]: Godefrida Bidloo vračeskago chudožestva učitelja i celitelja Anatomija Čelovečeskago Tela.[9] Posnikovs Sprachkenntnisse und seine Dienststellung am Apothekenamt lassen mutmaßen, er selber habe verantwortlich an der Übersetzung der Nomenklatur gearbeitet. Der unikale Atlas diente etwa 50 Jahre hindurch als Hilfsmittel bei den Bemühungen, russischsprachige medizinische Lehrbücher zu schaffen. Dies gelang erst 1757 Martin Scheïn (1712-1762) mit der Übersetzung der 5. Auflage von Lorenz Heisters bekanntem *Compendium anatomicum*, das erstmals 1717 in Nürnberg verlegt worden war.[10]

1710 plante der Leibarzt Peters I., Nikolaus Bidloo (ca. 1670-1735), die Herausgabe eines Lehrbuches in Rußland. Als erster 'Professor' für Anatomie und Chirurgie der 1706 neu gegründeten Moskauer Hospitalschule schuf er ein Manuskript für den Chirurgie-Unterricht, das niemals gedruckt wurde:[11] *S[acrae] Tz[areae] M[aiestatis] Archiatri Instructio, de Chirurgia in Theatro Anatomico Studiosis Proposita Anno Domini 1710 Januarii die 3* (Abb. 3). Für den Anatomie-Unterricht wurde Govard Bidloos Atlas benutzt. Im Stadtarchiv von Tallinn (Reval) befindet sich ein Manuskript in Schönschrift von 1719, das gleichfalls Nikolaus Bidloo als Urheber nennt[12]; Schriftvergleiche mit Bidloos *Instructio de chirurgia* ergeben für das Tallinner Manuskript den gleichen Schreiber: *Universa Doctrina De Anothomia [sic] & Chyrurgia in Suos tractatus compendiose Disposita ... Per Nicolaum Bidloo A. Domini 1719.*

Im Gründungsjahr der russischen Akademie der Wissenschaften 1724 ließ Peter I. an der physikalischen Klasse den Chirurgen M. P. Satarov als Übersetzer anstellen.[13] Er sollte 1729 einen *Catalogus von den anatomischen Praeparaten der Kunstkammer*[14] in Sankt Petersburg ins Russische übersetzen. Als Übersetzungshilfe wurde Satarov der Atlas Govard Bidloos mit der handschriftlichen russischen Nomenklatur zur Verfügung gestellt:[15]

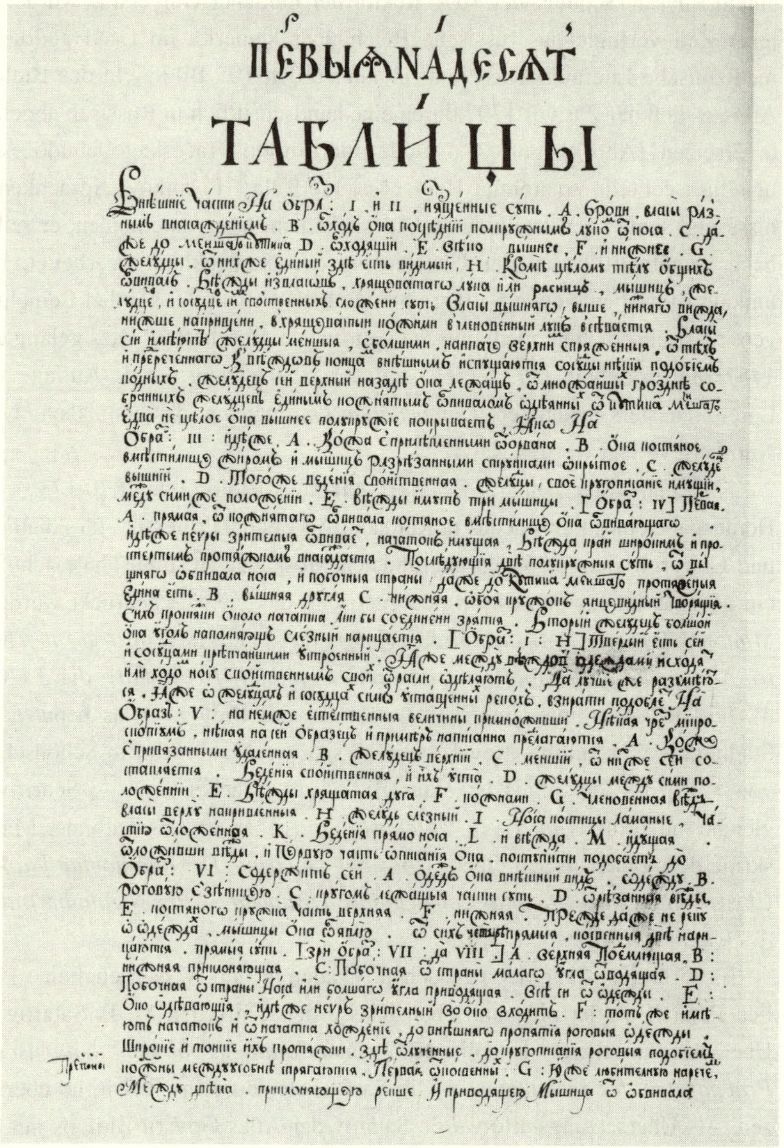


Abb. 1: Handschriftliche russische Textseite zur Tafel 11 der *Anatomia Humani Corporis* von G. Bidloo (vgl. Anm. 7). Bibliothek der Rußländischen Akademie der Wissenschaften (RAN) St. Petersburg.

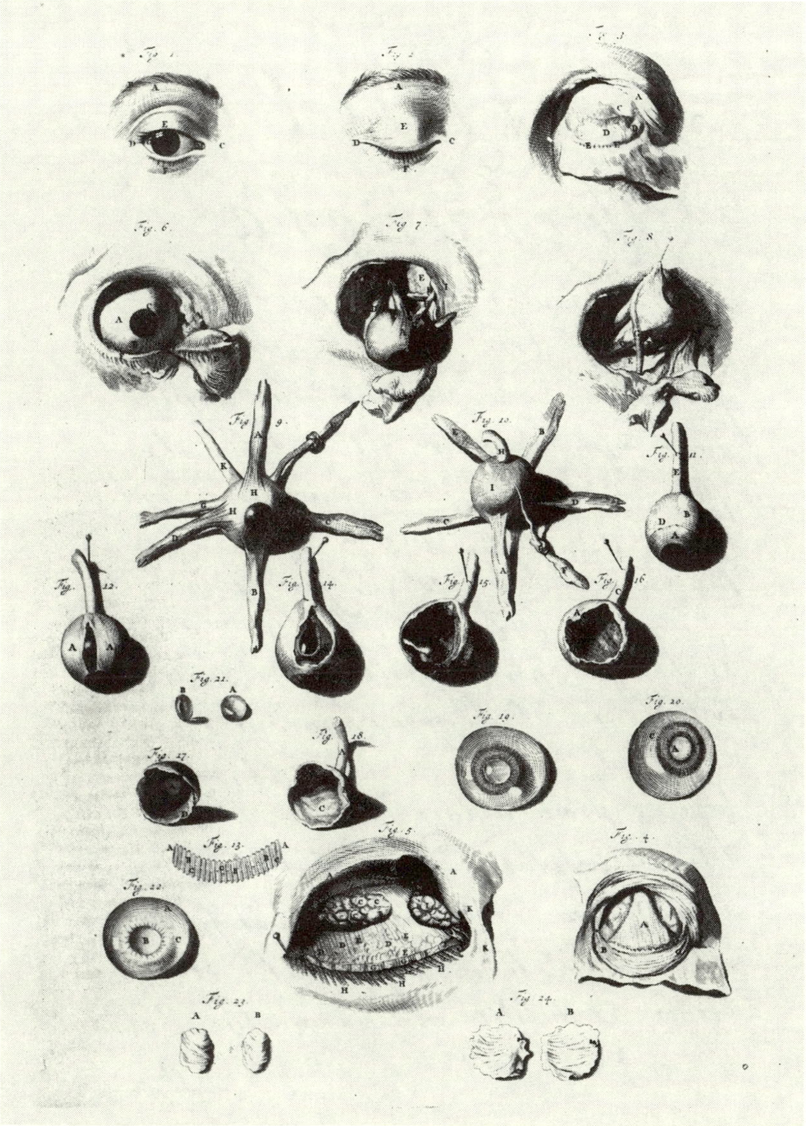

Abb. 2: Tafel 11 der *Anatomia Humani Corporis* von G. Bidloo (vgl. Anm. 7). Bibliothek RAN, St. Petersburg.

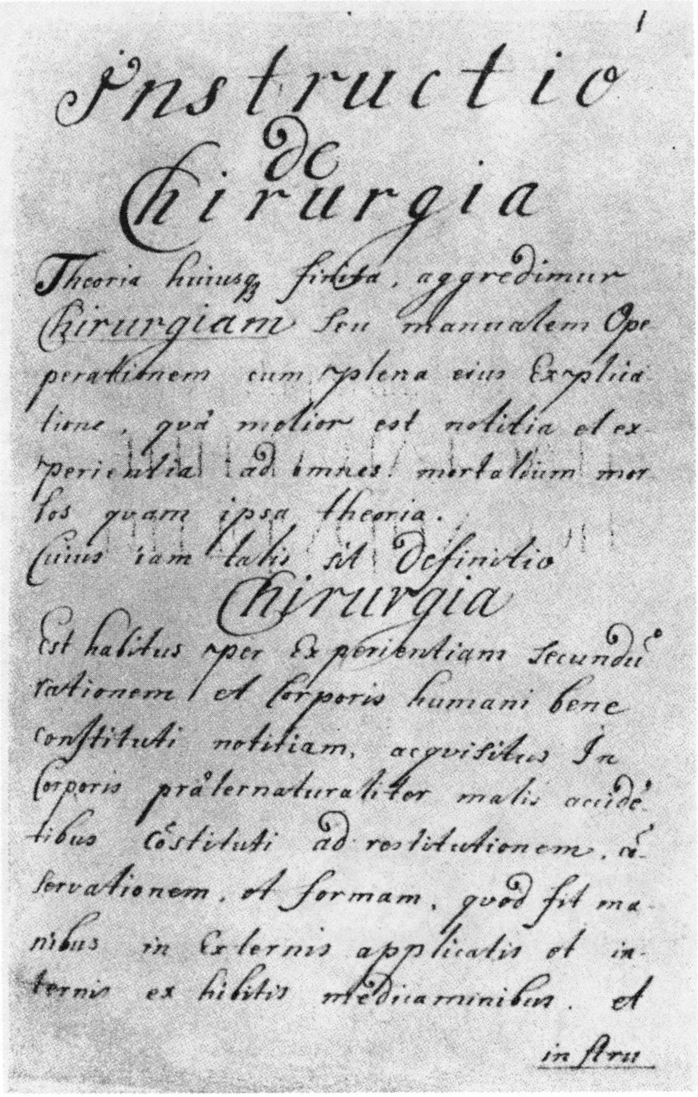
Instructio
de
Chirurgia
Theoria huiusq finita, aggredimur
Chirurgiam seu manualem Ope
perationem cum plena eius Explica
tione, quae melior est notitia et ex
perientia ad omnes mortalium mor
bos quam ipsa theoria.
Cuius iam talis sit Definitio
Chirurgia
Est habitus per Experientiam secundu
rationem et Corporis humani bene
constituti notitiam, acquisitus In
Corporis prâternaturaliter malis accidē
tibus cōstituti ad restitutionem, cō
servationem, et formam, quod fit ma
nibus in Externis applicatis et in
ternis ex habitis medicaminibus. et
instru

Abb. 3: Erste Textseite des Manuskripts N. Bidloo. Aus: Oborin, *N.L. Bidloo* (vgl. Anm. 11).

„Hiermit wird Euch ein anatomischer Katalog übersandt, damit Ihr ihn in die russische Sprache übersetzet, wobei Euch zur Hilfe bei dieser Übersetzung Bidloos Buch zugeschickt wird, welches bereits in die russische Sprache übersetzt ist, um, wofern ihr irgendwelche Fachbegriffe daraus ersehen könnt, Euch bei der Interpretation solcher Begriffe so gut wie möglich danach zu richten“[16].

Das Ergebnis seiner Arbeit ist unbekannt; Satarov starb 1732. Den 40seitigen Katalog hatte 1728 Josias Weitbrecht (1702-1747) aus Schorndorf in Württemberg, Mitglied der russischen Akademie seit ihrer Eröffnung 1725, geschaffen als Einführung in die von Frederik Ruysch 1717 in Amsterdam angekaufte Sammlung. Weitbrecht hielt ab 1730 in Petersburg Vorlesungen über Anatomie und Physiologie. Er wurde vor allem bekannt durch sein Hauptwerk *Syndesmologia* von 1741[17], einer systematischen Darstellung zur Anatomie der 'Bänder' (ligamenta) des menschlichen Körpers. Neben ihm vertrat seit 1725 die Anatomie und Physiologie an der Petersburger Akademie Johann Georg Duvernoy (1691-1759) aus Montbeliard, der in Tübingen den Doktorgrad erworben und schon dort Vorlesungen gehalten hatte. Duvernoy identifizierte dem Elephanten zugeschriebene Knochenfunde in Sibirien als Mammutknochen.

Ebenfalls 1725 ließ sich auch Daniel Bernoulli (1700-1782) aus der berühmten Basler Mathematiker-Familie an die Petersburger Akademie berufen; auf Daniel Bernoullis Betreiben wurde gleichzeitig auch sein Bruder Niklaus (1695-1726), ebenfalls Mathematiker, Mitglied der russischen Akademie. Daniel hatte in Basel, Heidelberg und Straßburg sowohl Mathematik wie Medizin studiert und vergeblich in Basel eine Professur angestrebt. Bernoulli hielt schon vor Weitbrecht in Petersburg ein physiologisches Kolleg. Aufgrund seiner mathematisch-physiologischen Studien veröffentlichte er 1728 bei der Russischen Akademie eine Methode zur Größenbestimmung des blinden Flecks im menschlichen Gesichtsfeld.[18] Er entspricht der Eintrittsstelle des Sehnerven in die Netzhaut, die an dieser Stelle keine Lichteindrücke wahrnimmt. Dieses physiologische Phänomen hatte 1666 der französische Physiker Edmé Mariotte (1620-1684) entdeckt[19] und beschrieben.[20] Mariotte hat darüber hinaus mit Guichard J. Duverney zusammengearbeitet bei dessen Studien zur Physiologie des Ohres.

1739 begannen in St. Petersburg unter Leitung des Archiaters Johann Bernhard von Fischer (1685-1772) die Arbeiten am ersten anatomischen Atlas, der in Rußland in Druck gehen sollte: *Syllabus seu index omnium partium corporis humani figuris illustratus, in usum Chirurgiae Studiosorum, qui in nosocomiis petropolitanis aluntur publica auctoritate conscriptum et divulgatum. Petropoli 1744.* 'Archiater' meinte zu jener Zeit die Funktion des obersten Arztes in Rußland in Personalunion mit dem ersten Leibarzt des Herrschers.[21] 21 der insgesamt 26 anatomischen Tafeln wurden von Martin Scheïn (1712-1762), dem in Rußland geborenen Sohn eines Soldaten in russischen Diensten, gezeichnet. Er wurde 1739 am Petersburger Admiralitätshospital wie zuvor am Kronstädter als anatomischer Zeichner für den Anatomieunterricht zukünftiger Marine-Wundärzte angestellt. Scheïn war von der Medizinischen Kanzlei in St. Petersburg, der seinerzeitigen obersten russischen Medizinalbehörde, von Kronstadt nach Petersburg auf fünf Jahre abkommandiert worden für die Arbeit am genannten Atlas. Mit der Abfassung der lateinischen Nomenklatur wurde ein Schweizer Chirurg, Johann Balthasar Hanhart aus Winterthur, betraut, der seit 1733 als Operateur am genannten Petersburger Marine-Hospital angestellt war. Er entstammte einer im Kanton Zürich bekannten Familie, aus der im 17. und 18. Jahrhundert vier Ärzte und zwei Chirurgen hervorgingen.[22] Als Hanhart 1739 nur 35jährig starb, führte Christoph Jakob von Mellen (1705-1765) aus Lübeck, Operateur am Petersburger Hospital der Landtruppen, die terminologische Arbeit zu Ende.[23] Die Dienststellung der Operateure Hanhart und von Mellen entsprach wie die des anatomischen Zeichners Scheïn dem russischen General-Reglement für Krankenhäuser von 1735[24]:

> „Im Sankpetersburger General-Hospital der Landtruppen, sowie in einem oder beiden der großen Admiralitätshospitäler [Marine-Hospitäler, in Kronstadt und Petersburg] sind zur Heranbildung guter Chirurgen im Reich folgende medizinische Dienstränge anzustellen: 1 Doktor. 1 Leitender Wundarzt. 5 Chirurgen. 10 Subchirurgen. 20 Wundarztschüler. 1 Apotheker Geselle. 1 Lehrling. 1 Arbeiter. Für den Unterricht der Subchirurgen und Schüler: 1 Operateur. 1 Zeichenmeister für einen besseren Anatomie-Unterricht. 1 Student für den Unterricht in Latein."

Während der Arbeit am anatomischen Atlas wurde Martin Scheïn nach Ablegung eines Examens 1741 zum Subchirurgen ernannt.

Der genannte Atlas erschien 1744 in 1000 Exemplaren als erstes russisches Lehrbuch der Medizin. Das zweite verließ 1757 die Typographie der Petersburger Akademie der Wissenschaften, die russische Version von Lorenz Heisters *Compendium anatomicum*, *Sokraščennaja Anatomia*, als Übersetzung Martin Scheïns, der seit 1754 Leitender Chirurg des Admiralitätshospitals war. Bereits 1761 ließ Scheïn diesem Lehrbuch das dritte russische folgen, seine Übersetzung von Johann Zacharias Platners tausendseitigen *Institutiones Chirurgicae*[25], die 1745 zum ersten Mal in Leipzig erschienen waren: *Osnovatel'nyja Nastavlenija Chirurgičeskija* ...[26] Scheïn hat nachweislich für seine kaum zu überschätzende Übersetzungsarbeit noch die handschriftliche russische Nomenklatur des Bidloo-Atlases als Hilfsmittel verwandt, obwohl sie sprachlich seit Jahrzehnten veraltet war.

Den handgeschriebenen Atlas hatte Scheïn bereits 1751 benutzt, als er – im Rang eines Chirurgen am Admiralitätshospital seit 1745 – vom damaligen Direktor der Medizinischen Kanzlei und Ersten Leibarzt der Zarin Elisabeth (Elizaveta Petrovna), Herman Kaau Boerhaave (1705-1753), mit der russischen Übersetzung einer medizinisch-ophthalmologischen, besser ophthalmiatrischen Dokumentation betraut wurde. Herman Kaau Boerhaave, ein Neffe Herman Boerhaaves (1663-1738), war mit Blick auf seinen berühmten Verwandten 1746 zum Ersten Leibarzt der Zarin nach Rußland berufen worden; zwei Jahr später folgte ihm sein Bruder Abraham nach St. Petersburg, um nach Weitbrecht die Professur für Anatomie und Physiologie an der Akademie der Wissenschaften zu bekleiden. Als Bedingung für den Eintritt in die Dienste der Zarin mußte Herman Kaau Boerhaave die Manuskripte des wissenschaftlichen Nachlasses seines Leidener Onkels nach Rußland mitbringen, die im Besitz beider Brüder waren. Sie befinden sich noch heute in den Archiven der Militärärztlichen Akademie 'Kirov' in St. Petersburg – unausgewertet, unter ihnen ein ophthalmologisches Vorlesungsmanuskript Herman Boerhaaves von 1720.[27] Seine ophthalmologischen Vorlesungen wurden ab 1749, d.h. elf Jahre nach seinem Tod als Vorlesungsmitschriften von Albrecht von Haller (1708-1777) in zahlreichen Auflagen ediert und in viele europäische Sprachen übersetzt. Als letzte erschien 1798 die russische Übersetzung von Vasilij Titovič in Moskau.[28] Sie ist in G.A. Lindebooms *Analecta Boerhaaviana* 1959[29] nicht aufgeführt!

1751 war Herman Kaau Boerhaave als Direktor der Medizinischen Kanzlei, d.h. als oberster Arzt Rußlands genötigt, den reisenden Augenarzt –

'Okulist' im damaligen Sprachgebrauch – Joseph Hillmer wegen Scharlatanerie aus Rußland auszuweisen. Hillmer wurde um 1720 in Wien als Sohn eines Marktschreiers geboren, der seinen Lebensunterhalt überwiegend als Starstecher verdiente. Er verhalf seinem Sohn zu einer mutmaßlich fragmentarisch chirurgischen Ausbildung. Ab 1746 begab sich Joseph Hillmer mit Unterstützung Maria Theresias auf okulistische Auslandsreisen.[30] Im Januar 1748 bot er Friedrich II. von Preußen an, in Berlin seßhaft zu werden, falls der König

> „geruhen möchte, ihn zuforderst den Caracter und das Patent als Hofrath, ferner eines Professores [sic] auf hiesiger Academie der Wißenschaften, nebst einen dazu gehörigen Honorario zu accordiren [...].“[31]

Der Monarch bestallte den Okulisten zu seinem Augenarzt und ernannte ihn zum ordentlichen Professor für Augenheilkunde am Berliner Collegium Medico-Chirurgum – gegen Widerstand in der obersten Medizinalbehörde Preußens, dem Berliner Collegium Medicum.[32] Mit dem Gewicht seines Titels aus königlicher Hand widersetzte sich Joseph Hillmer in den baltischen Provinzen und in der Hauptstadt Rußlands von August bis November 1751 den Anordnungen des russischen Medizinalreglements für reisende Therapeuten und praktizierte illegal – mit erschreckenden Ergebnissen infolge seiner mangelhaften Qualifikation.[33] Dem Direktor der Medizinischen Kanzlei in St. Petersburg wurde die Pflicht der obersten Medizinalaufsicht zusätzlich erschwert, weil der designierte russische Thronfolger den Okulisten aus Berlin protegierte. Der Zarewitsch Petr Fedorovič aus dem Hause Glücksburg, der spätere, 1762 ermordete Zar Peter III., war ein glühender Bewunderer und Parteigänger des preußischen Königs. Er diffamierte mit medizinisch nicht haltbaren Gerüchten den Leibarzt der Zarin wegen der Ausweisung des Okulisten. Diese erfolgte aufgrund eines Obergutachtens von 32 Petersburger Ärzten und Chirurgen, das anhand von Fallgeschichten und Gutachten über 125 Patienten aus Hillmers russischer Klientel erstellt wurde.

Da der Leibarzt Kaau Boerhaave sich in seiner Stellung bei Hofe politisch gefährdet sah, ließ er alle relevanten medizinischen Fakten über den Okulisten auf eigene Kosten als Buch von 176 Seiten drucken, nachdem zuvor alle Dokumente in das Russische übersetzt worden waren.[34] Diese Übersetzung lag in den Händen von Martin Scheïn, der wegen der überwiegend augenärztlichen Thematik genötigt war, eine nicht vorhandene russische ophthalmologische Fachsprache zu diesem Zweck innerhalb von etwa drei Monaten zu kreieren – sechs Jahre vor Erscheinen des ersten russischsprachigen medizinischen Lehrbuches aus der Hand des gleichen Übersetzers. Die Diskrepanz zwischen der russischen Disqualifikation Hillmers und seiner Berliner Professur ist bis heute nicht völlig geklärt. Die Scharlatanerie des Okulisten bei unzureichender Qualifikation hat Kaau Boerhaave fachlich eindeutig nachgewiesen. Sein Buch belegt nicht nur die gelungene Täuschung des preußischen Königs durch Hillmer; zahlreiche Indizien laßen vermuten, daß der Scharlatan in geheimdiplomatische Absichten Friedrichs II. im Vorfeld des Siebenjährigen Krieges eingebunden war.[35]

1753 kommentierte Lorenz Heister in seinen *Chirurgischen Wahrnehmungen* mit Kaau Boerhaaves Dokumentation von 1751 die Risiken von Starstich-Operationen, die er 36 Jahre zuvor, 1717, Johann Andreas Eisenbarth hatte vornehmen sehen.[36] Kaau Boerhaaves Fallsammlung war die erste dieser Art im 18. Jahrhundert und sie blieb die einzige. Heisters Kenntnis der Petersburger Veröffentlichung erstaunt, weil die Zarin aus politischen Erwägungen das Buch ihres Leibarztes binnen vier Wochen unterdrücken ließ.[37] Dabei war 1753 der Starstich – das Niederdrücken der getrüben Linse im Auge mit einer seitlich eingestochenen Star-Nadel – nach mehr als 2000jähriger Anwendung methodisch bereits überholt durch Jacques Daviels Starextraktion – das Ausziehen der getrübten Linse bzw. ihres Kerns durch die aufgeschnittene Hornhaut des Auges.[38] Daviel, Leibaugenarzt Ludwigs XV. von Frankreich, entschloß sich 1750 bei seiner augenärztlichen Reise an den kurpfälzischen Hof in Mannheim, zukünftig nur noch die von ihm entwickelte Starextraktion anzuwenden.[39]

Friedrich II. schickte nach dem Hillmerschen Debakel 1753 den hugenottischen Militärchirurgen Jacques Taverne mit einem königlichen Stipendium zur Weiterbildung nach Paris, eine in der ersten Hälfte des 18. Jahrhunderts für preußische Militärmediziner übliche Praxis. Taverne erlernte bei Daviel die Starextraktion und führte sie zum ersten Mal 1755 in Berlin vor.[40] Diese Berliner Staroperationen von 1755 sind die ersten nachgewiesenen Kataraktextraktionen, die nicht vom Erfinder der Methode selber vorgenommen wurden. Daviels Prinzip der Staroperation brauchte zur endgültigen Durchsetzung etwa 100 Jahre und gilt noch heute. Seit den 70er Jahren wird anstelle der entfernten, getrübten Linsenanteile eine Kunststoff-Linse in das Auge implantiert. Die Idee des Linsenersatzes hat 1765/66 in Warschau ein armer reisender Okulist, Felice Tadini, mutmaßlich aus Mailand, dem medizinisch gebildeten Giacomo Casanova anvertraut.[41] Casanovas Bruder Giambattista war Direktor der 1764 eröffneten Kunstakademie in Dresden. Einer seiner Professoren hatte den Dresdener Hofokulisten Joannis Virgilius Casaamata (1741-1807) – aus Quero an der Piave gebürtig – zum Schwiegersohn, der 1782 die erste Augenklinik in Deutschland einrichtete.[42] Casaamata hat um 1795 vergeblich versucht, Tadinis Idee zu realisieren, nach der Ausziehung des getrübten Linsenkerns eine gläserne Kunstlinse in der verbleibenden Linsenkapsel dauerhaft unterzubringen.[43] Die anatomische Differenzierung der Linse in Linsenkapsel und -kern hatte sich ab 1717 in Veröffentlichungen niedergeschlagen.[44] Sie ließ vorübergehend den Linsenkern als eigentliche Linse annehmen, der natürlich kleiner ist als der Kern mit umgebender Kapsel. Dies hat im Russischen die sprachliche Gleichsetzung der botanischen Linse mit der des Auges – so im Lateinischen, Deutschen, Französischen – auf Dauer blockiert. Im vor 1707 handgeschriebenen Atlas Govard Bidloos gab es sie.[45] Martin Scheïns terminologische Arbeit entsprach subtil dem opthalmologischen Wissen seiner Zeit. Sie hat diese Blockade mitbewirkt.

184 Jahre nach Casanovas Zusammentreffen mit Tadini gelang 1949 Harold Ridley die Implantation einer Kunstlinse, nachdem er bei abgeschossenen englischen Piloten reizlos im Auge eingeheilte Acrylglasreste der Flugzeugkanzel als geeignetes Kunstlinsenmaterial erkannt hatte.[46]

## Anmerkungen

1 Vgl. Can. XVIII des Lateranense IV (1215). In: *Mansi, Giovanni Domenico (Hrsg.)*: Sacrorum Conciliorum nova et amplissima collectio. Bd. 22, Antonius Zatta, Venetiis 1778, Faksimile-Reproduktion (Editio iterata) durch H(ubert) Welter, Paris & Leipzig 1903, Sp.1006f.

2 *Korb, Johann Georg*: Diarium Itineris In Moscoviam ... Ignatii Christophori ... De Guarient, & Rall ... Ab ... Imperatore Leopoldi. Ad Serenißimum, ac Potentißimum Tzarum ... Petrum Alexiowicium Anno MDCXCVIII. Ablegati Extraordinarii ... Leopold Voigt, Viennæ [s.d.].

3 Aus dem Lateinischen übersetztes Zitat in: *Korb, Johann Georg*: Tagebuch der Reise nach Russland. Hrsg. Gerhard Korb, übersetzt mit Anmerkungen von Edmund Leingärtner, Akademische Druck- u. Verlagsanstalt, Graz 1968, S.107.

4 *Richter, Wilhelm Michael von*: Geschichte der Medicin in Russland, Erster bis Dritter Theil, N.S. Wsewolojsky, Moskwa 1813, 1815, 1817; Reprint Leipzig 1965, Bd. 3, S.8-29.

5 Ebda, Bd. 2, S.402-411.

6 Müller-Dietz, Heinz: Die Anfänge der wissenschaftlichen Nekroskopie in Rußland. In: *Medizinhistorisches Journal*, 5 (1970) S.236-246, S.241.

7 *Bidloo, Govard (Godefrid)*: Godefridi Bidloo, Medicinae Doctoris & Chirurgi, Anatomia Humani Corporis, Centum & quinque Tabulis, Per artificioss. G. de Lairesse ad vivum delineatis, Demonstrata ... Sumptibus viduae Joannis à Someren, haeredum Joannis à Dyk, Henrici & viduae Theodori Boom, Amstelodami 1685.
*Bidloo, Govard*: Ontleding des menschelyken lichaams ... nar het leven, in honderd en fyv aftekeningen, door de heer Gerard Lairesse. By de weduwe van J. van Someren, Amsterdam 1690.

8 *Grombach, Sergej Michajlovič*: Russkaja medicinskaja literatura XVIII veka [Die russische medizinische Literatur des 18. Jahrhunderts]. Akademie der Wissenschaften der UdSSR, Moskva 1953, S.52.

9 *Bidloo, Govard*: Godefrida Bidloo vračeskago chudožestva učitelja i celitelja Anatomija Čelovečeskago Tela [Godefrid Bidloos, des Lehrers der ärztlichen Kunst und Therapeuten, Anatomie des menschlichen Körpers]. Exemplar mit handschriftlicher russischer Nomenklatur. Biblioteka Rossijskoj Akademii Nauk [Bibliothek der Rußländischen Akademie der Wissenschaften] (RAN) Sanktpeterburg, P. I B 73, l. 28.

10 *Gejster, Lavrentij [Heister, Lorenz]*: Sokraščennaja Anatomia vse delo anatomičeskoe kratko v sebe zaključajuščaja. Perevedena c Latinskago jazyka na Rossijskoj: Sanktpeterburgskoj Admiraltejskoj gošpitalja Glavnym Lekarem Martinom Šeinym. [Compendium Anatomicum, das die gesamte Anatomie in Kürze beinhaltet. Übersetzt aus der Lateinischen Sprache in die Rußländische: vom leitenden Chirurgen des Sankt Petersburger Admiralitätshospitals Martin Schein]. Kaiserliche Akademie der Wissenschaften, Sanktpeterburg 1757.

11 Oborin, N.A.: N.L. Bidloo i ego „Nastavlenie dlja izučajuščich chirurgiju v anatomičeskom teatre" [N.L. Bidloo und seine „Instructio de chirurgia in theatro anatomico studiosis"]. In: *N. Bidloo s.c.v. archiatera Nastavlenie dlja Izučajuščich Chirurgiju v anatomičeskom teatre sostavleno 1710 goda, janvarja 3 dnja - na sčast'e* [N. Bidloo S.Tz.M. Archiatri Instructio de Chirurgia in Theatro Anatomico Studiosis Proposita Anno Dominini 1710 Januarii die 3 - I.J.E.]. Übersetzung aus dem lateinischen Manuskript von A.A. Sodomor und M.I. Dubovoj, Redaktion M.V. Danilenko, Medicina, Moskva 1979, S. 375-480, S.399-401.

12 *Bidloo, Nicolaus*: Universa Doctrina De Anothomia [sic] & Chyrurgia in Suos tractatus compendiose Disposita Per... Nicolaum Bidloo A. Domini 1719 ... Tallinna Linnaarhiv, Bg 18.

13 *Pekarskij, Petr Petrovič*: Nauka i literatura v Rossii pri Petrje Velikom [Wissenschaft und Literatur unter Peter dem Großen], Bde 1-2. Genossenschaft „Obščestvennaja Pol'za" [Gesellschaftlicher Nutzen], Sanktpeterburg 1862; Reprint Leipzig 1972, Bd. 1, S.271.

14 *Richter*, Geschichte der Medicin ... Dritter Theil, S.206.

15 Oborin, N.A., Oborin, A.N.: Bezymjannyj naučnyj podvig (K istorii perevoda na russkij jazyk „Anatomia humani corporis" Godefrida Bidloo v načale XVIII v.) [Eine unbekannte wissenschaftliche Leistung (Zur Geschichte der Übersetzung der „Anatomia humani corporis" von Godefrid Bidloo in die russische Sprache)]. In: *Arch. anat. gistol. embriol.* 60 (1971) Nr. 2, S.91-97, S.93f.

16 Aus dem Russischen vom Autor übersetzt.

17 *Weitbrecht, Josias*: Syndesmologia, sive historia ligamentorum corporis humani, quam secundum observationes anatomicas concinnavit et figuris adumbratis illustravit Iosias Weitbrecht. Petropoli 1741.

18 *Bernoulli, Daniel*: Experimentum circa nervum opticum. Commentarii Academiae Scientiarum Imperialis Petropolitanae, Tomus I (Ad annum 1726), Petropoli 1726, S. 314-317.

19 Hirschberg, Julius: Geschichte der Augenheilkunde. In: *Th. Saemisch (Hrsg.)*, Handbuch der gesamten Augenheilkunde, 2. Aufl., Bd. 13. Wilhelm Engelmann, Leipzig 1908, S.311.

20 *Mariotte, Edmé*: Nouvelle découverte touchant la veuë. Frederic Leonard, Paris 1668.

21 Müller-Dietz, Heinz: Die Entwicklung der Medizinalbehörde in Rußland. In: *Berl. Med.* 16 (1965) S. 647-651, S.648.

22 Stadtarchiv Winterthur, *Bürgerbuch Winterthur II*, Hag-R, S.431.

23 *Mumenthaler, Rudolf*: „Keiner lebt in Armuth". Schweizer Ärzte im Zarenreich, Beiträge zur Geschichte der Russlandschweizer, Hrsg. C. Goehrke, Bd. 4, Verlag Hans Rohr, Zürich 1991, S.103.

24 *Polnoe Sobranie Zakonov Rossijskoj Imperii* [Vollständige Gesetzessammlung des Russischen Reichs], Bd. 9, Sankpeterburg 1830, Nr. 6852 (1730).

25 *Platner, Johann Zacharias*: Institutiones chirurgicae rationalis tum medicae tum manualis in usum discentium. C. Fritsch, Lipsiae 1745.

26 *Platner, Iogan Zacharij*: Osnovatel'nyja Nastavlenija Chirurgičeskija Medičeskija i Rukoproizvodnyja v Pol'zu Učaščimsja ... Perevedeny c Latinskago jazyka na Rossijskoj Sanktpetersburgskoj Admiraltejskoj Gošpitalja Štap Lekarem Martinom Šeinym [Institutiones chirurgicae rationalis tum medicae tum manualis in usum discentium ... Übersetzt aus der Lateinischen Sprache in die Rußländische vom Stabschirurgen des Sankt Petersburger Admiralitätshospitals Martin Schein]. Kaiserliche Akademie der Wissenschaften, Sanktpeterburg 1761.

27 Cohen, E./Cohen-de Meester, W.A.T.: Katalog der wiedergefundenen Manuskripte und Briefwechsel von Herman Boerhaave. In: *Verh. Ned. Akademie v. Wetenschappen afd. Natuurk.*, tweede sectie, deel XL, No. 2, Amsterdam 1941, S. 1-45.

28 *Boergave, German [Boerhaave, Herman]*: Slavnago Germana Boergava Publičnyja Lekcii o Glaznych boleznjach ... Perevel Vasilij Titovič [Des berühmten Herman Boerhaave öffentliche Vorlesungen über Augenkrankheiten ... Übersetzt hat Vasilij Titovič]. Ridiger i Klaudij, Moskva 1798.

29 *Lindeboom, Gerrit Arie*: Analecta Boerhaaviana, Bd. 1, Bibliographia Boerhaaviana. E.S. Brill, Leiden 1959.

30 *Klinge, Balthasar Heinrich [= Moehsen, Johann Carl Wilhelm]*: Sendschreiben an einen alten erfahrnen Chirurgum in Strasburg, worin von dem berühmten Augen-Artzt, Herrn Hillmer, aus Wien, der sich ietzt zu Berlin aufhält, ein unpartheyischer Bericht gegeben wird. Leipzig 1748, S.4.

31 *Friedrich II. von Preußen*: Schreiben *An den Etats Ministre von Viereck* vom 21. Januar 1748. Geheimes Staatsarchiv [Berlin] Stiftung Preußischer Kulturbesitz, Rep 9 MM Fasz 9, Blatt 10.

32 Henning, Aloys: Die Okulisten Joseph Hillmer und John Taylor in Leipzig. In: *Aktuelle Augenheilkunde* 17 (1992) S. 204-214, S.205f.

33 Henning, Aloys: Komplikationen nach Starstich-Operationen 1751. In: *Klin. Mbl. Augenheilk.* 199 (1991) S. 461-466.

34 *Kaau Boerhaave, Herman*: Cancellariae Medicae Acta cum oculista Iosepho Hillmero .../ Medicinskoj Kanceljarii Postupki s okulistom Iosifom Gil'merom ... Sanktpeterburg 1751.

35 Henning, Aloys: Joseph Hillmer – Okulist, Professor, Scharlatan im friderizianischen Berlin. In: *Ophthalmothek*, Hrsg. Dr. Mann Pharma, Bd. 9, Berlin 1989, S.50-67.

36 *Heister, Lorenz*: Medicinische Chirurgische und Anatomische Wahrnehmungen, Bd. 1, J.C. Koppe, Rostock 1753, Bd. 1, S.6-8.

37 Henning, Aloys: Schwedische Diplomatenpost über Okulisten in Rußland. In: *Sydsvenska medicinhistoriska sällskapets Årsskrift* XXIX (1992) S. 123-145, S.138.

38 Daviel, Jaques: Sur une nouvelle méthode de guérir la Cataracte par l'extraction du Cristalin. In: *Mémoires de l'Academie Royale de Chirurgie*, Bd. 2, Delaguette, Paris 1753, S. 337-352.

39 Henning, Aloys: Französische Okulisten in Deutschland: Le Blanc, Goullet, Daviel, Taverne, Frères Pellier. In: *33 Beiträge zur Geschichte der Augenheilkunde / 33* Contributions à l'histoire de l'ophtalmologie, Hrsg. Julius–Hirschberg–Gesellschaft / Société Francophone d'Histoire de l'Ophtalmologie. Facultas–Universitätsverlag, Wien 1991, S. 3–14, S.6.

40 Henning, Aloys: Reisende und seßhafte Okulisten im 18. Jahrhundert. In: *Klin. Monatsbl. Augenheilkd.* 202 (1993) S. 329-341, S.355.

41 Henning, Aloys: Von Tadini bis Svjatoslav N. Fedorov – Mühsal der Ophthalmochirurgie. In: *Gesnerus* 47 (1990) S. 95-104, S.95.

42 *Münchow, Wolfgang*: Geschichte der Augenheilkunde (Separatdruck aus „Der Augenarzt", Bd. 9) 2. Aufl., Ferdinand Enke, Stuttgart 1984, S.315f.

43 Münchow, Wolfgang: Zur Geschichte der intraokularen Korrektur der Aphakie. In: *Klin. Mbl. Augenheilk.* 145 (1964) S. 771-777, S.776.

44 *Heister, Lorenz*: Compendium anatomicum, totam rem, anatomicam brevissime complectens. Bde 1-2. 1. Aufl. J.W. Kohlesius, Altorfi Noricorum 1717; 5. Aufl. Weber, Norimbergae 1741, Bd. 2.

45 *Henning, Aloys*: Martin Schein (1712-1762) und die Kreation der russischen ophthalmologischen Fachsprache (im Druck).

46 Ridley, Harold: Intra-ocular acrylic lenses. In: *Transact. Ophth. Soc. Unit. Kingdom* 71 (1951) S. 617-621.

# 15

# Limiter l'arbitraire du juge dans la qualification du crime: l'enjeu des pratiques médico-légales à Genève au XVIII$^e$ siècle[1]

*Michel Porret*

*„L'expert est placé en face du cadavre, et dans les lésions qui peuvent exister au sein des organes, il doit chercher et trouvera fréquemment d'importantes données, rarement suffisantes à elles seules, mais, qui réunies aux résultats de l'observation clinique, ajouteront une preuve à celles qu'il aura déjà réunies.“ (Ambroise Tardieu, Etude médico-légale et clinique sur l'empoisonnement, 1867)*

## L'investigation médico-légale

Permettant de mieux qualifier un crime de sang ou un attentat contre les moeurs, la médecine légale est une discipline toujours associée à la vie secrète des morgues ou des instituts de pathologie des hôpitaux. Empruntant sa démarche d'investigation à la chimie analytique, à la physique expérimentale, à l'anatomie et à la physiologie, à la pathologie interne ou externe et à la psychiatrie, la médecine légale au XX$^e$ siècle peut être définie comme l'analyse des rapports existant entre le droit criminel ou civil et les divers aspects de la pratique médicale, curative ou préventive. Mal connue dans son histoire pratique avant le XIX$^e$ siècle, remontant pourtant à l' „origine de la civilisation“ selon l'*Encyclopédie méthodique*, la 'médecine légale' détermine le champ normatif de l'expertise médicale ou psychiatrique, qui fonde scientifiquement la preuve du crime, infirme ou affirme la responsabilité et la dangerosité d'un délinquant incriminé pour homicide, place le corps disséqué au coeur du processus judiciaire, restitue une forme de dignité à l'individu outragé, permet un traitement posthume du corps violenté en effaçant partiellement les stigmates du crime.[2] Etudier la genèse de la médecine légale pratique, c'est mettre en évidence les postulats d'un savoir qui érige la lésion, la trace et le symptôme du pathologique en preuve de la vérité criminelle que réprime le droit pénal. Imparable, la lente absorption du poison par les tissus humains que le médecin légiste découvre au moment d'une autopsie prouve la crauté et la préméditation du délinquant, assez proche de sa victime pour commettre sa „noire trahison". Pour le médecin légiste, le symptôme provoqué dans le corps humain par le poison ou une arme à feu est un indice du crime, une pièce de la preuve légale. Inscrite dans la longue durée d'une criminologie de réinsertion sociale émergente dès l'aube du XIX^e^ siècle, la médecine légale constitue un champ où la vérité médicale détermine la vérité juridique: les critères de dangerosité établis par la psychiatrie criminelle recoupent une réalité clinique et judiciaire.[3] Empirique durant l'Ancien Régime, c'est-à-dire déterminée par la routine croissante du chirurgien ou du médecin mandés par le juge à fin d'expertise, la médecine légale devient expérimentale au XIX^e^ siècle lorsqu'elle prend place dans les instituts de pathologie qui se spécialisent notamment dans les recherches bactériologiques sur la putréfaction ou le diagnostic par la chimie analytique des empoisonnements criminels (appareil de Marsh). De Conan Doyle à Simenon, la médecine légale, qui génère au XIX^e^ siècle la criminologie moderne, structure l'imaginaire du roman policier, marqué par l'anthropologie judiciaire et la „police scientifique" transformant en preuves les indices des forfaits que traque le détective qui a mis sa raison au service de la justice.[4] A la croisée de l'histoire de la pathologie sociale et des idées médicales, de l'histoire des affections morbides et du traitement de l'anomie née du crime, l'étude des pratiques médico-légales est un champ encore mal exploré aujourd'hui.[5]

Perçus par le 'jus romanus' et le droit coutumier dès la fin de l'Antiquité, les usages médico-légaux sont actifs dès le Moyen Age avec les premières dissections documentées du corps humain.[6] La médecine légale s'affirme comme champ privilégié de l'enquête judiciaire ouverte en cas d'homicide qualifié, notamment par le formalisme inhérent à l'examen par le praticien des blessures conséquentes à un „excès" ou à une batterie (*Constitutio criminalis Carolina*, 1532). Mis au coeur de l'enquête judiciaire par Jean de Mille dans sa *Praxis criminis* (1541), devenant un auxiliaire précieux de l'Etat en cas d'épidémies de peste, le médecin légiste participe, par son statut qui devient officiel, à la modernisation de l'appareil judiciaire au cours du XVII^e^

siècle, particulièrement en limitant l'arbitraire du juge dans la qualification des délits. En 1670, l'*Ordonnance criminelle de Saint-Germain en Laye*, par exemple, détermina les normes de la „prélevée des corps", régit le droit des justiciables agressés de recourir à un médecin assermenté pour „diagnostiquer" leurs blessures en vue d'un dédommagement privé entériné par force de droit (titre IV).[7] Par ailleurs, conjointement à cette légitimité croissante de la médecine-légale, ses usages sont théorisés dès la Renaissance par divers praticiens. S'inspirant de Galien diagnostiquant au II$^{e}$ siècle de l'ère chrétienne les maladies simulées et fondée explicitement sur les *Questiones medico legales* de Paolo Zacchia imprimé à Bâle en 1653, dont découlent par exemple le *Traité sur le rapport des blessures* rédigé par Jean Bohn, professeur d'anatomie et de chirurgie à Leipzig à la fin du XVII$^{e}$ siècle ou encore le *Traité de médecine légale et d'hygiène publique* publié en 1798 par Fodéré (1764-1835), la médecine légale détermine des savoirs qui encadrent les pratiques judiciaires.

Creuset de la preuve légale qui transforme la trace en indice à charge ou à décharge, visant par l'observation positive du corps mort à établir les faits probants que pourra interpréter le juge, l'expertise médico-légale se boucle par un rapport (ou „verbal") qui est joint à la procédure criminelle. Suivant un protocole rigoureux qui donne sens aux „circonstances" de la mort violente du sujet, l'expertise inventorie les „diverses altérations ou lésions" rencontrées par exemple en cas d'empoisonnement lorsque le médecin, ayant ouvert l'abdomen, montre que les „parois de l'estomac ou de l'intestin ont été gangrenées, rongées, perforées" par un „venin" toxique. Fondée sur la chimie minérale, la détermination des causes de la mort en cas d'empoisonnement repose sur les „signes cliniques" (symptômes du poison), „anatomiques" (lésions) et physiologiques (caractères chimiques particuliers au poison) que le médecin légiste repère sur le cadavre duquel il tente d'„extraire" la substance vénéneuse qui s'est mêlée avec le sang au plus profond de l'organisme. Pour chaque situation résultant d'une mort mystérieuse ou violente, le médecin légiste établit le „rapport qui existe entre les constatations scientifiques [...] et les circonstances du crime". Légitimant le cas échéant de nouvelles investigations, l'„expertise [médico-légale] porte donc sur des faits accomplis, définitifs, ou sur des faits variables qui se modifient plus ou moins promptement".

„Peau dans toute son étendue", forme des membres, tête, „coupe du crâne" et organes intérieurs mis en lumière par une „ouverture" minutieuse de la dépouille, mais aussi poids et longueur d'un foetus: l'expertise médico-légale évalue l'„état du corps des personnes qui ont succombé à une mort violente". Traduisant ainsi le *'visum'* et le *'repertum'*, elle vise aussi à régler les „questions de responsabilité" soulevée par la criminalité et à établir le „degré de liberté morale" de l'individu qui doit répondre de ses actes devant un tribunal. Aidant et facilitant l'„application de la loi" reliée à „toutes les branches du droit civil, criminel, administratif", l'expertise médico-légale fonde les catégories du normal et du pathologique, détermine les écarts entre ces deux catégories, brise l'héritage de la *'culpa'* comme définition du délit. Sans finalité thérapeutique, la médecine légale veut forger la conviction du juge lorsqu'il doit trancher sur la culpabilité d'une mère infanticide, retenir à charge les stigmates d'un viol, déterminer la présence d'un corps „corrosif" dans le tissu humain, ou évaluer les conséquences d'un traumatisme provoqué par une tentative de meurtre. Sur le théâtre du crime, face aux manifestations de l'anomie sociale signalée par le suicide ou les morts violentes (meurtres, accidents du travail) le praticien peut donc „apporter à la justice le secours de la médecine".[8]

## Exemples de la casuistique genevoise au XVIII^e^ siècle

A Genève, longtemps apanage des matrones et des chirurgiens, remplacés au fil du XVIII^e^ siècle par les „maîtres médecins" formés à Montpellier, à Londres ou en Hollande, les pratiques médico-légales ressortent des archives criminelles.[9] Au XVII^e^ siècle, par exemple, l'expertise médico-légale du praticien autorisait les magistrats à boucler l'incrimination d'une femme accusée de sorcellerie, cassée par la torture, et confondue au moyen d'une visite clinique de son corps stigmatisé par la „marque" satanique, réputée insensible, que le chirurgien sondait avec une aiguille adéquate. Dès les années 1650 environ, les médecins genevois qui visitent les „prétendues sorcières" voient dans les marques découvertes les symptômes de dermatoses diverses et autres „altérations morbides" du tissu cutané, plutôt que le sceau du pacte satanique. Par ailleurs, depuis Jean Wier (1515-1588) qui proposait en 1564 une explication naturaliste des „sortilèges" en exigeant que le juge distingue les

„magicies infames, les sorcieres et les empoisonneurs, desquels toutesfois iusques à maintenant on a parlé, disputé, et iugé comme si c'eussent esté mesmes personnes",

maints praticiens, à Genève comme ailleurs, retiennent la thèse de la „mélancolie" et de la „fragilité de l'âme" pour tenter de donner sens à la „possession démoniaque" nourricière du gibet jusqu'au milieu du XVII^e^ siècle.[10]

Pour le XVIII^e^ siècle, 11.000 procédures judiciaires instruites à Genève permettent de mesurer la médicalisation croissante de la pratique pénale. „Assermentés", salariés quelquefois de l'Hôpital général, enquêtant à la demande d'un Auditeur de justice sur les „circonstances" d'un crime, devant identifier les signes corporels distinctifs d'un repris de justice, les médecins genevois combinent les preuves positives d'un meurtre ou d'un attentat contre les moeurs, mettent en lumière les évidences d'un suicide. Entre 1700 et 1709, 6% des dossiers font l'objet d'expertises médicales, alors qu'entre 1780 et 1789, ce taux atteinte 28%.[11] L'histoire des pratiques médico-légales durant l'Ancien Régime est donc inséparable d'une mise en perspective des postulats judiciaires du régime arbitraire dans la qualification du crime et dans la motivation des peines.

Avant le régime de la légalité établi par le *Code pénal* de 1791 et de 1810 fixant le catalogue légal des délits et des peines, le magistrat qualifie un crime selon des circonstances aggravantes qui traduisent les normes inhérentes à la morale collective de l'Ancien Régime. Mesuré selon la durée du service dans la '*domus*' du maître, l'abus de confiance qualifie la fraude du serviteur infidèle en „vol domestique" qui, selon la doctrine pénale, peut conduire sur le gibet jusqu'à la fin du XVIII^e^ siècle.[12] Mises en avant par la procédure inquisitoire commune à toute l'Europe continentale (écrite, secrète et basée sur l'aveu comme fondement des preuves à charge), les „circonstances" pèseront sur la sévérité de peine: le poison aggrave la qualification de l'homicide volontaire commis avec une arme blanche, la nuit ou l'effraction transforment la fraude simple en un vol „atroce", la préméditation ou la récidive alourdissent la peine promise au délinquant „non endurci dans le mal", l'attentat aux moeurs devient un „crime" lorsqu'en résulte une pathologie vénérienne. Un forfait aggravé par des „circonstances atroces" - par exemple le „brigandage sur le grand chemin commis en association" - légitime une peine dont l'intensité traduit la somme des éléments à charge, c'est-à-dire l'emboîtement des „circonstances aggravantes“ que sont la préméditation, la violence homicide, le défi à l'autorité de l'Etat, les complicités diverses, la récidive. La peine capitale peut alors être exacerbée par la douleur du supplice réservé, par exemple, au voleur de grand chemin, brisé vivant sur un tréteau, puis, pour expirer son crime, exposé face au ciel sur une roue mise au sommet d'un pieu. Peine capitale simple (décapitation des nobles ou pendaison des rôturiers), bannissement, fustigation publique jusqu'au sang, amende honorable, pilori: toujours publique, la peine infamante durant l'Ancien Régime signale à la communauté le poids des transgressions sociales mesurées selon les circonstances à charge du crime. Sans code, la qualification du crime et la motivation de la peine appartiennent donc à l'arbitraire du juge, modéré par la jurisprudence et la doctrine imprimée.

> „Rien n'est plus difficile que [de] déterminer la juste mesure [de la peine]; et cela non seulement à cause de la diversité des crimes qui peuvent y donner lieu, mais surtout à cause de la *variété et complications des circonstances* qui peuvent se trouver dans chacun des crimes en particulier [...]“,

note en 1780 le pénaliste François Muyart de Vouglans, qui résume l'esprit de son temps. Très rigoureuse au XVIII^e^ siècle, plaçant le régime arbitraire sur la voie de la légalité, cette qualification des délits permet une motivation de la peine dont la sévérité exprime la dangerosité du crime.[13]

Allié objectif du magistrat instructeur qui établit les circonstances d'un crime de sang ou d'un attentat contre les moeurs, le médecin légiste, sous le régime arbitraire, apporte en conséquence au processus de l'incrimination des éléments positifs permettant de mieux qualifier un délit, et partant, de motiver plus équitablement la peine. Répondant aux voeux des réformateurs du droit pénal contemporains de Cesare Beccaria (1738-1794), les postulats empiriques de la médecine légale pratique qui s'affirment en Europe dès le milieu du XVII^e^ siècle sont „utiles à consulter pour la réforme des loix criminelles“, écrit par exemple en 1782 Brissot de Warville, procureur de l'arbitraire judiciaire de l'Ancien Régime.[14]

Spécialiste par ailleurs de la „sécurité publique“ dès le milieu du XVIII^e^ siècle, établissant un protocole pour distinguer les signes „positifs“ de la mort apparente ou réelle, le médecin légiste intervient à Genève dans le cadre des campagnes d'information officielle relative aux soins à apporter aux noyés (ventilation et fumigation pulmonaires, massages cardiaques, frictions cutanées, etc.) dont chaque été le nombre culmine.[15] De telles investigations, qui se multiplient depuis 1760, soulignent le rôle croissant du médecin légiste dans la politique d'hygiène publique sur laquelle reposera en partie le pouvoir médical omniprésent au XIX^e^ siècle dans la redéfinition légale des normes de la salubrité urbaine.[16] Renforçant les décisions étatiques relatives à l'hygiène publique, l'expertise médico-légale recoupe une dimension morale, particulièrement dans les affaires de prostitution. En effet, à la demande du juge, le médecin légiste examine une „libertine" afin de déceler les pathologies inhérentes à la prostitution qui légitiment alors un internement curatif dans le quartier des vénériens de l'hôpital général. En 1699, par exemple, sondés au moyen du '*speculum matricis*', les organes génitaux infectés d'une prostituée de Genève, „ulcères" vaginaux, „pertes blanches", attestent sa débauche ressortant encore d'une lymphangite aiguë. Ces signes du „virus vénérien" conduisent un médecin genevois à „pronostiquer une chaude pisse" virulente. Attesté dans une expertise contre-signée par plusieurs praticiens, ce diagnostic est retenu à charge par le juge lorsqu'il ordonne l'incarcération „curative" de la femme malade, isolée de son environnement social. Le cas échéant, l'expertise médicale permet aussi de faire pièce à une rumeur infondée de „débauche publique" qui déshonore une femme accusée à tort de propager le „vice":

> „Nous soussignés maîtres chirurgiens de l'Hôpital général, ayant requis par Monsieur l'Auditeur J.-J. Mallet, de faire la visite de la nommée Jeanne Françoise Q., pour déclarer si elle a quelques maladies veneriennes; Declarons, par serment, que nous avons procédé a laditte visite, soit des parties naturelles, de l'anus, de la gorge et de la surface de son corps aux seings, aux fesses. [...], et que nous trouvé toutes lesdittes parties en bon état et sans aucune suspicion de maladies veneriennes. Tel est notre rapport à Genève le 30 [septembre] 1747."[17]

## Les conduites suicidaires

Le traitement médico-légal des conduites suicidaire avant le XIX^e^ siècle, la prise en charge institutionnelle des aliénés dont la démence est souvent valuée en fonction du danger qu'ils représentent pour eux-mêmes, offrent un terrain précieux pour mesurer l'implantation sociale du médecin légiste durant l'Ancien Régime, notamment la façon avec laquelle il détermine pour le juge les critères de la mélancolie, ceux de la dangerosité criminelle, afin que la sentence retienne la culpabilité ou l'irresponsabilité. Les 300 procédures judiciaires instruites à Genève pour suicide entre 1650 et 1798 constituent à ce propos un bon exemple du traitement médico-légal de l'anomie sociale qui devient le domaine privilégié des médecins au cours du XVIII^e siècle.[18] Légalisée par une information judiciaire ouverte d'office en cas de suicide, la „levée de corps" est effectuée en présence d'un médecin ou d'un chirurgien. Déterminant les „circonstances" de la mort violente, leurs rapports identifiant le cadavre permettra une reconnaissance de celui-ci par la famille dans la morgue de l'Hôpital général.[19] L'expertise doit aussi, le cas échéant, établir un délicat diagnostic rétrospectif tentant de prouver l'aliénation ou la mélancolie du défunt, ce qui décréminalise la mort volontaire pénalisée jusqu'à la fin du XVIII^e siècle. Récusant la thèse du meurtre, de l'accident ou de la „malveillance", le médecin montre alors que la défenestration ou la noyade, l'empoisonnement ou la pendaison des désespérés, constituent la „seule cause de la mort", volontairement choisie comme issue douloureuse à la vie. En janvier 1775, mandé par un magistrat, le chirurgien Etienne Meschinet note:

> „[ai] trouvé A. mort assis sur une chaise à côté de son lit, sa chemise brûlée dans toute sa partie qui couvre la poitrine, une plaie d'arme à feu dans le téton gauche traversant en ligne droite et avec deux issues sous l'omoplate gauche, ayant trouvé par terre un lingot de plomb et une balle aplatie; il y a lieu de conclure que ledit A. est resté *mort sur le coup.*"[20]

Les pendaisons suscitent les mêmes démarches médico-légales visant à prouver la détermination suicidaire, à récuser la thèse de l'homicide criminel, tout en établissant une symptomatologie du suicide par suffocation:

> „[En examinant] toutes les parties extérieures de son corps, nous lui avons trouvé la face livide, la bouche et le nez écumants et baveux, l'empreinte et la dépression d'un lien ou corde tout autour du col, tous ces *signes nous assurent que ledit T. a été étranglé vivant*, et par conséquence mort par l'interruption du sang et de l'air",

note en janvier 1762 un chirurgien „visitant" le cadavre d'un homme âgé de 50 ans.[21] Provoquant brusquement par une traction violente sur le cou la „perte du sentiment" et „l'arrêt des fonctions respiratoires", la suspension volontaire ressort d'expertises montrant des „signes positifs de la pendaison pendant la vie", notamment la position du corps qui peut reposer en partie sur le sol, ou encore les „circonstances de la strangulation" (accessibilité de l'endroit où est liée la corde). L'expertise s'efforcera encore de déterminer le

„caractère", la „situation d'esprit", les dispositions affectives du désespéré, parfois exprimés dans une lettre d'adieu implorant la „grâce de Dieu" et le pardon des proches.[22] Ensuite, les traumatismes particuliers à la pendaison, soit les signes pathologiques de la „mort non équivoque", sont décéles par une autopsie minutieuse mettant en évidence les ecchymoses diverses, le „sillon circulaire" ou marque du noeud coulant autour du cou, les hémorragies internes, la luxation des vertèbres cervicales,

> „l'impression d'une corde à la partie anterieure et superieure du col, le cartilage tiroide fracturé et la trachée artère, unique canal de l'inspiration et respiration, enfoncée."

Récusant la thèse de la malveillance ou du meurtre que pourraient prouver des traces de violence sur le corps, le chirurgien Pierre Fine en „visitant" le cadavre d'un „imbécile" qui s'est pendu à la Discipline après 18 ans d'incarcération, note en avril 1789 que la

> „depression accompagnée d'ecchymoses [...] existe toujours lorsque la suspension et strangulation a eu lien du vivant de la Personne; ce qui n'arrive point lorsque la personne a été suspendue après la mort, parceque la circulation est détruite."

Même en cas de découverte rapide du cadavre, le médecin qui arrive sur le lieu du suicide est impuissant à réanimer le désespéré, dont la „mort non apparente" est attestée alors dans le rapport:

> „Philibert G., pailleur de chaises, âgé au moins de 60 ans, déjà froid et ses membres roides, sa langue noire sortant un peu de sa bouche qui étoit ouverte, la face cadavéreuse et les mains un peu en crochet, ayant tous les signes d'une *mort certaine et non équivoque*, je n'ai fait aucune tentative pour le rappeler à la vie, vue l'inutilité de tous les moyens."[23]

Après une noyade suspecte mobilisant magistrats et médecins sur le rivage du lac ou du Rhône, la dépouille est longuement „visitée" par le praticien qui recherche les symptômes d'une „violence extérieure", toujours revélée par des traumatismes corporels visibles (plaies, fractures ou mutilations), afin de prouver ou infirmer une agression criminelle.[24] Le diagnostic peut alors retenir la thèse de l'hydrocution: „Nous jugeons qu'elle est morte pour avoir été surprise par la froideur de l'eau et par la suffocation", conclut en mars 1743 un chirurgien devant le corps d'une femme mélancolique qui s'est „précipitée" dans un puits où elle resta immergée pendant 30 heures. Lorsque, plusieurs jours après sa disparition, un corps est rejeté par le Rhône, le médecin cherche à déterminer la date du décès. Dépourvu des moyens d'investigation offerts par la chimie analytique qui permettront dès le XIXe siècle de dater le moment exact de l'asphyxie par submersion (cryoscopie, hémolyse, etc.), le médecin légiste des Lumières base son diagnostic sur les „marques extérieures" révélées par le cadavre: flétrissure de la peau, „teint terreux", élévation du sternum, gonflement du ventre, écume. Si ces symptômes sont insuffisants pour prouver que la mort a été provoquée par l'immersion, selon le chirurgien Antoine Louis (1723-1792), ils permettent néanmoins de retenir la thèse de la noyade accidentelle produite par une „suffocation" ou une congestion inhérente à la présence d'une grande quantité d'alcool dans l'estomac.[25]

Mêmes autopsies minutieuses lors de suicide par balles dans la tête: calibrant alors le diamètre de la plaie dont l'„issue" est énorme, le plomb ayant déchiré „le cerveau dans sa base", le médecin repère les déchets de poudre colée à la peau, l'hémorragie de la „dure mère", la „compression" des lobes postérieurs provoquant la „grande commotion" du blessé:

> „Nous avons trouvé à la partie supérieure de l'os temporal droit atteignant la pariétal et le coronal, une plaie avec fracas des mêmes os, issue considérable des substances du cerveau, traversant directement du côté opposé, la sortie plus large que l'entrée et toute la circonférence extrêmement noire; tous ces *signes caractérisent une playe d'arme à feu*, dont la complication doit lui avoir causé subitement la mort"

note en février 1752 le chirurgien Etienne Meschinet en bouclant l'autopsie d'un militaire dont le cadavre est encore chaud.[26] „Visite" approfondie encore pour une blessure coronale qui suspend la vie: „*l'ayant sondé*, j'ai reconnu un délabrement total dans cette partie, le coeur entièrement divisé" note en janvier 1793 un chirurgien devant le cadavre d'un homme âgé de 72 ans qui s'est tué au moyen d'un „pistolet d'argent".

### L'excès de la violence, les crimes sexuels

Peu conséquente à Genève au fil du XVIIIe siècle, la criminalité de sang réprimée offre aux médecins le prétexte à de nombreuses interventions médico-légales.[27] Aboutissant à l'„ouverture" minutieuse du cadavre et l'examen des viscères „violemment ulcérés" en cas d'empoisonnement à l'„arsenic blanc", formalisant les signes cliniques de la „mort prompte" et véritable, l'autopsie „qualifie scientifiquement" le délit de suicide. Après la „percée" d'un cadavre dont l'estomac et les intestins sont „corrompus par des substances verdâtres", le médecin démontre alors l'empoisonnement en testant les aliments suspects sur un animal domestique. Inséparable des expertises obligatoires pour toute mort violente qui implique une „levée de corps" légale, cette médicalisation sensible du domaine judiciaire ressort des dossiers ouverts à la suite de délits qualifiés contre les individus („excès", viols, homicides) ou contre les moeurs („paillardise", libertinage, etc.), particulièrement lorsque des pathologies ou des traumatismes menacent la vie des victimes de la violence. Sur la brèche des conflits familiaux, le médecin que mande la justice examine les femmes ou les enfants battus pour que le magistrat puisse sévir contre le mari ou le géniteur „dénaturés par la violence". Il établit encore l'âge et le sexe de chacun des 458 nouveaux-nés abandonnés à Genève entre 1745 et 1785 sur le pavé de la rue ou le parvis de Saint-Pierre.[28] Contre les allégations de mères infanticides affirmant avoir accouché d'un „fruit mort" au terme d'une grossesse non déclarée, le médecin prouve l'étouffement criminel du nouveau-né par une „docimasie" attestant la présence d'oxygène dans un échantillon de tissu pulmonaire immergé dans l'eau. Interrogeant un justiciable dont la dangerosité menace le voisinage, le médecin fonde la responsabilité pénale en cas d'incendie volontaire ou d'homicide; il évoque l'aliénation d'un dément claquemuré pour „excès" et mis sous tutelle judiciaire. Disséquant quelquefois le corps des criminels pendus publiquement, le médecin légiste constate aussi les blessures des victimes de la violence ou des accidents du travail (construction, charroi).

Bouclés par le gibet ou le bannissement perpétuel, les dossiers judiciaires relatifs aux crime sexuels évoquent une médicalisation marquée du traitement pénal des „impudicités" criminelles qui „souillent l'honneur de la femme", la brisent moralement et attisent l'insécurité publique de la cité.[29] Entre 1650 et 1800, 50 hommes, 9 fois sur 10 célibataires, âgés en moyenne de 31 ans, sont incriminés à Genève pour viol qualifié. Souvent fugitifs, ces individus ont agressé des femmes et des impubères des deux sexes, notamment 24 victimes âgées de 4 à 20 ans. Perpétré en des endroits qui échappent au contrôle de la communauté (grenier, allées sombres, taudis, etc.), „occulte" dans son accomplissement cruel, le viol représente un crime dont toutes les „circonstances" sont jugées „atroces". Les magistrats motivent leurs sentences selon les conséquences pathologiques du viol et la nature des traumatismes physico-moraux prouvés par l'expertise médico-légale. „Elargissement des jambes", „difficulté à marcher", „cuisson en urinant", hémorragies ou pertes blanches, fièvres répétées: établie par le médecin, la pathologie du viol est consésquente.

> „Il n'est guère que la déchirure faite à la vulve, l'écartement et la rupture des caroncules joint à l'écoulement plus ou moins grand de sang qui sont des *signes* sur lesquels on puisse statuer pour établir le viol et décider qu'il y a eut intromission forcée de la partie virile",

écrit en 1790 ce chirurgien lorsqu'il remet son expertise aux magistrats.[30] Assurant le suivi thérapeutique de la victime, le médecin établit les symptômes de l'intolérable agression, notamment les plaies, la fièvre, les „vomissements", les infections multiples, le „déchirement des fondements".[31] Visite clinique du corps pour diagnostiquer les traumatismes engendrés par le viol, examen approfondi des organes génitaux afin de souligner leur „délabrement interne", mais aussi contrôle de la gorge ou de l'anus „qui sont les parties les plus susceptibles de l'*impression du virus vénérien*": telles sont les preuves médicales que réclament les magistrats de Genève lorsqu'ils exigent les „lumières du médecin" pour incriminer un délinquant. Morale et judiciaire, l'expertise médico-légale établit la différence entre le viol d'une femme adulte et celui d'une impubère, érige la nature traumatisante des meurtrissures, distingue la „défloration produite par le membre viril" ou de celle commise avec un objet.[32] A ce diagnostic des meurtrissures physiques qui conduit le juge à mieux qualifier le viol afin de motiver moins arbitrairement la peine, s'ajoute l'évaluation du choc moral de la femme „déchirée": „transports de délire pendant la nuit", „convulsions" et „suffocations", cauchemars, peur prolongée.[33]

Différenciant le viol consommé de l'attentat aux moeurs (le „viol sans pénétration"), le médecin genevois retient à charge contre le délinquant l'existence probable d'un „virus vérolique" ou d'une maladie vénérienne, dont la réalité ressort dans 50% des procédures du XVIIIe siècle instruites pour crimes sexuels. Fondée sur un pronostic qui évalue la durée de l'affection et sa chance de guérison, la pathologie vénérienne, dont la nosographie est imprécise („vérole", „gonhorée virulente" „virus vérolique", etc.), nécessite un suivi thérapeutique conséquent. Altérant la santé ou menaçant la vie de sa victime, le violeur infecté voit alors sa peine aggravée. En 1779, par exemple, ayant „déchiré" une impubère de 4 ans, un cordonnier est condamné à mort par contumace au terme d'un réquisitoire du Procureur général qui s'appuye sur cinq expertises médicales dépistant chez la fillette un „virus syphilitique". Elevée lors de viols d'impubères, la peur de la contagion entraîne toujours la médicalisation de l'incrimination du violeur, bientôt flétri par le bourreau.

Par leurs expertises assermentées, les médecins légistes apportent ainsi à la procédure une preuve non arbitraire. Celle-ci aggrave la qualification du délit de „lubricité", dont la peine est toujours alourdie en cas de contamination vénérienne, ou modérée si le viol n'a pas été achevé:

> „Le délit de viol n'a pas été consommé, puisque les traces qui devroient être très apparentes sur un enfant n'ont pas été trouvée sur la jeune fille, mais qu'il y a eu quelque attouchement forcé, qui a causé cette rougeur que peu de jours ont dissipé",

retient donc en 1787 ce magistrat genevois lorsqu'il réclame le ban perpétuel d'un adulte „libidineux" plutôt que violeur.[34] Minutieuse dans son déroulement clinique, l'expertise médico-légale peut en outre permettre de discerner la nature véritable des „impudicités" qui permettent de distinguer un viol d'un attentat à la pudeur:

> „Le défaut de consommation [du viol] résulte des Rapports des experts, qui n'ont pas vu dans les parties naturelles de l'enfant qu'une légère défloration",

prétend un Procureur général de Genève en 1779, au moment de motiver le ban perpétuel d'un cordonnier fugitif, criminel pour s'être „approché charnellement d'une fille d'environ cinq ans et suffisament pour lui communiquer une maladie vénérienne".[35] Ancrée dans un principe de légalité croissant au fil du XVIII^e^ siècle, toute la jurisprudence genevoise repose sur cette qualification médicalisée du „degré" des crimes sexuels.[36] Réélaborée dans le réquisitoire du Procureur général qui rassemble les circonstances à charge de chaque délit afin de mieux en motiver la peine, cette qualification affinée permet en conséquence d'associer le viol du délinquant contaminé à une tentative préméditée d'homicide. Permettant d'incriminer plus fortement l'agresseur en le confrontant à l'étendue de son crime dont les dimensions sont morales et pathologiques, le protocole de l'expertise médico-légale du viol est ainsi bien établi dans la routine médico-légale au XVIII^e^ siècle; il annonce en partie celui que formalisera en 1818 le toxicologue Orfila (1787-1853), notamment dans sa cinquième et sixième leçon de médecine légale.[37]

## Un plaidoyer pour l'intégrité humaine

De l'examen du „corps mort" à l'expertise du sujet vivant, entre technologie corporelle et diagnostic moral, les usages médico-légaux qui émergent d'une manière croissante au fil du XVIIIe siècle à Genève montrent l'ancrage du judiciaire dans le médical. Empoisonnements, crimes de sang, folie et comportements violents, attentats contre les moeurs: la preuve médicale de ces divers corps de délit conduit le juge à mieux évaluer les circonstances aggravantes de chaque incrimination. Permettant de prouver les conséquences toxiques et mortelles d'un poison, attribuées jusqu'au milieu du XVIIe siècle aux „maléfices" des sorcières, la sagacité scientifique d'un médecin naturalise en quelque sorte les circonstances du crime et brise le creuset des superstitions. Concernant des individus blessés par „un excès" ou infectés par le „libertinage", l'exigence judiciaire des expertises médico-légales multiplie les investigations cliniques du corps humain, qui, lorsqu'il est sous forme de cadavre, est en partie désacralisé par la „percée" du scalpel que brandit le médecin légiste. Dès le début du XVIIe siècle, les médecins réclament, et obtiennent, le corps des criminels pendus afin de pouvoir les disséquer dans une „leçon d'anatomie", alors que le Petit Conseil de Genève vote en 1728 un budget spécial pour financer une chambre d'anatomie.[38]

Routinière dès la fin du XVIIe siècle, non marquée par les progrès que permettra la chimie analytique après Lavoisier, la médecine légale modernise lentement le régime judiciaire arbitraire de l'Ancien Régime en permettant au juge de motiver une peine proche des „circonstances" aggravantes des délits de sang ou des „impudicités": le gibet pour le viol d'une impubère infectée, le bannissement perpétuel contre l'auteur d'un attentat à la pudeur sans conséquences vénériennes, la prison „corrective" et curative du „débauché". En d'autres termes, l'émergence des pratiques médico-légales limite l'arbitraire du juge dans la qualification des infractions et la motivation des sanctions. Ce déterminisme médical contribue ainsi à placer plus fortement le régime arbitraire sur les voies des principes de la légalité pénale. Prouvant le crime de sang et donnant la mesure exacte de la pénalité, la médecine légale ouvre au siècle de Voltaire le champ moral de la criminologie positiviste du XIXe siècle qu'illustreront Lacassagne à Lyon ou Lombroso à Turin. Plaçant dans la sphère judiciaire le traitement du corps violenté qui retrouve ainsi une partie de sa dignité bafouée par le crime, restituant une dimension humaine au corps mort promis aux sacrements religieux, le médecin légiste des Lumières détermine l'émergence d'un nouveau seuil de tolérance qui, dès 1750, place l'intégrité humaine et la santé au coeur de la rétribution pénale.

## Notes

1 Prolongeant notre thèse consacrée à la pratique de l'arbitraire pénal au XVIIIe siècle: *Porret, Michel*: Le crime et ses „circonstances'. Punir à Genève au XVIIIe siècle: institutions, discours, pratiques (à paraître), cette étude s'insère dans une nouvelle recherche portant sur l'émergence de la médecine légale pratique entre les XVIIe et XIXe siècles, menée conjointement avec Vincent Barras (Institut Louis Jeantet d'histoire de la médecine, Université de Genève); les procès criminels, série I, proviennent des Archives d'Etat de Genève, dorénavant PC.

2 *Encyclopédie méthodique. Médecine.* art. 'Légale (médecine)', t. VIII, 1808, pp.92-102 (Gilbert); cf. aussi: art. 'médecine légale', *Supplément à Encyclopédie* Diderot et D'Alembert, III, 1777, pp.876-890 (La Fosse); rédigé par le chevalier De Jaucourt, l'article 'médecine' de la première *Encyclopédie*, X, 1765, pp.260-276, ignore le concept.

3 Sur l'histoire des idées médico-légales, reste indispensable le livre de *Fischer-Homberger, E.*:, Medizin vor Gericht, Gerichtsmedizin von der Renaissance bis zur Aufklärung, Berne, 1983; sur l'anatomie et son usage médico-légal, voir encore: *Le Breton, D.*: La Chair à vif. Usages médicaux et mondains du corps humain, Paris, 1993; voir aussi *Eriksson, T.*: The Reformers. An Historical Survey of Pioneer Experiments in the Treatment of Criminals, New York, 1976.

4 *Bertillon, A.*: Identification anthropométrique. Instructions signalétiques, Melun, 1893 (nouv. éd.); *Balthazard, V.*: Précis de police scientifique, Paris, 1934 (2e éd.); Bischoff, M.: La police scientifique, Paris, 1938; *The Oxfords Handbook Criminology*, ed. par M. Maguire [et al.], Oxford, 1994; *Locard, E.*: Policiers de roman et de laboratoire, Paris, 1924.

5 Cf. quelques travaux récents consacrés à divers aspects historiques des pratiques médico-légales entre les XVIIe et XVIIIe siècles: *Cobb, R.*: Death in Paris. The Records of the Basse-Geôle de la Seine October 1795-September 1801 Vendémiaire Year IV-Fructidor Year IX, Oxford (...) 1978; Barber, P.: Forensic Pathology and the European Vampire, in: *Journal of the Folklore Research*, 24, 1, 1982, pp.1-32. Delaney, J.: Morale bourgeoise-châtiment public. Angleterre c. 1750-1830, in: *Diogène*, 142, 1988, pp.64-82; Forbes, Tr.: A Jury of Matrons, in: *Medical History*, 32, 1, 1988, pp.23-33; Mellen, Pf.: Coroner's Inquests in Colonial Massachusetts, in: *Journal of the History of Medicine and Allied Sciences*, 40, 4, 1985, pp.462-472; Pastore, A.: Il contributo della professione medica alla giustizia criminale nel seicento italiano, in: *Ordre moral et délinquance de l'Antiquité au XXe siècle. Actes du Colloque de Dijon (7 et 8 octobre 1993)*, pub. sous la direction de B. Garnot, Dijon, 1994, pp.401-409; Rullière, R.: Les morts subites à la

Cour de Louis XIV de 1690 à 1709, d'après Pierre Dionis, in: *Histoire des Sciences Médicales*, 1984, 18, 1, pp.19-24.

6 *Shatzmiller, J.*: Médecine et justice en Provence médiévale, Publications de l'Université de Provence, Aix en Provence, 1989.

7 *Mille, J. de*: Pratique criminelle, éd A. Lebigre, Moulins, 1983; *Pastore, A.*: Crimine e giustizia in tempo di peste nell'Europa moderna, Rome-Bari, 1991.

8 *Encyclopédie méthodique. Médecine.* Art. 'médico-légal', t. IX, 1816, pp. pp.578-586, (Moreau de la Sarthe); *Balthazard, V.*: Précis de médecine légale, p.331; *Tourdes, G., Metzquer, Ed.*: Traité de médecine légale théorique et pratique, Paris, 1896, pp.VI-VII, 1-12; *Tardieu, A.*: Etude médico-légale et clinique sur l'empoisonnement, Paris, 1867, pp.6-10.

9 Sur le corps médical genevois durant l'Ancien Régime, voir: *Gautier, L.*: La médecine à Genève jusqu'à la fin du XVIIIe siècle, Genève, 1906, toujours précieux pour son aspect biographique, qui contient quelques remarques éparses sur la pratique médico-légale.

10 *Wier, J.*: Histoires, disputes et discours, des illusions et impostures des diables, des magiciens infames, sorcieres et empoisonneurs: Des ensorcelez et demoniaques, et de la guerison d'iceux: Item de la punition que meritent les magiciens, les empoisonneurs, et les sorcieres [1564], 1579 (préface ss pagination); *Broye, C.*: Sorcellerie et superstitions à Genève (XVIe-XVII[e] siècles), Genève, 1990; *Mandrou, R.*: Magistrats et sorciers en France au XVIIe siècle, Paris, 1968, pp.158-163; *Monter, W.E.*: Witchcraft in France and Switzerland. The Borderlands during the Reformation, Ithaca, 1976; *Muchembled, R.*: Le roi et la sorcière. L'Europe des bûchers XVe - XVIIIe siècles, Paris, 1993.

11 Taux établi par Barras, V.: Hippocrate chez Justinien: lectures d'archives médico-légales genevoises du XVIIIe siècle, in: *Revue médicale de la Suisse romande*, pp.1061-1066.

12 Porret, M.: Les „circonstances aggravantes" du vol domestique dans la société de l'Ancien Régime selon les réquisitoires des procureurs généraux de Genève, in: *Ordre moral et délinquance de l'Antiquité au XXe siècle*, op. cit., pp.295-302.

13 *Les Loix criminelles de France dans leur ordre naturel*, Paris 1780; contrefaçon de Neuchâtel, 2 vols., 1781, pp.38-39; sur l'arbitraire: Schnapper, B.: Les peines arbitraires du XIIIe au XVIIIe siècle (Doctrines savantes et usages français), in: *Revue d'Histoire du Droit*, 1973, XLI/2, pp.237-277 et 1974, XLII/1, pp.81-112.

14 *Bibliothèque philosophique du législateur, du politique, du jurisconsulte (...)*, 10 vols., Berlin 1782-1785.

15 *De la part de nos Magnifiques et Très Honorés Seigneurs Syndics et Conseil*, Genève, 1786 (prévention des noyades et secours des noyés); *Mémoire de la faculté de mécecine sur les meilleurs moyens à employer pour secourir les noyés*, Genève, 1786; *Mémoire sur la méthode de rappeler les noyés à la vie, et sur l'emploi des Boîtes que le M. P.C. à destinées à cet usage*, Genève, 1786.

16 A ce propos la bibliographie est immense, on retournera à deux sources exemplaires de ce processus de médicalisation de la „question sociale" dans le cadre urbain: *Tardieu, A.*: Dictionnaire d'hygiène publique et de salubrité ou répertoire de toutes les questions relatives à la santé publique, considérées dans leurs rapports avec les subsitances, les épidémies, les professions, les établissements et institutions d'hygiène et de salubrité, Paris, 1862 (2e éd.), 4 vol.; *Rochard, J.*: Traité d'hygiène sociale, Paris, 1888.

17 Respectivement: PC 5276, „information"; PC 9409, „excès sur la fille Q."

18 Barras, V.: Folies criminelles au XVIII^e^ siècle, in: *Gesnerus*, 47, 1990, pp.285-302; Haeberli, L.: Le suicide à Genève au XVIII^e^ siècle, in: *Pour une Histoire Qualitative. Etudes offertes à Sven Stelling-Michaud*, éd. par B. Lescaze, Genève, 1975, pp.115-129; Porret, M.: „Mon père c'est le dernier chagrin que je vous donne:" Jeunes suicidés à Genève au XVIII^e^ siècle, in: *Ethnologie française, Corps, maladie et société*, XXII, 1992, I, pp.61-70 et: Porret, M.: La „mort de la belle jeunesse" ou le suicide juvénile à Genève au XVIII^e^ siècle, *Gesnerus*, 49 (1992), 3/4, pp.351-369.

19 Chaque procédure est exemplaire de ce processus médico-légal, par exemple, PC 13762, août 1781, verbal du châtelain „subrogé" du mandement de Peney chargé de la „levée de corps" du cadavre d'une femme âgée de 67 ans noyée près de Genthod.

20 PC 12679, „verbal" d'autopsie d'Etienne Meschinet; cf. encore: 14826, mars 1786, rapport d'autopsie des médecins Etienne Meschinet et Pierre Sylvestre; PC 12830, décembre 1775, „rapport du chirurgien" sur „une blessure produite par une arme à feu, [...] placée à bout portant [sur le visage] ayant causé *la mort prompte du blessé*"; PC 13002, août 1777, même démonstration de Meschinet (suicide au fusil d'un vieillard âgé de 75 ans), etc.

21 PC 10955, „suicide".

22 Porret, M.: „Je suis bien criminel de vous quitter ainsi" ou l'adieu des suicidés: l'exemple de Genève au XVIII^e^ siècle, in: *Savoir mourir*, éd. par C. Montadon-Binet et A. Montadon, Paris, 1993, pp.39-63.

23 Respectivement: PC 16802, rapport chirurgical; PC 9425, 1747, rapport d'André Arlaud maître chirurgien; PC 16626, 1792; , rapport du médecin Pierre-Louis Macaire: PC 15680; sur la pendaison, voir encore l'ouvrage classique de *Tardieu, A.*: Etudes médico-légales sur la pendaison, la strangulation et la suffocation, Paris, 1870, pp.1-137.

24 Cf. PC 11181, 1762, noyade volontaire d'une femme âgée de 56 ans, rapport du chirurgien Etienne Meschinet; PC 13416, décembre 1779, noyade d'un „coupeur de bois" âgé de 60 ans: médicalement fondée par Meschinet, la thèse de l'accident est retenue par l'Auditeur.

25 Respectivement: PC 8952, rapport du chirurgien rédigé „en vertu de l'ordonnance de Monsieur l'Auditeur"; PC 13090, février 1778, noyade volontaire d'un pensionnaire de l'Hôpital général; PC 9889, „levée de corps après noyade", rapport du chirurgien Jaques Saignes (etc.); PC 14927, juillet 1786, rapport de Louis Ju-

rine; *Louis, A.*: Lettres sur la certitude des signes de la mort, où l'on rassure les Citoyens de la crainte d'être enterrés vivans, avec des Observations et des Expériences sur les Noyés, Paris, 1752, pp.223-299; en ce qui concerne la médecine légale, le grand chirurgien du XVIII$^{e}$ siècle qui travailla à l'élaboration de la guillotine dès avril 1792, laissa notamment un 'Cours de chirurgie pratique sur les plaies d'armes à feu' (1746) et un mémoire relatif à l'affaire Calas: 'Mémoire sur une question anatomique relative à la jurisprudence, dans lequel on établit les principes pour distinguer, à l'inspection d'un corps trouvé pendu, les signes du suicide avec ceux de l'assassinat' (1763).

26 Respectivement: PC 12205, juillet 1771, suicide d'un homme âgé de 55 ans, rapport chirurgical signé par François-David Cabanis; PC 9859; PC 10617, 1758.

27 Porret, M.: Mourir sur l'échafaud à Genève au XVIII$^{e}$ siècle, in: *Déviance et société*, XV, 4, 1991, pp.381-405.

28 Aquillon, D.: Hélène Chambras, Marie Passant, Georges Parvis...ou le don et l'abandon d'enfants à l'Hôpital au XVIII$^{e}$ siècle, in: *Sauver l'âme, nourrir le corps. De l'hôpital général à l'hospice général de Genève, 1535-1985*, éd. par B. Lescaze, Genève, 1985, pp.203-228.

29 Porret, M.: Viols, attentats aux moeurs et indécences: les enjeux de la médecine légale à Genève (1650-1815), in: *Equinoxe*, 8, Médecine, politique et lettres, décembre, 1992, pp.23-43.

30 PC 16283, 1790, „tentative de viol d'un enfant de 6 à 7 ans", „Rapport de chirurgie du sieur Terasse".

31 PC 3768, 1662, „sodomie", soit viol, par son maître qui sera pendu, d'un laquais âgé de 13 ans.

32 PC 9700, „viol", 1750, „Rapport des sieurs Docteurs en médecine et maîtres en chirurgie sur l'état de Claude A."

33 PC 10845, 1761.

34 PC 15271, 1787, „attentat à la pudicité d'une jeune fille de 8 à 10 ans", „Conclusions du Procureur général".

35 PC 13367.

36 Porret, M.: Viols, attentats aux moeurs et indécences: les enjeux de la médecine légale à Genève (1650-1815), art. cité.

37 *Leçons de médecine légale*, 3 vol., I, Paris, 1828 (2e éd.), pp.96-128.

38 Registre du Conseil, RC 107, 1610, (fol. 33 verso): le médecin Pélissari obtient le cadavre de P. Péguet pendu; même scénario: RC 209, 1710 (fol. 188); RC 223, 1724, (fol. 225, 227, 232).

# 16

# Johann Kaspar Lavaters physiko-theologische Sicht des animalischen Magnetismus[1]

*Gisela Luginbühl-Weber*

## I.

Lavater beginnt seine Schrift *Ueber den thierischen Magnetismus*[2] keineswegs mit einer Definition, sondern mit einer Apologie, die ahnen läßt, wie schwer man es ihm, dem Theologen, machte, sich mit Phänomenen zu befassen, die ausschließlich in den Bereich der Medizin zu gehören schienen, wenn überhaupt. Wir wissen von dritter Seite, daß der Pfarrer und Philosoph (ich beharre auf dieser Definition!) von solchen, die sich für aufgeklärt hielten, gern als 'Schwärmer' und 'Enthusiast' abgetan wurde und verzichte darauf, diese Begriffe auf ihre Bedeutungen zu untersuchen, die zunehmend suspekt wurden. Lavater wußte es auch - er, der Schüler Bodmers und Breitingers, deren Literaturtheorien noch völlig unangefochten an Shaftesburys *Letter on Enthusiasm* orientiert sind. Lavater konterte folgendermaßen:

> „Wenn *Nichtuntersuchen, lichtscheue Ausweichung von Experimenten,* Geschrei wider *Vernunft* - nicht *Philosophie,* sondern *Schwärmerei* ist, was ist dann, Freunde der Wahrheit, Weise, Redliche, Liebe, Getreue! was ist dann wiederholte, Alles beobachtende, Alles genau aufschreibende, vergleichende, Fakta nie verlassende, gewissenhafte, ihren eignen Gang Schritt für Schritt anzeigende Prüfung?“[3]

Lavater war kein Schwärmer.

> „Ich Schwärmer“ nimmt er den Vorwurf seiner Zeitgenossen auf, „Ich Schwärmer *untersuche* und lasse mich durch *nichts* abhalten [...]. Es ist eine neuentdeckte Kraft der menschlichen Natur, der man sagen kann, wie man will, eine Naturkraft.“

schreibt Lavater am 22. Oktober 1785[4] an den jungen Spalding, den Sohn seines verehrten Lehrers und Freundes, des lutherischen Aufklärungstheologen Johann Joachim Spalding, der ihn 1763/64 in Barth (Schwedisch-Pommern) und Berlin in monatelanger Lektüre mit drei anonymen Schriften aus der Genfer Schule bekannt gemacht hatte, die Lavaters 'System' naturphilosophisch fundierten. Zwei[5] davon waren einem Autor zugeschrieben, der uns noch beschäftigen wird: Etienne Thourneyser. Davon später. Zuerst „Vom Magnetismus selbst", wie Lavater das Neue definiert:

> „16. Man versteht unter dem *animalischen Magnetismus* ein gewisses Verhältniß zwischen lebenden und lebenden Wesen [also 'animal' nach Leibniz, plus Kräfteverhältnis, nicht mehr nur inneres, sondern nach außen wirksames: keine 'Fensterlosigkeit' der Monaden], das mit dem Verhältniß des Magnetes und seiner Pole zum Eisen, seiner positiven und negativen Wirkungen einige Aehnlichkeit hat oder zu haben scheint./ 17. Es gibt nach meiner auf mehrere Erfahrungen gegründeten Ueberzeugung gewisse Situationen, Berührungen, Bewegungen, Willensregungen, wodurch gewisse gesunde Personen bei gewissen weniger gesunden Effekte hervorbringen, die, sowohl *medizinisch*, als *psychologisch* betrachtet, sehr sonderbar sind, die ich aber durchaus nicht für *Wunder*, sondern für sehr natürlich halte."[6]

Zwei von insgesamt 36 Punkten, protokollarisches Ergebnis seiner eigenen empirischen Untersuchungen zu den Phänomenen des mesmer-puységurschen Magnetismus. Der letzte lautet:

> „36. Je gewisser es ist, daß durch die Manipulation, die man *Magnetismus* nennt, eine große Revolution in den menschlichen Körpern vorgeht, welche weiter führen kann, als man geführt sein wollte, desto nöthiger ist Vorsicht, desto weniger soll man ohne Rath und Gegenwart verständiger Aerzte, besonders bei schweren Krankheiten, dieselbe unternehmen."[7]

Lavater spricht als verantwortungsbewußter Experimentalphysikus, zwar Pfarrer, aber aus einer langen Genealogie von Ärzten und Apothekern hervorgegangen, dessen beste Freunde Ärzte waren - erinnert sei an Dr. Hotze in Richterswil und Johann Georg Zimmermann aus Brugg, den Hallerschüler par excellence, seit 1768 Königlich Hannoveranischer Leibarzt, Lavaters unermüdlichen Förderer seit der Zeit der gemeinsamen Sitzungen der Naturforschenden Gesellschaft in Zürich - Zimmermann, an den Lavaters *Aussichten in die Ewigkeit* adressiert sind.

Wir wissen, daß Lavater magnetisierte. Damit überschritt er, nach Meinung vieler Zeitgenossen, seine fachliche Kompetenz. Man nahm es ihm übel. Er ließ sich nicht beirren:

> „30. Wenn an der natürlichen *Heilkraft* (dieß ist es, was ich unter dem Magnetismus verstehe) etwas *Wahres*, unter gewisse Regeln zu Bringendes, durch Versuche Bestimmbares ist und dieß *Wahre* sehr nützlich werden kann, so ist es jedes weisen Arztes Pflicht, dieses Wahre zu suchen, und jedes Menschenfreundes Freude, von diesem Nützlichen Gebrauch zu machen. / 31. Der erste, unmittelbarste Zweck dieser Heilkraft ist Gesundheit, Herstellung, Stärkung, Bewahrung derselben, oder Erleichterung körperlicher Beschwerden.“[8]

Lavater ging - wir wissen es dank den Forschungsarbeiten von Tischner, Bittel[9] und Milt[10], die seine Reisetagebücher im Lavater-Archiv der Zentralbibliothek Zürich konsultierten - im Sommer 1785 nach Genf und ließ sich von Bonnets Freunden, den Ärzten Butini, Vater und Sohn, genaustens in der Mesmerischen Methode nach Puységur instruieren. Über die praktische Anwendung und die positiven Resultate, die er zuerst an seiner Frau, aber auch an Epileptikern beobachten konnte, sind wir dank seinen eigenen Aufzeichnungen genaustens informiert.[11] Daß er während des Magnetisierens Briefe diktierte, erstaunt, gehört aber wohl trotz der Progressen des anglo-französischen Sensualismus und seiner Philosophie der ‘Faßlichkeit‘ in jenes berührungsscheue[12] 18. Jahrhundert. Daß die Patienten trotzdem in den ersehnten Heilschlaf fielen, erstaunt dagegen weit mehr.

## II.

Was bisher nicht bekannt war - und hier betreten wir Forschungsneuland: woher Lavater die innere Sicherheit nahm, trotz aller Sarkasmen seiner Mitwelt Phänomenen besonderer geistiger Kräfte wie Hellseherei und ‘animalischem Magnetismus‘ unbeirrbar nachzugehen und darüber empirische Untersuchungen anzustellen.[13]

Lavaters ‘System‘ wurde erklärtermaßen durch Charles Bonnet entscheidend geformt. Das gleiche gilt im Hinblick auf Lavaters Hauptthema, die empirische Erforschung außergewöhnlicher geistiger Phänomene, in besonderem Maße für dessen Landsmann, Kollegen und Freund, Dr. iur. Etienne Thourneyser (Genf 1715 - London 1763 ?), wie vor allem aus der in Lavaters Tagebüchern bezeugten Lektüre, aber auch noch im vierten und letzten Band der *Aussichten in die Ewigkeit* aus dem Jahr 1778 ersichtlich ist, wo Lavater im Zusammenhang mit 'Gebetskräften' ausdrücklich auf Leibniz, Thourneyser und Bonnet[14] hinweist. Gefestigt wird die Annahme beim Lesen von Thourneysers Brief „über die Fatalität"[15] (wie ihn Lavater bezeichnet), daß dessen mathematische Herleitung der wirkenden, universumserhaltenden Kräfte die Quelle von Lavaters naturphilosophischem 'System' ist. Ohne den Newton-Leibnizianer Thourneyser bleibt Lavater unverständlich.

Ein Wort zu Thourneyser, diesem Genfer Naturrechtler, Mathematiker und Philosophen, der tragischer politischer Verwicklungen[16] wegen von den meisten seiner Zeitgenossen der Vergessenheit anheimgegeben wurde. Er ist heute der meistgesuchte und bisher völlig unauffindbare Autor in der Lavater-Forschung.[17] Lavaters Tagebücher seiner Studienreise nach Barth (Schwedisch-Pommern) zeigen, daß der junge Zürcher Exspektant zusammen mit seinen Studiengefährten unter der Leitung des Aufklärungstheologen Johann Joachim Spalding wochenlang im Herbst/Winter 1763/64 Thourneysers heute nicht mehr bekannten, auch in den Genfer und Basler Matrikeln nicht angegebenen Brief „über die Fatalität" las, wie er das 1750 erstmals anonym erschienene Erstlingswerk nannte (Moses Mendelssohn wird es noch 1780 als unübertroffene Abhandlung über Freiheit und Notwendigkeit Thourneysers, eines Freundes, und wo er nicht irre, Lehrer Bonnets, bezeichnen). Der eigentliche Titel lautet: *Que l'Athéisme et le Déréglement des Moeurs ne sauroient s'établir dans le Système de la Necessité. Lettre de Mr. N. E. écrite de la Campagne à Mr. C. P. à Londres.* Thourneysers mathematische Theodizee erschien erstmals fortsetzungsweise zwischen März und August 1750 in London, im *Nouveau Magasin François*[18] der Madame de Beaumont, an dem er als Hauptredaktor arbeitete. 1751 gab der Genfer Drucker Antoine Philibert das Werk als hundertachtzehnseitigen Separatdruck heraus, unverändert, aber mit leicht modifiziertem Titel: *Lettre d'un Philosophe, dans laquelle on prouve que l'Athéisme et le déréglement des Moeurs ne sauroient s'établir dans le système de la Necessité.* Aus dem Schluß der 1752 von dem deutschen Mathematiker Joh. Daniel Titius besorgten und kommentierten deutschen Übersetzung dieses Werkes stammt die Stelle, die meines Erachtens als wichtige Quelle für Lavaters Suche nach dem zu gelten hat, was er als Theologe 'apostolische Gaben' nennen konnte. Bei Thourneyser fand er die Bestätigung, daß der Fortbestand charismatischer Gaben nicht nur ein theologisches Thema war. Thourneyser vertritt, wie Christian Wolff in seiner *Theologia naturalis* (P.I. §. 845.), die Ansicht, daß - ich zitiere Thourneyser in der deutschen Übersetzung von Titius - „das Werk der Schöpfung noch nicht gänzlich zu Ende gebracht ist, sondern daß es noch immer neue Zusätze erhält." Thourneyser, der versierte Mathematiker, erklärt diese Notwendigkeit mit dem Hinweis, daß ein perpetuum mobile nicht möglich sei. Nach Newton[19], auf den er sich beruft (auch Hippokrates wird genannt)[20], müssen „die Anziehungskräfte, die das Planetensystem in seiner gegenwärtigen Ordnung erhalten, mit der Zeit die Ursachen der Unordnung und der Verwirrung seyn", so daß „keine fernere Spur von dieser Schönheit und von dieser Uebereinstimmung übrig seyn wird, die in den Werken der Natur hervorleuchten". Dann werde eine Neuordnung der Materie notwendig, die von nichts anderem, „als von einer oder mehrern verständigen Ursachen" herkommen könne. „Ungezweifelt giebt es einige darunter, bey denen sich das Vermögen, welches wir über die Körper haben, noch in einem höhern Grade findet."[21]

Dieser Fähigkeit, diesen Kräften meine ich, sei Lavater, der Thourneysers mathematisch-physiokotheologische Theodizee genauestens kannte, auf der Spur gewesen, wenn immer er sich mit geistigen Phänomenen oder psychophysiologischen, wie man will, befaßte.

## Anmerkungen

1 Vorbemerkung: Die zwischen 1768 und 1778 anonym in Zürich erschienenen vier Bände von *Lavater, Johann Kaspar*: Aussichten in die Ewigkeit, in Briefen an Herrn Johann Georg(e) Zimmermann, Königl. Großbrittannischen Leibarzt in Hannover, werden nach der Editio princeps zitiert. Auszüge finden sich in den beiden Auswahlauflagen: Johann Kaspar Lavater's ausgewählte Schriften, hg. von J. K. *Orelli*, Teil I-VI, 1841/42, Teil VII-VIII, Zürich 1844, 3. Auflage Zürich 1860, und: Johann Caspar Lavaters ausgewählte Werke, hg. v. E. *Staehelin*, Bd. I-IV, Zürich 1943. Eine historisch-kritische Ausgabe ist in Vorbereitung und soll 1996 erscheinen.

2 Aus Eschenmayer's, Kieser's und Nees von Esenbeck Archiv für den thierischen Magnetismus, Leipzig 1821, in: *Orelli* II [3]1860, [241]-262.

3 Ebd. 241.

4 Ebd. 275.

5 Es handelt sich um den Brief „über die Fatalität", wie Lavater ihn nennt, der erwiesenermaßen von Thourneyser ist (s.u. Anm.19) und um den 'Essai de Psychologie' (1754) den Thourneysers jüngerer Studienkollege Charles Bonnet dreißig

Jahre nach der Erstauflage im vorletzten, 17. Band seiner Gesammelten Werke aufnimmt.

6 *Orelli* II [3]1860, 245.

7 Ebd. 250.

8 Ebd. 249.

9 *Tischner, Rudolf u. Bittel, Karl*: Mesmer und sein Problem. Magnetismus - Suggestion - Hypnose, Stuttgart 1941.

10 Milt, Bernhard: Franz Anton Mesmer und seine Beziehungen zur Schweiz. Magie und Heilkunde zu Lavaters Zeit. (*Mitteilungen der Antiquarischen Gesellschaft in Zürich* 38/1, 117. Neujahrsblatt), Zürich 1941. Siehe auch *Ego, Anneliese*: 'Animalischer Magnetismus' oder 'Aufklärung'. Eine mentalitätsgeschichtliche Studie zum Konflikt um ein Heilkonzept im 18. Jahrhundert, Würzburg 1991 (EPISTEMATA Würzburger Wissenschaftliche Schriften, Reihe Literaturwissenschaft 68), 167.

11 Vorläufig nur auszugsweise gedruckt von *Orelli* (II [3]1860, 245-262; s. auch die bibliographischen Angaben in Anm. 9 und 10).

12 Dazu *Sauder, Gerhard*: Empfindsamkeit I: Voraussetzungen und Elemente, Stuttgart 1974, vor allem Kap. 4.5: Zärtlichkeit und moralische Empfindungen, Tugend und empfindsame Aktivität, S.193-210.

13 Sein Briefwechsel mit Bonnet (siehe meine Basler Dissertation: *Luginbühl-Weber, Gisela*: Johann Kaspar Lavater, Charles Bonnet, Jacob Bennelle. Briefe 1768 - 1790. Ein Forschungsbeitrag zur Aufklärung in der Schweiz, Druckvorlage in Vorbereitung) zeigt, daß er den Genfer Naturforscher um einen geeigneten Fragenkatalog zur Prüfung der hellseherischen Gaben der 'Frau von Biel' (Elisabeth Tüscher, geb. Aeschlimann) gebeten hatte, diesen aber erst erhielt, nachdem sich der mit Bonnet und Lavater befreundete Zürcher Magistrat Joh. Konrad Heidegger (1710 - 1778), Gründungsmitglied der Naturforschenden Gesellschaft, vermittelnd dafür einsetzte (Bonnet an Haller, 26. Dez. 1769, in: The Correspondence between Albrecht v. Haller and Charles Bonnet, hg. von *Otto Sonntag*, Bern/Stuttgart/Wien 1983, Brief Nr. 658).

14 „Nach der Schrift sey jedes positife Gebeth, jedes Gebeth, das nicht Anbethung ist, Schwärmerey. Eine unverschämtere Behauptung kann ich mir nicht denken wie diese. [...]. Die Vernunft giebt noch ein positifes Gebeth, positife Gebethserhörung zu. *Leibniz, Tourneiser* und *Bonnet* geben sie zu." ('Aussichten' IV 1778, 202).

15 Lavater las das Werk offensichtlich in der unveränderten Genfer Zweitauflage von 1751 (*Thourneyser, Etienne*: Lettre d'un Philosophe, dans laquelle on prouve que l'Athéisme et le déréglement des Moeurs ne sauroient s'établir dans le systême de la Necessité, Genf [2]1751: Antoine Philibert, Libraire au Perron), deren Innenseiten jeweils oben mit „Lettre sur le Systême de la Fatalité &c." beschriftet sind. In der deutschen Übersetzung von 1752 (s.u. Anm. 19) heißt es an gleicher Stelle: „Sendschreiben des Hrn. N. E. an Hrn. C. P. zu London". Das bezieht sich auf den Titel der französischen Erstausgabe, die fortsetzungsweise zwischen März

und August 1750 im NMF (s.u. Anm. 18) in London unter folgender Überschrift erschienen war: Que l'Athéisme et le Déréglement des Moeurs ne sauroient s'établir dans le Système de la Necessité. Lettre de Mr. N. E. écrite de la Campagne à Mr. C. P. à Londres. Mit Ausnahme des Titels ist die zweite Auflage unverändert.

16 Im berüchtigten Berliner Akademiestreit zwischen Leibnizianern und Antileibnizianern verteidigte Thourneyser 1752 mit zwei im Nouveau Magasin François de Londres erschienenen Briefen öffentlich seinen Freund, den vom Akademiepräsidenten Pierre-Louis Moreau de Maupertuis zu Unrecht angegriffenen Berner Naturrechtler, Mathematiker und Leibnizianer Samuel König, der wegen seiner Freundschaft mit dem 1749 enthaupteten Mathematiker und Schriftsteller Samuel Henzi ins Exil gehen mußte und dank Hallers Vermittlung in Franeker (Friesland) einen Lehrauftrag bekommen hatte. Es ist nicht auszuschließen, daß Haller 1753 eine Berufung nach Berlin nicht nur aus privaten Gründen ablehnte, sondern wegen dieser Affaire, durch die so viele zu Schaden kamen: nicht nur Voltaire, der aus Berlin gewiesen wurde (auch er hatte sich für Samuel König eingesetzt), sondern auch die Schweizer Thourneyser, Samuel König und Sulzer, dem zu Lebzeiten Maupertuis' das ihm als Akademiemitglied zustehende Gehalt nicht mehr ausgezahlt wurde. Thourneyser verlor nach seiner patriotischen Tat die Existenzgrundlage. Er wurde auf Jahre hinaus arbeitsunfähig und erholte sich nie mehr. Eine Monographie ist in Vorbereitung: *Luginbühl-Weber, Gisela*: Etienne Thourneyser, Basilea Genevensis, „ein Freund, und wo ich nicht irre, Lehrer Bonnets" (Moses Mendelssohn).

17 Siehe Anmerkung 26 aus der theologischen Dissertation von *Nikolitsch, Peter-Michael*: Diesseits und Jenseits in Johann Caspar Lavaters Werk: ‚Aussichten in die Ewigkeit' 1768-1774 [recte: 1773] vor dem Hintergrund seiner religiösen Entwicklung. Ein Beitrag zum Christologieverständnis Lavaters. Diss. Bonn 1977, 228ff. Die Suche nach Tourneiser (Joh. Kaspar Lavater, Tagebuch aus Barth: 23. Sept.; 11., 22., 29. Okt.; 3., 4., 7., 8., 11. Nov. 1763; 30. Jan., 10. Febr. 1764; Lav. Ms. 8 - 10, ZBZ; 'Aussichten' IV, Zürich 1778, 202) oder Tourneyser (*J. K. Lavater*, Herrn Karl Bonnets Philosophische Palingenesie I, Zürich 1770, xvii; II 1769, 67-68), wie ihn Lavater verschiedentlich nannte, konnte erst gezielt einsetzen dank dem glücklichen Fund von Lessings Rezension der deutschen Übersetzung (Gotthold Ephraim Lessings sämtliche Schriften V, hg. von *Lachmann/Muncker*, S.161) durch Herrn Prof. K. Pestalozzi, Basel.

18 Nouveau Magasin François, ou Bibliothèque Instructive et Amusante, [zitiert NMF], London, März-August 1750. Herausgeberin dieser literarischen Monatsschrift war Marie-Jeanne Leprince de Beaumont (1711-1780), Thourneyser der Hauptredaktor. Dieses Periodikum enthält in den Nummern von November und Dezember 1750 jeweils eine Beilage, die vermutlich unter günstigeren politischen Umständen (s.o. Anm. 16) im folgenden Jahr zu einer unabhängigen Zeitschrift unter dem Namen des Redaktors geworden wäre: JOURNAL LITERAIRE DE LONDRES, par M. THOURNEYSER, D.[octeur] E.[s] D.[roit]. [Motto]: Rara

temporum felicitate, ubi sentire quae velis, & quae sentias dicere licet. Tac. Hist. I.

19 *Thourneyser, [Etienne]*: Neue Untersuchung des Satzes: Ob die Gottesleugnung und die verkehrten Sitten aus dem System der Fatalität herkommen?, Leipzig: Christian Langenheim 1752, 127, Anm. des Übersetzers (Titius): „Neutons Gedanken trifft man hievon in seiner Optik an B.3, Qv. 31. S.378 der englischen Ausgabe von 1721. Sie heißen: While Comets move in very excentrick Orbs in all manner of Positions, blind Fate could never make all the Planets move one and the same way in Orbs concentrick some inconsiderable irregularities recepted which may have risen from the mutual actions of Comets and Planets upon one another and *which will be apt to increase, till this System wants a reformation.*"

20 *Hippokrates:* Aphorismen, 3. Mein Dank gilt Herrn Werner Batschelet-Massini († Basel 1993) für die Zuordnung des griechischen Zitats aus Thourneysers Anmerkung ('Neue Untersuchung', 123).

21 *Thourneyser*: Neue Untersuchung, 128. Im Original: „Quelle est la cause qui pourroit rendre à la matière une nouvelle régularité de disposition? Cette cause ne peut pas être la matière elle-même: Un méchanisme perpétuel est d'une parfaite impossibilité. Seroit-ce donc une nouvelle action de la cause première de toutes choses? Mais l'identité de la détermination finale y forme une opposition insurmontable. Ainsi cette nouvelle disposition de la matière ne sauroit dériver que d'une ou de plusieurs causes intelligentes. Indubitablement il y en a chez qui le pouvoir que nous avons sur les corps se trouve dans un degré fort supérieur" (*Thourneyser*, 'Lettre d'un Philosophe', s.o. Anm. 15, 114). - Selbst die „Möglichkeit und sogar Wahrscheinlichkeit" von Wundern wird nicht ausgeschlossen, sondern aus der „Beschleunigung" deduziert, die eine Neuordnungs-Intelligenz - „ein verständiges Wesen, welches bestimmt wäre, die Unordnungen der Geisterwelt wieder zurechte zu bringen" - vermutlich bewirken würde (Neue Untersuchung, 129). Im französischen Original: „Une intelligence destinée à réparer les désordres du Monde spirituel, pourquoi ne pourroit-elle pas être aussi destinée à accélérer par son action les progrès du Monde spirituel? De là naitroit la possibilité & même la probabilité des miracles" ('Lettre d'un Philosophe', 115).

# 17

## „Malgré vos défauts je vous aime à la rage". Über Johannes von Müllers homoerotische Präferenzen

*Peter Walser-Wilhelm*

Der glänzende Ruhm Johannes von Müllers (1752-1809), des grossen Historikers, begehrten Rezensenten und grossartigen Sprachmeisters, war zu Lebzeiten überschattet von Gerüchten über seinen 'goût pour les antiques', seine Neigung zu 'griechischer Liebe'. Dieser Schatten liegt auch auf Müllers Nachruhm. Müller-Biographen unseres Jahrhunderts sprechen von dieser „dunklen Seite seines Wesens" (Karl Henking 1928), von Müllers „verhängnisvoller Neigung, Freundschaft in Erotik übergehen zu lassen" (Karl Schib 1967). Müllers Bruder Johann Georg, der erste Nachlassverwalter und der Herausgeber der noch immer einzigen Ausgabe von Johannes von Müllers *Sämmtlichen Werken*, hatte sich in redlicher Treue bemüht, alles auszulöschen, was das Bild des Verewigten in den Augen späterer Generationen hätte trüben können. Dennoch war und ist bis heute das Urteil auch über den Historiker und Staatsmann Johannes von Müller nicht selten mitbestimmt durch die gesellschaftliche Bewertung der Homosexualität.

Die folgende biographische Thematisierung von Müllers homoerotischen Präferenzen stützt sich auf ein umfangreiches, grösstenteils unveröffentlichtes Quellenmaterial, das durch die Bearbeitung von Briefkorrespondenzen aus dem Freundeskreis von Karl Viktor von Bonstetten (1745-1832) erschlossen worden ist.[1] Der Sprachgebrauch in diesem Material spiegelt die Umwertung der Homosexualität im 18. Jahrhundert. In moraltheologischer Wertung heisst das Übel noch immer 'Sodomiterei'. Verbreitete gesellschaftliche Wertung spricht aus Benennungen wie 'penchant funeste', 'vice infame', 'goût pervers', 'Greuel', 'Unflat', 'abscheuliches Laster'. Aus aufgeklärtem kulturhistorischem Verständnis wird das Phänomen wertfrei benannt als 'griechische oder sokratische Liebe', 'goût pour les antiques'. Auf die antike Akzeptanz beruft sich auch Müller selber. Dabei ist er sich der unterschiedlichen Wertungen in seiner Zeit bewusst, sowohl der öffentlichen Ächtung, ob in Schaffhausen, Bern, Genf oder Zürich, wie der stillschweigenden Duldung in bestimmten Milieus, etwa in Patrizier- oder Kurtisanenkreisen, wie auch der Vorurteilslosigkeit aufgeklärter Persönlichkeiten. In Notlagen erklärt Müller seine Neigung stets als 'erreurs de jeunesse', als überwundene 'Etourderien meiner Jugend'.

Halten wir uns an die heute mögliche Differenzierung von homosexueller Praxis und homoerotischer Präferenz, so ist zum vornherein festzuhalten, dass das bisher vorliegende Quellenmaterial keinen gesicherten Anhalt gibt, um von einer voll praktizierten Homosexualität Müllers sprechen zu können. Hingegen sind im Quellenmaterial die Themen Sexualität, Bisexualität, männliche (am Rand auch weibliche) Homoerotik, Päderastie und Onanie reich belegt und vor allem im Briefwechsel Bonstetten-Müller in erstaunlicher, manchmal derber Offenheit angesprochen. Ich beschränke mich im folgenden auf Müllers homoerotische Präferenzen im Zeitraum von seinem 21. bis 33. Lebensjahr, d. h. von seinem Freundschaftsbündnis mit Bonstetten im Mai 1773 bis zu Müllers endgültigem Verlassen der Schweiz am Jahreswechsel 1785/86. Ich nenne dies im folgenden Müllers Schweizerzeit.

Müllers Lebensgeschichte ist die Geschichte eines tragischen Schicksals, das sich in zyklischen Lebensperioden vollzieht. Periodisch verfällt er tiefen Depressionen, die mit lebensgefährlichen Erkrankungen, mit Suizidabsichten und -versuchen verbunden sind. Periodisch manövriert er sich in spitze Entscheidungssituationen hinein, die ihm letztlich so ausweglos erscheinen, dass er sich ihrer durch Flucht entzieht. Müllers Lebensgeschichte könnte sehr wohl auch als eine tragische Geschichte unverwirklichter Möglichkeiten beschrieben werden.

Müller entstammt einer pietistisch geprägten Schaffhauser Bürgerfamilie. Ein Leitmotiv seines Lebensdramas ist sein periodisch wiederholter Versuch der Bindung an herausragende Männerpersönlichkeiten aus den innersten Kreisen des Patriziats und der Aristokratie, ja selbst aus dem dynastischen Hochadel. In Müllers Schweizerzeit ragen aus diesen vielfachen Bindungen deren vier heraus, die auf je eigene Weise zu höchster Erfüllung gelangen, diejenigen an Karl Viktor von Bonstetten, an Charles Bonnet (den grossen Naturforscher, Psychologen und Philosophen), an Jean-Robert Tronchin (als

Genfer Generalprokurator einst Ankläger Rousseaus) und an Niklaus Friedrich von Steiger (nachmals letzter Schultheiss der alten Republik Bern).

Bonnet, Tronchin und Steiger sind für Müller Patrizier im Sinne grosser Vatergestalten. Sie sind weise. Sie sind Lehrmeister. Sie öffnen ihm Welten. Sie sind Nothelfer. Und sie sind Müllers Gewissen; sie erscheinen ihm zuweilen als Richtergestalten. Müllers Beziehung zu jedem von ihnen ist ambivalent. Seine knabenhafte Anhänglichkeit kann jäh umschlagen in Trotz, Auflehnung, ja Verachtung und Verleugnung. Müller erscheint dann als der verlorene Sohn. (Bezeichnenderweise sind Bonnet und Tronchin kinderlos; Tronchin hat seinen einzigen Sohn durch Suizid verloren). In Bonnets und in Tronchins Haus, in Genthod und in Genf, wohnt Müller jahrelang, bei Tronchin bis ins 32. Lebensjahr.

In diesen patrizischen Bindungen nimmt Bonstetten eine Sonderstellung ein. Er ist viel jünger als die drei andern, nur sieben Jahre älter als Müller, gehört dem ältesten Schweizer Patriziat an, einer Familie, die im Mittelalter (das heisst für Müller in psychischer Urzeit) mit den Habsburgern anverwandt war und eine humanistische Tradition pflegte. Müllers Bindung an Bonstetten ist nicht ambivalent, schon darum nicht, weil der Patrizier und Senator Bonstetten in Bern als Renegat gilt und die Grenzen zum Bürgertum, zur Gelehrtenrepublik und zum einfachen Menschen aus dem Volk mit unwiderstehlichem Charme überspielt. Bonstetten wie Müller haben ihre Freundschaft durch alle Wirrnisse und Entfernungen hindurch ihr Leben lang als einzigartig empfunden, als in ihrer Art ausschliesslich und als unsterblich. Die Prädestination dieser Freundschaft hat Charles Bonnet in die Worte gefasst: „Die Natur da sie Bonstetten gemacht, hat nicht alsogleich die Form zerbrochen, sondern sie hat nach einiger Zeit noch den Johannes Müller in dieselbe gegossen." Hören wir uns nun an, wie Bonstetten von seiner allerersten Begegnung mit dem einundzwanzigjährigen Müller spricht, vier Tage nachdem sie sich voneinander getrennt hatten, in einem Brief an Müller vom Mai 1773:

> „Nous nous dîmes l'un à l'autre: *c'est lui, que j'avais tant cherché* - Nous nous embrassons. C'est *nous*. Surement vous etiez quelque belle Princesse, et moi quelque beau Prince, qui avons courru le monde il y a quelque cent mille Siecles, - Nous nous vîmes à la cour de quelque grand Roi, ou dans la Caverne solitaire d'un venerable Ermite - Là, tandis que le Ciel etoit en feu, que le Tonerre retentissoit sur les Rochers et dans les tenebres des forets - nous nous aimâmes - puis remontâmes à Cheval et disparûmes nous cherchant sans cesse - sous

> toutes les formes que nous avons animées ... enfin nous retrouvant sous la forme de Muller et de Bonstetten."

Als Prinz und Prinzessin werden sie einander noch jahrelang ansprechen. Ihre Briefe sind 'ächte Liebesbriefe'. So hat sie Karoline Schlegel öffentlich benannt, als sie die *Fragmente eines jungen Gelehrten an seinen Freund* gelesen hatte, nämlich Ausschnitte aus Müllers frühen Briefen an Bonstetten, die Friederike Brun veröffentlicht hatte. Diese Fragmente wurden für Generationen von Jünglingen zum eigentlichen Erbauungsbuch. Böse Zungen sprachen freilich von unerlaubter Liebe. In der Tat lässt sich diese Freundschaft, wenn man den gesamten in rund tausend Nummern überlieferten Briefwechsel kennt, nicht schlicht auf den Freundschaftskult des achtzehnten Jahrhunderts reduzieren. Ihre Innigkeit bedurfte einer Läuterung, bis sie sich zu der homoerotischen Bindung festigte, auf die das gesamte Leben, Wirken und Schaffen der beiden Freunde durch alle Wirrnisse hindurch letztlich stets bezogen blieb.

Die Grenzen, innerhalb deren sich diese Freundschaft zur vollen Reife entfalten konnte, waren von Anfang an markiert. Sie bedurften aber immer wieder einmal der Nachziehung. Noch elf Jahre später greift Bonstetten zum Lineal: „Notre amitié est une bonne fortune et point un Mariage - aussi plus de Matrimonialité dans tout cela." Innerhalb dieser Grenzen bleibt diese Freundschaft ausschliesslich und unauflöslich. Ihre Innigkeit, ihre moralische und intellektuelle Fruchtbarkeit, ihre vielfältige Bewährung in der Tat, all dies lässt sich in der gebotenen Kürze nicht in Worte fassen. Sie nimmt in grossem Reichtum und in voller Entfaltung um manche Jahre vorweg, was von den deutschen Frühromantikern als Symphilosophie praktiziert worden ist.

Müller war ein verführbarer Mann, besonders bei Weingenuss, dem er sich zuweilen über das Mass hingab. Er litt an seiner Verführbarkeit schwer. Einmal schrieb er an Bonstetten:

> „Ich gestehe Ihnen im Vertrauen, daß, wenn ich keinen Gegenstand meiner *(moralischen)* Liebe um mich habe, ich mich schwerer mäßigen kan, wenn sich Gelegenheit darbietet, mein *Herz* an einen, der es nicht so würdig ist, zu hängen."

Was war zu tun? Welches waren die empfohlenen Therapeutika? Der Zürcher Historiker, Verleger und Obmann Johann Heinrich Füssli schlug im Jahre 1785 vor, Johann Kaspar Lavater solle Müller durch eine 'captatio benevolentiae' zu sich locken, um dann mit ihm „in den grossen Text hineinzugehen und ihn teils zu beugen, teils wieder aufzurichten, wie es unser Diakon vermag“. Füssli bedachte freilich, dass es Lavater an der Haupttugend des vollkommenen Beichtvaters gebreche, der „gänzlichen Verschwiegenheit“. Füsslis therapeutischer Ratschlag war umso bedenklicher, als Müller in seiner Schweizerzeit stets das tragische Ende des Zürcher Pfarrers Heinrich Waser als seine eigene Zukunft vor Augen hatte und ihm Lavater seit dem Fall Waser (1780) suspekt geblieben war.

Charles Bonnet, der grosse Psychagoge und intime Kenner des jungen Müller, hatte nur wenig Hoffnung auf eine ‘guérison‘, auf eine Heilung:

> „On combat le physique par lè moral, & ici le moral pêche par un endroit très essentiel. On n'infuse pas dans l'Ame certains principes, comme l'on infuse des drogues dans une Mèdecine. Somme totale: plus on donne à la passion, plus elle exige; c'est que plus on lui donne et plus elle se renforce.“ (An Bonstetten am 2. Januar 1782)

Bonnet hielt nur Eine ‘Rettung‘ für möglich: die Austragung von Müllers Genialität im Schosse der grossen Freundschaft. Nicht Homers Musen standen über Müllers Geschichtsschreibung; seine Göttin war, wie er selber bekannte, ‘Aeneadum genetrix, hominum divumque voluptas, Alma Venus’ - Mutter der Römer du, du Wonne der Götter und Menschen, holde Venus (Lukrez). Venus Genetrix, anders gesagt: der schöpferische Eros war die Triebfeder von Müllers Geschichtsschreibung. Aber sein Genius bedurfte immer neu der Selbstvergewisserung aus der Freundschaft, um über alle Abgründe hinweg zur ersehnten Unsterblichkeit zu gelangen. Müllers Freundschaft mit Bonstetten war eine lebenslange Aeneide unter der Verheissung eines ‘Nova Troia’, eines neuen Vaterlandes; dies war Bonstettens Deutung, und sie kann psychologisch, moralisch und - im Rückblick auf die europäische Sattelzeit um 1800 - geschichtlich und politisch ausgelegt werden.

Bonstetten hielt Müller unverbrüchliche Treue. „Votre patrie est chez moi. Je suis votre frère, votre ami, votre famille, votre père.“ Dieser totalen Treue verpflichtet ist auch Bonstettens kräftiges Wort: „Nur Freundschaft in Teufelsgestalt kann bei Müller den wahren Teufel ausjagen.“ Das hiess im Notfall:

> „S'il y a jamais quelque éclat nouveau, je me réunirais avec tous vos amis et tous vos ennemis pour vous perdre, et il n'y a rien que ma vengeance n'entreprenne pour vous détruire.“

Aber das letzte Wort Bonstettens hiess stets: „Vous êtes en toutes choses un singulier contraste de Bien et de Mal. Mais malgré vos défauts je vous aime à la rage."

Ausserhalb der Freundschaft mit Bonstetten galt Müllers homoerotische Präferenz stets Jünglingen. In seiner Schweizerzeit sind einige aus besten Häusern identifizierbar. Andere nicht. Müller selber gestand Bonstetten: „Zweierlei Gesellschaft ist gut und mir lieb: die beste und schlechteste; was in der Mitte, halb gut, halb schlecht, ist unerträglich."

Aus einer Reihe von homoerotischen Eskapaden ragen in Müllers Schweizerzeit drei heraus, die sein Leben und Schaffen in Perioden von vier Jahren schicksalhaft bestimmt haben: 1776, 1780 und 1784. Ich will sie ganz kurz benennen. Die erste: 1776 kam es während Müllers Rückreise von der Schinznacher Versammlung der Helvetischen Gesellschaft zu einer Affäre in Solothurn. Sie bleibt im Briefwechsel Bonstetten-Müller jahrzehntelang unter der Chiffre '76' das entscheidende Motiv, wenn es darum geht, Müller vor neuen Torheiten zu warnen und ihm den einzigen Ausweg aus der drohenden Vernichtung zu weisen: den Weg ins schöpferische Werk, das durch unsterblichen Ruhm die Schande auslöschen würde. Müller hat die Affäre mit des Lysias Rede gegen Simon in Verbindung gebracht und auf die antike Akzeptanz verwiesen: „Über 76 spricht man vor dem Senat und Areopagus [in Athen] als von einer gleichgültigen Sache". - Unmittelbar nach dieser Affäre schrieb Müller in einjähriger rastloser Arbeit die erste Fassung seiner Schweizergeschichte nieder.[2]

Das zweite Ereignis. 1780 begab sich Müller nach Berlin, in der Hoffnung, sein Schicksal an dasjenige seines Helden Friedrichs des Grossen anzuknüpfen. Der Versuch misslang. Müller wollte sich nach Genf ins Haus Tronchin zurückziehen. Unterwegs holte ihn eine Berliner Fama ein. Müller, verängstigt, fasste in Kassel provisorisch Fuss. Dort arbeitete er die deutsche Fassung seiner Universalgeschichte aus.[3] Den Anhalt dazu bot ihm auch diesmal Bonstettens unerschütterliche Treue, und auch diejenige des alten Tronchin, der ihm endlich doch die Rückkehr nach Genf ermöglichte.

Das dritte Ereignis. 1784 scheiterte Müllers Hoffnung, den Lehrstuhl Pierre Prevosts in Genf einnehmen zu können. Im komplexen Geflecht der Verweigerungsgründe spielte das homoerotische Moment in mehrfacher Beziehung eine wesentliche Rolle. Müller rettete sich durch Flucht aus Tronchins feudaler Villa nach Valeyres in Bonstettens Landhaus. In einem Entschuldigungsbrief an Tronchin berief er sich auf die Jugendsünden des Themistokles. In Bonstettens Landhaus schrieb er im strengen Winter 1784-85 die beiden ersten Teile der nun nahezu endgültigen Fassung seiner *Geschichten schweizerischer Eidgenossenschaft*.

Und das Ende von Müllers Schweizerzeit: Der junge Historiker hielt 1785 seine berühmten patriotischen Vorlesungen in Bern, die den lauschenden Patriziern, jungen und älteren, das Wasser in die Augen trieben. Bonstetten, wie manche andere überzeugt, dass nur der weitsichtige und sprachmächtige Müller das Land aus dem politischen Schlummer aufzuwecken vermöchte, unternahm alle erdenklichen Anstrengungen, um ihm in Bern eine Professur zu verschaffen und ihn auf eine ehrenvolle Weise im Lande zu behalten. Nun geriet Müller in eine seiner spitzesten Entscheidungssituationen. Auf einen Sprung begab er sich nach Mainz, und dort kontraktierte er mit dem Kurfürsten - eine halbe Stunde bevor er Bonstettens Express-Botschaft erhielt, sein Verbleiben in Bern sei endlich finanziell gesichert. Bonstetten arbeitete, übrigens von Niklaus Friedrich von Steiger sekundiert, fieberhaft weiter, um einen Rückruf herbeizuzwingen.

> „Du musst Dir aber nicht verhehlen", schrieb Bonstetten an Müller, „dass neue Gerüchte von Genf wie Flammen aus der Hölle gestiegen sind, uns zu verzehren. Die Polizei wollte deinen [Diener] Bellois aus der Stadt schaffen. Tronchin lehnte das Ungewitter ab, und als er ihn weghaben wollte, sollst Du, als wenn die Sache Dich anginge, fortgeloffen sein. Das überlasse ich Gott. Er hat mir gegeben, dass ich an Deine Tugend glaube und Dich itzt als den besten, edelsten aller Menschen ansehe." (6. Dezember 1786)

Müller blieb in Mainz; später wechselte er an die Höfe von Wien, Berlin, Kassel. Der grosse Historiker der alten Eidgenossenschaft, des deutschen Fürstenbundes, der europäischen Menschheit, er blieb ein verlorener Sohn seines Vaterlandes. Ist er es noch immer?

## Anmerkungen

1 *Bonstetten-Archiv*, Guggenbühlstrasse 27, CH-8953 Dietikon-Zürich. Die folgenden Zitate sind dem Archivmaterial entnommen. Die Publikation dieses Materials ist unter dem folgenden Titel in Vorbereitung: *BONSTETTIANA*. Historisch-kritische Ausgabe der Briefkorrespondenzen und Schriften von Karl Viktor von Bonstetten. Herausgegeben von der Schweizerischen Akademie der Geistes- und Sozialwissenschaften in Zusammenarbeit mit Doris und Peter Walser-Wilhelm. - Ergänzende Auskünfte zum Thema des Aufsatzes gibt das Archiv.

2 *Müller, Johann*: Vue générale de la république fédérative des Suisses. - Allgemeine Aussicht über die Bundesrepublik im Schweizerland. Französische und deutsche Fassung 1776-1777. Nach den Handschriften herausgegeben und eingeleitet von Doris und Peter Walser. Zürich: Ammann Verlag 1991.

3 Sie erschien in mehrmals überarbeiteter Fassung erst nach seinem Tode in seinen 'Sämmtlichen Werken' unter dem Titel 'Vier und zwanzig Bücher allgemeiner Geschichte besonders der europäischen Menschheit'.

# Personenregister

**C**



**D**

**T**

# REALITÄT UND GEWIßHEIT

Tagung der Internationalen J.-G.-Fichte-Gesellschaft (6.-9. Oktober 1992) in Rammenau in Zusammenarbeit mit dem Istituto per gli Studi Filosofici (Neapel)

Hrsg. von Helmut Girndt, Wolfgang H. Schrader

Amsterdam/Atlanta, GA 1994. XI,448 pp.
(Fichte-Studien 6)
ISBN: 90-5183-739-9 Hfl. 135,-/US-$ 84.-

Inhalt: KLAUS HAMMACHER: Nachruf auf Dr. Richard Schottky. EDIT DÜSING: Johannes Schurr zum Gedenken. TEIL I. JÜRGEN STOLZENBERG: Fichtes Satz »Ich bin«. Argumentanalytische Überlegungen zu Paragraph 1 der *Grundlage der gesamten Wissenschaftslehre* von 1794/95. KUNIHIKO NAGASAWA: Intellektuelle Anschauung und Dialektik. SVEN JÜRGENSEN: Die Unterscheidung der Realität in Fichtes *Wissenschaftslehre* von 1794. WILHELM METZ: Fichtes genetische Deduktion von Raum und Zeit in Differenz zu Kant. PETER ROHS: Über die Zeit als das Mittelglied zwischen dem Intelligiblen und dem Sinnlichen. DANIEL BREAZEALE: Philosophy as the Divided Self: On the »Existential« and »Scientific« Tasks of the Jena *Wissenschaftslehre*. ENDRE KISS: Zwischen Apriorismus und Empirismus im Kontext der Isomorphie zweier Apriorismen. Zur Rekonstruktion von Fichtes philosophischer Konzeption. TEIL II. ERICH HEINTEL: Gewißheit und Wahrheit bei Fichte. H.M. EMRICH: Identität und Versprechen. HANS GEORG VON MANZ: Selbstgewißheit und Fremdgewißheit. Fichtes Konzeption des Anderen als Konstituens der Selbsterfassung unter Berücksichtigung der Perspektive Lévinas'. ALOIS K. SOLLER: Die Unbegreiflichkeit der Wechselwirkung der Geister. Das Problem einer »Interpersonalitätslehre« bei Fichte. CARLA DE PASCALE: Die Trieblehre bei Fichte. KAREN GLOY: Die Naturauffassung bei Kant, Fichte und Schelling. ALBERT MUES: Der Grund der Dualität der Materie und des Indeterminismus in der physikalischen Natur. Die Lösung eines quantenphysikalischen Rätsels. MARCO IVALDO: Zur Geschichtserkenntnis nach der Transzendentalphilosophie. FAUSTINO ONCINA COVES: Geheimnis und Öffentlichkeit bei Fichte. FRANK ASCHOFF: Rückkehr zur Metaphysik? Reinholds Abkehr von der Philosophie Fichtes. IVES RADRIZZANI: Der Übergang von der *Grundlage* zur *Wissenschaftslehre nova methodo*. L. de Vos: Die Realität der Idee. TEIL III. WILHELM LÜTTERFELDS: Fichtes Konzept absoluter Einheit (1804)- ein performativer Selbstwiderspruch? URS RICHLI: »Ich aber fordere Sie auf, absolute Genesis ins Auge zu fassen!« Realität und absolute Negativität in Fichtes *Wissenschaftslehre* von 1804 und in Hegels *Wissenschaft der Logik*. HARTMUT TRAUB: Realität und System. Das Realitätsproblem in Fichtes Theorie der Fünffachheit.

**USA/Canada:** Editions Rodopi, 233 Peachtree Street, N.E., Suite 404, Atlanta, GA 30303-1504, Telephone (404) 523-1964, Call toll-free 1-800-225-3998 (U.S. only), Fax (404) 522-7116

**And Others:** Editions Rodopi B.V., Keizersgracht 302-304, 1016 EX Amsterdam, The Netherlands. Telephone ++ (0) 20 622 75 07, Fax ++ (0) 20 638 09 48